常见疾病临床护理

主编◎李 娟 吴艳霞 孙然然
杨 君 薛 帅 陈冬梅

黑龙江科学技术出版社
HEILONGJIANG SCIENCE AND TECHNOLOGY PRESS

图书在版编目（CIP）数据

常见疾病临床护理 / 李娟等主编 . –– 哈尔滨：黑龙江科学技术出版社 , 2023.9（2024.3 重印）

ISBN 978-7-5719-2156-9

Ⅰ . ①常… Ⅱ . ①李… Ⅲ . ①常见病－护理 Ⅳ . ① R47

中国国家版本馆 CIP 数据核字 (2023) 第 183750 号

常见疾病临床护理

CHANGJIAN JIBING LINCHUANG HULI

作　　者	李　娟　吴艳霞　孙然然　杨　君　薛　帅　陈冬梅
责任编辑	蔡红伟
封面设计	张顺霞
出　　版	黑龙江科学技术出版社
	地址：哈尔滨市南岗区公安街 70-2 号　邮编：150007
	电话：（0451）53642106　传真：（0451）53642143
	网址：www.lkcbs.cn
发　　行	全国新华书店
印　　刷	三河市金兆印刷装订有限公司
开　　本	787mm×1092mm　1/16
印　　张	18.75
字　　数	439 千字
版　　次	2023 年 9 月第 1 版
印　　次	2024 年 3 月第 2 次印刷
书　　号	ISBN 978-7-5719-2156-9
定　　价	68.00 元

前　言

　　临床护理学在医学科学中也占据着重要地位,是护理理论与护理实践完美结合的重要表现。当前医学科技的发展使护理新理论、新技术不断涌现并广泛应用于临床,护士作为与医师并肩作战的临床一线工作人员,必须不断提高自身的能力和水平以适应这种变化,只有熟练掌握常见疾病的临床表现和护理观察要点,才能有效缓解患者的病情。因此,为了帮助护理人员尽快掌握临床工作中常见疾病的相关知识和护理技能,全面提高临床护理人员的护理水平,我们组织多位具有丰富临床经验的护理专家,根据临床护理的工作内容和特色,编写了本书。

　　本书在力求内容覆盖面广、信息量大的同时,注重内容的实用性和先进性。首先简要介绍了临床常用护理技术;然后重点介绍了内、外、妇、儿等科室临床常见疾病的护理知识,并就每种疾病的病因病理、临床表现、辅助检查、护理诊断、护理目标及护理措施进行了详细的叙述。本书内容全面、重点突出,同时还结合了护理领域最新进展,既有理论性指导,又有护理技术的实际应用,是一本对护理工作者大有裨益的专业书籍,可作为护理工作者科学、规范、合理进行临床护理的参考用书。

　　本书可供高职高专院校临床医学专业、高级护理学专业人员使用,也可供医院低年资医护工作者学习参考。

　　由于内容广泛,水平有限,缺点、错误在所难免,敬请读者及同行们提出批评指正。

编者

目 录

第一篇　基础护理技术

第一章 清洁与舒适管理

环境清洁是指清除环境中物体表面的污垢。患者清洁是指采取包括口腔护理、头发护理、皮肤护理、会阴护理及晨晚间护理等操作,使患者清洁与舒适,预防感染及并发症。

一、病室环境管理

(一)评估和观察要点

(1)评估病室环境的空间、光线、温度、湿度、卫生。

(2)评估病室的安全保障设施。

(二)操作要点

(1)病床间距≥1m。

(2)室内温度、湿度适宜。

(3)保持空气清新、光线适宜。

(4)病室物体表面清洁,地面不湿滑,安全标识醒目。

(5)保持病室安静。

(三)指导要点

(1)告知患者及家属遵守病室管理制度。

(2)指导患者了解防跌倒、防坠床、防烫伤等安全措施。

(四)注意事项

(1)病室布局合理,符合医院感染管理要求。

(2)通风时注意保暖。

(3)工作人员应做到说话轻、走路轻、操作轻、关门轻。

二、床单位管理

(一)评估和观察要点

(1)评估患者病情、意识状态、合作程度、自理程度、皮肤情况、管路情况。

(2)评估床单位安全、方便、整洁程度。

(二)操作要点

1.备用床和暂空床

(1)移开床旁桌椅于适宜位置,将铺床用物放于床旁椅上。

(2)从床头至床尾铺平床褥后,铺上床单或床罩。

(3)将棉胎或毛毯套入被套内。

(4)两侧内折后与床内沿平齐,尾端内折后与床垫尾端平齐。

(5)暂空床的盖被上端内折1/4,再扇形三折于床尾并使之平齐。

(6)套枕套,将枕头平放于床头正中。

(7)移回床旁桌、椅。

(8)处理用物。

2.麻醉床

(1)同"备用床和暂空床"步骤的(1)(2)。

(2)根据患者手术麻醉情况和手术部位铺单。

(3)盖被放置应方便患者搬运。

(4)套枕套后,将枕头横立于床头正中。

(5)移回床旁桌、椅。

(6)处理用物。

3.卧床患者更换被单

(1)与患者沟通,取得配合。

(2)移开床旁桌、椅。

(3)将枕头及患者移向对侧,使患者侧卧。

(4)松开近侧各层床单,将其上卷于中线处塞于患者身下,清扫整理近侧床褥;依次铺近侧各层床单。

(5)将患者及枕头移至近侧,患者侧卧。

(6)松开对侧各层床单,将其内卷后取出,同法清扫和铺单。

(7)患者平卧,更换清洁被套及枕套。

(8)移回床旁桌、椅。

(9)根据病情协助患者取舒适体位。

(10)处理用物。

(三)指导要点

(1)告知患者床单位管理的目的及配合方法。

(2)指导患者及家属正确使用床单位辅助设施。

(四)注意事项

(1)评估操作难易程度,运用人体力学原理,防止职业损伤。

(2)操作过程中观察患者生命体征、病情变化、皮肤情况,注意保暖,保护患者隐私,避免牵拉管路。

(3)操作中合理使用床档保护患者,避免坠床。

(4)使用橡胶单或防水布时,避免其直接接触患者皮肤。

(5)避免在室内同时进行无菌操作。

三、晨晚间护理

(一)评估和观察要点

(1)了解患者的护理级别、病情、意识、自理程度等,评估患者清洁卫生及皮肤受压情况。

(2)评估病室环境及床单位的清洁程度。

(3)操作中倾听患者需求,观察患者的病情变化。

(二)操作要点

(1)根据需要准备用物。

(2)整理床单位,必要时更换被服。

(3)根据患者病情和自理程度协助患者洗漱、清洁。

(三)指导要点

告知患者晨晚间护理的目的和配合方法。

(四)注意事项

(1)操作时注意保暖,保护隐私。

(2)维护管路安全。

(3)眼睑不能闭合的患者应保持角膜湿润,防止角膜感染。

(4)发现皮肤黏膜异常,及时处理并上报。

(5)实施湿式扫床,预防交叉感染。

(6)注意患者体位舒适与安全。

四、口腔护理

(一)评估和观察要点

(1)评估患者的病情、意识、配合程度。

(2)观察口唇、口腔黏膜、牙龈、舌苔有无异常;口腔有无异味;牙齿有无松动,有无活动性义齿。

(二)操作要点

(1)核对患者,向患者解释口腔护理的目的、配合要点及注意事项,准备用物。

(2)选择口腔护理液,必要时遵医嘱选择药物。

(3)协助患者取舒适恰当的体位。

(4)颌下垫治疗巾,放置弯盘。

(5)擦洗牙齿表面、颊部、舌面、舌下及硬腭部,遵医嘱处理口腔黏膜异常。

(6)操作前后认真清点棉球,温水漱口。

(7)协助患者取舒适体位,处理用物。

(三)指导要点

(1)告知患者口腔护理的目的和配合方法。

(2)指导患者正确的漱口方法。

(四)注意事项

(1)操作时避免弯钳触及牙龈或口腔黏膜。

(2)昏迷或意识模糊的患者棉球不能过湿,操作中注意夹紧棉球,防止遗留在口腔内,禁止漱口。

(3)有活动性义齿的患者协助清洗义齿。

(4)使用开口器时从磨牙处放入。

五、会阴护理

(一)评估和观察要点

(1)了解患者的病情、意识、配合程度,有无失禁及留置导尿管。

(2)评估病室温度及遮蔽程度。

(3)评估患者会阴清洁程度,会阴皮肤黏膜情况,会阴部有无伤口,阴道流血、流液情况。

(二)操作要点

(1)向患者解释会阴护理的目的和配合要点,准备用物。

(2)协助患者取仰卧位,屈膝,两腿略外展。

(3)臀下垫防水单。

(4)用棉球由内向、自上而下外擦洗会阴,先清洁尿道口周围,后清洁肛门。

(5)留置尿管者,由尿道口处向远端依次用消毒棉球擦洗。

(6)擦洗完后擦干皮肤,皮肤黏膜有红肿、破溃或分泌物异常时需及时给予处理。

(7)协助患者恢复舒适体位并穿好衣裤,整理床单位,处理用物。

(三)指导要点

(1)告知患者会阴护理的目的及配合方法。

(2)告知女性患者观察阴道分泌物的性状和有无异味等。

(四)注意事项

(1)水温适宜。

(2)女性患者月经期宜采用会阴冲洗。

(3)为患者保暖,保护隐私。

(4)避免牵拉引流管、尿管。

六、协助沐浴和床上擦浴

(一)评估和观察要点

(1)评估患者的病情、自理能力、沐浴习惯及合作程度。

(2)评估病室或浴室环境。

(3)评估患者皮肤状况。

(4)观察患者在沐浴中及沐浴后的反应。

(二)操作要点

1.协助沐浴

(1)向患者解释沐浴的目的及注意事项,取得配合。

(2)调节室温和水温。

(3)必要时护理人员护送进入浴室,协助穿脱衣裤。

(4)观察病情变化及沐浴时间。

2.床上擦浴

(1)向患者解释床上擦浴的目的及配合要点。

(2)调节室温和水温。

(3)保护患者隐私,给予遮蔽。

(4)由上至下,由前到后顺序擦洗。

(5)协助患者更换清洁衣服。

(6)整理床单位,整理用物。

(三)指导要点

(1)协助沐浴时,指导患者使用浴室的呼叫器。

(2)告知患者沐浴时不应用湿手接触电源开关,不要反锁浴室门。

(3)告知患者沐浴时预防意外跌倒和晕厥的方法。

(四)注意事项

(1)浴室内应配备防跌倒设施(防滑垫、浴凳、扶手等)。

(2)床上擦浴时随时观察病情,注意与患者沟通。

(3)妊娠 7 个月以上孕妇不适宜盆浴。

(4)床上擦浴时注意保暖,保护隐私。

(5)保护伤口和管路,避免伤口受压、管路打折扭曲。

七、床上洗头

(一)评估和观察要点

(1)评估患者病情、配合程度、头发卫生情况及头皮状况。

(2)评估操作环境。

(3)观察患者在操作中、操作后有无病情变化。

(二)操作要点

(1)调节适宜的室温、水温。

(2)协助患者取舒适、方便的体位。

(3)患者颈下垫毛巾,放置马蹄形防水布垫或洗头设施,开始清洗。

(4)洗发后用温水冲洗。

(5)擦干面部及头发。

(6)协助患者取舒适卧位,整理床单位,处理用物。

(三)指导要点

(1)告知患者床上洗头目的和配合要点。

(2)告知患者操作中如有不适及时通知护士。

(四)注意事项

(1)为患者保暖,观察患者病情变化,有异常情况应及时处理。

(2)操作中保持患者体位舒适,保护伤口及各种管路,防止水流入耳、眼。

(3)应用洗头车时,按使用说明书或指导手册操作。

第二章　营养与排泄护理

患者营养与排泄护理的主要目的是满足患者营养成分摄入与排泄的需要,预防和发现由于营养摄入与排泄障碍导致的相关并发症。护理中,应遵循安全和标准预防的原则,评估患者的病情和营养状况,满足患者自理需求,协助诊断和治疗,避免或减轻并发症,促进患者康复。

一、协助进食和饮水

(一)评估和观察要点

(1)评估患者病情、意识状态、自理能力、合作程度。

(2)评估患者饮食类型、吞咽功能、咀嚼能力、口腔疾患、营养状况、进食情况。

(3)了解有无餐前、餐中用药,有无特殊治疗或检查。

(二)操作要点

(1)协助患者洗手,对视力障碍、行动不便的患者,协助将食物、餐具等置于容易取放的位置,必要时协助进餐。

(2)注意食物温度、软硬度。

(3)进餐完毕,协助患者漱口,整理用物及床单位。

(4)观察进食中和进食后的反应,做好记录。

(5)需要记录出入量的患者,记录进食和饮水时间、种类、食物含水量和饮水量等。

(三)指导要点

根据患者的疾病特点,对患者或家属进行饮食指导。

(四)注意事项

(1)特殊饮食的患者,在进食前应仔细查对。

(2)与患者及家属沟通,给予饮食指导。

(3)患者进食和饮水延迟时,做好交接班。

二、肠内营养支持

(一)评估和观察要点

(1)评估患者病情、意识状态、营养状况、合作程度。

(2)评估管饲通路情况、输注方式,有无误吸风险。

(3)观察营养液输注中、输注后的反应。

(二)操作要点

(1)核对患者,准备营养液,温度以接近正常体温为宜。

(2)病情允许,协助患者取半卧位。

(3)输注前,检查并确认喂养管位置,抽吸并估计胃内残留量,如有异常及时报告。

(4)输注前、后用约 30mL 温水冲洗喂养管。

（5）输注速度均匀。

（6）输注完毕包裹、固定喂养管。

（7）观察并记录输注量以及输注中、输注后的反应。

（8）病情允许输注后 30min 保持半卧位，避免搬动患者或可能引起误吸的操作。

（三）指导要点

（1）携带喂养管出院的患者，告知患者及家属妥善固定喂养管，输注营养液或特殊用药前后，应用温开水冲洗喂养管。

（2）告知患者喂养管应定期更换。

（四）注意事项

（1）营养液现配现用，粉剂应搅拌均匀，配制后的营养液放置在冰箱冷藏，24h 内用完。

（2）长期留置鼻胃管或鼻肠管者，每天用油膏涂拭鼻腔黏膜，轻轻转动鼻胃管或鼻肠管，每日进行口腔护理，定期（或按照说明书）更换喂养管，对胃造口、空肠造口者，保持造口周围皮肤干燥、清洁。

（3）特殊用药前后用约 30mL 温水冲洗喂养管，药片或药丸经研碎、溶解后注入喂养管。

（4）避免空气入胃，引起胀气。

（5）注意放置恰当的管路标识。

三、肠外营养支持

（一）评估和观察要点

（1）评估患者病情、意识、合作程度、营养状况。

（2）评估输液通路情况、穿刺点及其周围皮肤状况。

（二）操作要点

（1）核对患者，准备营养液。

（2）输注时建议使用输液泵，在规定时间内匀速输完。

（3）固定管道，避免过度牵拉。

（4）巡视、观察患者输注过程中的反应。

（5）记录营养液使用的时间、量、滴速及输注过程中的反应。

（三）指导要点

（1）告知患者输注过程中如有不适及时通知护士。

（2）告知患者翻身、活动时保护管路及穿刺点局部清洁干燥的方法。

（四）注意事项

（1）营养液配制后若暂时不输注，冰箱冷藏，输注前室温下复温后再输，保存时间不超过 24h。

（2）等渗或稍高渗溶液可经周围静脉输入，高渗溶液应从中心静脉输入，明确标识。

（3）如果选择中心静脉导管输注，参照第十二章进行管路维护。

（4）不宜从营养液输入的管路输血、采血。

四、排尿异常的护理

(一)评估和观察要点

(1)评估患者病情、意识、自理能力、合作程度,了解患者治疗及用药情况。

(2)了解患者饮水习惯、饮水量,评估排尿次数、量、伴随症状,观察尿液的性状、颜色、透明度等。

(3)评估膀胱充盈度、有无腹痛、腹胀及会阴部皮肤情况;了解患者有无尿管、尿路造口等。

(4)了解尿常规、血电解质检验结果等。

(二)操作要点

1.尿量异常的护理

(1)记录 24h 出入液量和尿比重,监测酸碱平衡和电解质变化,监测体重变化。

(2)根据尿量异常的情况监测相关并发症的发生,有无脱水、休克、水肿、心力衰竭、高血钾或低血钾、高血钠或低血钠表现等。

(3)遵医嘱补充水、电解质。

2.尿失禁的护理

(1)保持床单清洁、平整、干燥。

(2)及时清洁会阴部皮肤,保持清洁干爽,必要时涂皮肤保护膜。

(3)根据病情采取相应的保护措施,男性患者可采用尿套,女性患者可采用尿垫、集尿器或留置尿管。

3.尿潴留的护理

(1)诱导排尿,如维持有利排尿的姿势、听流水声、温水冲洗会阴部、按摩或叩击耻骨上区等,保护隐私。

(2)留置导尿管定时开放,定期更换。

(三)指导要点

(1)告知患者尿管夹闭训练及盆底肌训练的意义和方法。

(2)指导患者养成定时排尿的习惯。

(四)注意事项

(1)留置尿管期间,注意尿道口清洁。

(2)尿失禁时注意局部皮肤的护理。

五、排便异常的护理

(一)评估和观察要点

(1)评估患者病情,有无高血压、心脏病、肠道病变等。

(2)了解患者排便习惯、次数、量,粪便的颜色、性状,有无排便费力、便意不尽等。

(3)了解患者饮食习惯、治疗和检查、用药情况。

(二)操作要点

1.便秘的护理

(1)指导患者增加粗纤维食物摄入,适当增加饮水量。

(2)指导患者环形按摩腹部,鼓励适当运动。

(3)指导患者每天训练定时排便。

(4)遵医嘱给予缓泻药或灌肠。

2.腹泻的护理

(1)观察记录生命体征、出入量等。

(2)保持会阴部及肛周皮肤清洁干燥,评估肛周皮肤有无破溃、湿疹等,必要时涂皮肤保护剂。

(3)合理饮食,协助患者餐前、便前、便后洗手。

(4)遵医嘱给药,补充水、电解质等。

(5)记录排便的次数和粪便性状,必要时留取标本送检。

3.大便失禁的护理

(1)评估大便失禁的原因,观察粪便的性状。

(2)必要时观察记录生命体征、出入量等。

(3)做好会阴及肛周皮肤护理,评估肛周皮肤有无破溃、湿疹等,必要时涂皮肤保护剂。

(4)合理膳食。

(5)指导患者根据病情和以往排便习惯,定时排便,进行肛门括约肌及盆底肌肉收缩训练。

(三)指导要点

(1)指导患者合理膳食。

(2)指导患者养成定时排便的习惯,适当运动。

(四)注意事项

(1)心脏病、高血压等患者,避免用力排便,必要时使用缓泻药。

(2)大便失禁、腹泻患者,应注意观察肛周皮肤情况。

(3)腹泻者注意观察有无脱水、电解质紊乱的表现。

六、导尿

(一)评估和观察要点

(1)评估患者自理能力、合作程度及耐受力。

(2)评估患者病情、意识、膀胱充盈度、会阴部皮肤黏膜状况,了解男性患者有无前列腺疾病等引起尿路梗阻的情况。

(二)操作要点

(1)准备温度适宜、隐蔽的操作环境。

(2)摆好体位,按照无菌原则清洁并消毒外阴及尿道口。

(3)戴无菌手套,铺孔巾。

(4)检查尿管气囊有无漏气,润滑尿管前端至气囊后 4～6cm(男患者至气囊后 20～22cm)。

(5)再次按无菌原则消毒尿道口。

(6)插入尿道内 4～6cm(男性患者,提起阴茎与腹壁呈 60°角,插入 20～22cm),见尿后再插入 5～7cm,夹闭尿管开口。

(7)按照导尿管标明的气囊容积向气囊内缓慢注入无菌生理盐水,轻拉尿管有阻力后,连接引流袋。

(8)固定引流管及尿袋,尿袋的位置低于膀胱,尿管应有标识并注明置管日期。

(9)安置患者,整理用物。

(10)记录置管日期,尿液的量、性质、颜色等。

(11)留置导尿管期间,应该做到:①保持引流通畅,避免导管受压、扭曲、牵拉、堵塞等;②应每日给予会阴擦洗;③定期更换引流装置、更换尿管;④拔管前采用间歇式夹闭引流管方式;⑤拔管后注意观察小便自解情况。

(三)指导要点

(1)告知患者导尿的目的及配合方法。

(2)告知患者防止尿管受压、脱出的注意事项。

(3)告知患者离床活动时的注意事项。

(四)注意事项

(1)导尿过程中,若尿管触及尿道口以外区域,应重新更换尿管。

(2)膀胱过度膨胀且衰弱的患者第一次放尿不宜超过 1000mL。

(3)男性患者包皮和冠状沟易藏污垢,导尿前要彻底清洁,导尿管插入前建议使用润滑止痛胶,插管遇阻力时切忌强行插入,必要时请专科医师插管。

七、灌肠

(一)评估和观察要点

(1)了解患者病情,评估意识、自理情况、合作及耐受程度。

(2)了解患者排便情况,评估肛门周围皮肤黏膜状况。

(二)操作要点

1.大量不保留灌肠

(1)核对医嘱及患者,注意操作环境隐蔽,室温适宜。

(2)配制灌肠液,温度 39～41℃,用止血钳夹闭排液管。

(3)患者取左侧卧位,臀部垫防水布,屈膝。

(4)灌肠筒挂于输液架上,液面比肛门高 40～60cm。

(5)将肛管与灌肠筒的排液管连接,润滑肛管,排除管道气体,将肛管缓缓插入肛门7～10cm。

(6)固定肛管,松开止血钳,观察液体流入及患者耐受情况;根据患者耐受程度,适当调整灌肠筒高度。

(7)灌毕,夹闭并反折排液管,再将肛管拔出,擦净肛门。

(8)嘱患者尽量于 5～10min 后排便。

(9)了解患者排便情况,安置患者,整理用物。

2.甘油灌肠

（1）核对医嘱及患者，准备环境和物品。

（2）患者取左侧卧位，臀部靠近床沿，屈膝，臀部垫高。

（3）打开甘油灌肠剂，挤出少许液体润滑管口，将灌肠剂管缓缓插入肛门 7～10cm。

（4）固定灌肠剂，轻轻挤压，观察液体流入及患者耐受情况。

（5）灌毕，反折灌肠剂管口同时拔出，擦净肛门。

（6）嘱患者尽量 10min 后排便。

（7）安置患者，整理用物，记录排便情况。

3.保留灌肠

（1）核对医嘱和患者，嘱患者先排便，准备环境及灌肠药液，灌肠液量不宜超过 200mL。

（2）根据病情和病变部位取合适卧位，臀部垫高约 10cm，必要时准备便盆。

（3）润滑并插入肛管 15～20cm，液面至肛门的高度应＜30cm，缓慢注入药液。

（4）药液注入完毕后，反折肛管并拔出，擦净肛门，嘱患者尽可能忍耐，药液保留 20～30min。

（5）安置患者，整理用物。

（6）观察用药后的效果并记录。

（三）指导要点

告知患者灌肠的目的及配合方法。

（四）注意事项

（1）妊娠、急腹症、消化道出血、严重心脏病等患者不宜灌肠；直肠、结肠和肛门等手术后及大便失禁的患者不宜灌肠。

（2）伤寒患者灌肠时溶液不超过 500mL，液面不高于肛门 30cm，肝性脑病患者禁用肥皂水灌肠。

（3）灌肠过程中发现患者脉搏细速、面色苍白、出冷汗、剧烈腹痛、心慌等，应立即停止灌肠，并报告医生。

（4）保留灌肠时，肛管宜细，插入宜深，速度宜慢，量宜少，防止气体进入肠道。

八、持续膀胱冲洗

（一）评估和观察要点

（1）评估病情、意识状态、自理及合作程度。

（2）观察尿液性质、出血情况、排尿不适症状等。

（3）注意患者反应，观察冲洗液出入量、颜色及有无不适主诉。

（二）操作要点

（1）遵医嘱准备冲洗液。

（2）在留置无菌三腔导尿管后，排空膀胱。

（3）将膀胱冲洗液悬挂在输液架上，液面高于床面约 60cm，连接前对各个连接部进行消毒。

(4)将冲洗管与冲洗液连接,三腔尿管一头连接冲洗管,另一头连接尿袋。夹闭尿袋,打开冲洗管,使溶液滴入膀胱,速度 80～100 滴/min;待患者有尿意或滴入 200～300mL 后,夹闭冲洗管,打开尿袋,排出冲洗液,遵医嘱如此反复进行。

(5)冲洗完毕,取下冲洗管,消毒导尿管远端管口并与尿袋连接。

(6)固定尿袋,位置低于膀胱。

(7)安置患者,整理用物并记录。

(三)指导要点

(1)告知患者冲洗的目的和配合方法。

(2)告知患者冲洗过程中如有不适及时通知护士。

(四)注意事项

(1)根据患者反应及症状调整冲洗速度和冲洗液用量,必要时停止,并通知医生。

(2)冲洗过程中观察病情变化及引流管是否通畅。

第三章　身体活动管理

根据患者病情和舒适度的要求,协助采取主动体位或被动体位,以减轻身体不适和疼痛,预防并发症;遵医嘱为患者安置牵引体位或肢体制动,以达到不同治疗的目的。

一、卧位护理

(一)评估和观察要点

(1)评估患者病情、意识状态、自理能力、合作程度。

(2)了解诊断、治疗和护理要求,选择体位。

(3)评估自主活动能力、卧位习惯。

(二)操作要点

1.薄枕平卧位

(1)垫薄枕,头偏向一侧。

(2)患者腰椎麻醉或脊髓腔穿刺后,取此卧位。

(3)昏迷患者注意观察神志变化,谵妄、全麻尚未清醒患者,应预防发生坠床,必要时使用约束带,并按约束带使用原则护理。

(4)做好呕吐患者的护理,防止窒息,保持舒适。

2.仰卧中凹位(休克卧位)

(1)抬高头胸部 10°~20°,抬高下肢 20°~30°。

(2)保持呼吸道畅通,按休克患者观察要点护理。

3.头低足高位

(1)仰卧,头偏向一侧,枕头横立于床头,床尾抬高 15~30cm。

(2)观察患者耐受情况,颅内高压患者禁用此体位。

4.侧卧位

(1)侧卧,两臂屈肘,一手放于胸前,一手放于枕旁,下腿稍伸直,上腿弯曲。

(2)必要时在两膝之间、后背和胸、腹前各放置软枕。

5.俯卧位

(1)俯卧,两臂屈肘放于头部两侧,两腿伸直,胸下、髋部及踝部各放一软枕,头偏向一侧。

(2)气管切开、颈部伤、呼吸困难者不宜采取此体位。

6.半坐卧位

(1)仰卧,床头支架或靠背架抬高 30°~60°,下肢屈曲。

(2)放平时,先放平下肢,后放床头。

7.端坐卧位

(1)坐起,床上放一跨床小桌,桌上放软枕,患者伏桌休息;必要时可使用软枕、靠背架等支持物辅助坐姿。

（2）防止坠床，必要时加床档，做好背部保暖。

8.屈膝仰卧位

（1）仰卧，两膝屈起并稍向外分开。

（2）注意保暖，保护隐私，保证患者安全，必要时加床档。

9.膝胸卧位

（1）跪卧，两腿稍分开，胸及膝部贴床面，腹部悬空，臀部抬起，头转向一侧，两臂屈肘放于头的两侧，应注意保暖和遮盖。

（2）女患者在胸部下放一软枕，注意保护膝盖皮肤；心、肾疾病的孕妇禁用此体位。

10.截石位

（1）仰卧，两腿分开放在支腿架上，臀部齐床边，两手放在胸前或身体两侧。

（2）臀下垫治疗巾，支腿架上放软垫。

（3）注意保暖，减少暴露时间，保护患者隐私。

（三）指导要点

（1）协助并指导患者按要求采用不同体位，更换体位时保护各种管路的方法。

（2）告知患者调整体位的意义和方法，注意适时调整和更换体位，如局部感觉不适，应及时通知医务人员。

（四）注意事项

（1）注意各种体位承重处的皮肤情况，预防压疮。

（2）注意各种体位的舒适度，及时调整。

（3）注意各种体位的安全，必要时使用床档或约束物。

二、制动护理

制动是让患者身体的某一部分处于不动的状态。制动可以控制肿胀和炎症，避免再损伤。

（一）评估和观察要点

（1）评估病情、身体状况、肌肉和关节活动情况。

（2）了解患者的诊断和治疗，评估制动原因。

（3）评估患者自理能力、非制动部位的活动能力、制动部位及其皮肤情况等。

（二）操作要点

1.头部制动

（1）采用多种方法（头部固定器、支架、沙袋等）或手法（双手或双膝）使患者头部处于固定不动状态。

（2）观察受压处皮肤情况。

（3）头部制动睡眠时，可在颈部两侧放置沙袋。

（4）新生儿可采用凹式枕头部制动，2岁以上患者可使用头部固定器，并可与颈椎和头部固定装置一起使用，不宜与真空夹板一起使用。

2.肢体制动

(1)暴露患者腕部或踝部,用棉垫或保护垫包裹腕部或踝部,将保护带或加压带等将腕或踝固定于床缘两侧。

(2)根据制动目的和制动部位选择合适的制动工具。

3.躯干制动

(1)选择合适的方法固定患者躯干,如筒式约束带、大单、支具等。

(2)搬动时勿使伤处移位、扭曲、震动。

4.全身制动

(1)遵医嘱使用约束物,紧紧包裹躯干及四肢,必要时用约束带。

(2)约束时松紧适宜,手腕及足踝等骨突处,用棉垫保护;约束胸、腹部时,保持其正常的呼吸功能。

(3)制动时维持患者身体各部位的功能位。

(4)每15min观察1次约束肢体的末梢循环情况,约2h解开约束带放松1次,并协助翻身、局部皮肤护理及全关节运动。

5.石膏固定

(1)石膏固定后注意观察患肢末梢的温度、皮肤颜色及活动情况,评估患肢是否肿胀,观察其表面的渗血情况。

(2)四肢石膏固定,抬高患肢;髋人字石膏用软枕垫起腰凹,悬空臀部。

(3)石膏未干前,不可在石膏上覆盖被毯;保持石膏清洁,避免水、分泌物、排泄物等刺激皮肤。

(4)防止石膏断裂,尽量避免搬动。在石膏未干前搬动患者,须用手掌托住石膏,忌用手指捏压;石膏干固后有脆性,采用滚动法翻身,勿对关节处实施成角应力。

(5)保持石膏末端暴露的指(趾)及指(趾)甲的清洁、保暖。

6.夹板固定

(1)选择合适的夹板长度、宽度及固定的方式。

(2)两块夹板置于患肢的内外侧,并跨越上下两关节,夹板下加垫并用绷带或布带固定。

(3)观察患肢血供情况、夹板固定松紧度及疼痛等;可抬高患肢,使其略高于心脏平面。

7.牵引

(1)观察肢端皮肤颜色、温度、桡动脉或足背动脉搏动、毛细血管充盈情况、指(趾)活动情况。

(2)下肢牵引抬高床尾,颅骨牵引则抬高床头。

(3)小儿行双腿悬吊牵引时,注意皮牵引是否向牵引方向移动。

(4)邓乐普(Dunlop)牵引治疗肱骨髁上骨折时,牵引时要屈肘45°,肩部离床。

(5)枕颌带牵引时,颈部两侧放置沙袋制动,避免颈部无意识的摆动,颌下垫小毛巾,经常观察颌下、耳廓及枕后皮肤情况,防止压疮;颈下垫小软枕,减轻不适感。

（6）股骨颈骨折、转子间骨折时摆正骨盆,患肢外展,足部置中立位,可穿丁字鞋,防止外旋。

（7）骨牵引者,每天消毒针孔处。

（8）牵引须保持一定的牵引力,持续牵引并保持牵引有效。

（9）对于下肢牵引的患者,注意防止压迫腓总神经,根据病情,每天主动或被动做足背伸活动,防止关节僵硬和跟腱挛缩。

（三）指导要点

（1）向患者及家属说明使用约束物的原因及目的,取得理解与合作。

（2）指导患者进行功能锻炼。

（3）告知患者及家属不可改变牵引装置、不得去除石膏内棉和夹板,如有不适及时通知医务人员。

（四）注意事项

（1）根据不同的制动方法,观察患者局部和全身的情况。

（2）协助患者采用舒适体位,减轻疼痛;每 2～3h 协助翻身 1 次,观察皮肤受压情况。

（3）观察局部皮肤的完整性、血液循环情况。

三、体位转换

（一）评估和观察要点

（1）评估病情、意识状态、皮肤情况、活动耐力及配合程度。

（2）评估自理能力,有无导管、牵引、夹板固定,身体有无移动障碍。

（3）评估患者体位是否舒适;了解肢体和各关节是否处于合理的位置。

（4）翻身或体位改变后,检查各导管是否扭曲、受压、牵拉。

（二）操作要点

1.协助患者翻身

（1）检查并确认病床处于固定状态。

（2）妥善安置各种管路,翻身后检查管路是否通畅,根据需要为患者叩背。

（3）检查并安置患者肢体、使各关节处于合理位置。

（4）轴线翻身时,保持整个脊椎平直,翻身角度不可超过 60°,有颈椎损伤时,勿扭曲或旋转患者的头部、保护颈部。

（5）记录翻身时间。

2.协助患者体位转换

（1）卧位到坐位的转换,长期卧床患者注意循序渐进,先半坐卧位,再延长时间逐步改为坐位。

（2）协助患者从床尾移向床头时,根据患者病情放平床头,将枕头横立于床头,向床头移动患者。

(三)指导要点

(1)告知患者及家属体位转换的目的、过程及配合方法。

(2)告知患者及家属体位转换时和转换后的注意事项。

(四)注意事项

(1)注意各种体位转换间的患者安全,保护管路。

(2)注意体位转换后患者的舒适;观察病情、生命体征的变化,记录体位维持时间。

(3)协助患者体位转换时,不可拖拉,注意节力。

(4)被动体位患者翻身后,应使用辅助用具支撑体位保持稳定,确保肢体和关节处于功能位。

(5)注意各种体位受压处的皮肤情况,做好预防压疮的护理。

(6)颅脑手术后,不可剧烈翻转头部,应取健侧卧位或平卧位。

(7)颈椎或颅骨牵引患者,翻身时不可放松牵引。

(8)石膏固定和伤口较大患者翻身后应使用软垫支撑,防止局部受压。

四、轮椅与平车使用

(一)评估和观察要点

(1)评估患者生命体征、病情变化、意识状态、活动耐力及合作程度。

(2)评估自理能力、治疗以及各种管路情况等。

(二)操作要点

1.轮椅

(1)患者与轮椅间的移动:①使用前,检查轮椅性能,从床上向轮椅移动时,在床尾处备轮椅,轮椅应放在患者健侧,固定轮椅。护士协助患者下床、转身、坐入轮椅后,放好足踏板;②从轮椅向床上移动时,推轮椅至床尾,轮椅朝向床头,并固定轮椅。护士协助患者站起、转身、坐至床边,选择正确卧位;③从轮椅向座便器移动时,轮椅斜放,使患者的健侧靠近座便器,固定轮椅。协助患者足部离开足踏板,健侧手按到轮椅的扶手,护士协助其站立、转身,坐在座便器上;④从座便器上转移到轮椅上时,按从轮椅向座便器移动的程序反向进行。

(2)轮椅的使用:①患者坐不稳或轮椅下斜坡时,用束腰带保护患者;②下坡时,倒转轮椅,使轮椅缓慢下行,患者头及背部应向后靠;③如有下肢水肿、溃疡或关节疼痛,可将足踏板抬起,并垫软枕。

2.平车

(1)患者与平车间的移动:①能在床上配合移动者采用挪动法;儿童或体重较轻者可采用1人搬运法;不能自行活动或体重较重者采用2~3人搬运法;病情危重或颈、胸、腰椎骨折患者采用4人以上搬运法;②使用前,检查平车性能,清洁平车;③借助搬运器具进行搬运;④挪动时,将平车推至与床平行,并紧靠床边,固定平车,将盖被平铺于平车上,协助患者移动到平车上,注意安全和保暖;⑤搬运时,应先将平车推至床尾,使平车头端与床尾成钝角,固定平车,1人或以上人员将患者搬运至平车上,注意安全和保暖;⑥拉起护栏。

（2）平车的使用：①头部置于平车的大轮端；②推车时小轮在前，车速适宜，拉起护栏，护士站于患者头侧，上下坡时应使患者头部在高处一端；③在运送过程中保证输液和引流的通畅，特殊引流管可先行夹闭，防止牵拉脱出。

（三）指导要点

（1）告知患者在使用轮椅或平车时的安全要点以及配合方法。

（2）告知患者感觉不适时，及时通知医务人员。

（四）注意事项

（1）使用前应先检查轮椅和平车，保证完好无损方可使用；轮椅、平车放置位置合理，移动前应先固定。

（2）轮椅、平车使用中注意观察病情变化，确保安全。

（3）保护患者安全、舒适，注意保暖，骨折患者应固定好骨折部位再搬运。

（4）遵循节力原则，速度适宜。

（5）搬运过程中，妥善安置各种管路，避免牵拉。

第四章　常见症状护理

症状是疾病过程中机体内的一系列功能、代谢和形态结构异常变化所引起的患者主观上的异常感觉,包括患者自身的各种异常感觉和医务人员感知的各种异常表现。临床护理人员在工作中,应早期识别症状,及时、准确地判断病情,发现问题,及时告知医生或采取相应的护理措施改善患者的症状,预防并发症的发生。

一、呼吸困难的护理

(一)评估和观察要点

(1)评估患者病史、发生时间、起病缓急、诱因、伴随症状、活动情况、心理反应和用药情况等。

(2)评估患者神志、面容与表情、口唇、指(趾)端皮肤颜色,呼吸的频率、节律、深浅度,体位、胸部体征、心率、心律等。

(3)评估血氧饱和度、动脉血气分析、胸部 X 线检查、CT、肺功能检查等。

(二)操作要点

(1)提供安静、舒适、洁净、温湿度适宜的环境。

(2)每日摄入足够的热量,避免刺激性强、易于产气的食物,做好口腔护理。

(3)保持呼吸道通畅,痰液不易咳出者采用辅助排痰法,协助患者有效排痰。

(4)根据病情取坐位或半卧位,改善通气,以患者自觉舒适为原则。

(5)根据不同疾病、严重程度及患者实际情况选择合理的氧疗或机械通气。

(6)遵医嘱应用支气管舒张剂、抗菌药物、呼吸兴奋药等,观察药物疗效和副作用。

(7)呼吸功能训练。

(8)指导患者有计划地进行休息和活动,循序渐进地增加活动量和改变运动方式。

(三)指导要点

(1)告知患者呼吸困难的常见诱因,指导患者识别并尽量避免。

(2)指导患者进行正确、有效的呼吸肌功能训练。

(3)指导患者合理安排休息和活动,调整日常生活方式。

(4)指导患者配合氧疗或机械通气的方法。

(四)注意事项

(1)评估判断呼吸困难的诱因。

(2)安慰患者,增强患者安全感。

(3)不能单纯从血氧饱和度的高低来判断病情,必须结合血气分析来判断缺氧的严重程度。

(4)心源性呼吸困难应严格控制输液速度,20~30 滴/min。

二、咳嗽、咳痰的护理

(一)评估和观察要点

(1)评估咳嗽的发生时间、诱因、性质、节律、与体位的关系、伴随症状、睡眠等。

(2)评估咳痰的难易程度,观察痰液的颜色、性质、量、气味和有无肉眼可见的异常物质等。

(3)必要时评估生命体征、意识状态、心理状态等,评估有无发绀。

(4)了解痰液直接涂片和染色镜检(细胞学、细菌学、寄生虫学检查)、痰培养和药物敏感试验等检验结果。

(二)操作要点

(1)提供整洁、舒适的环境,温湿度适宜,减少不良刺激。

(2)保持舒适体位,避免诱因,注意保暖。

(3)对于慢性咳嗽者,给予高蛋白、高维生素、足够热量的饮食,嘱患者多饮水。

(4)促进有效排痰,包括深呼吸和有效咳嗽、湿化和雾化疗法、胸部叩击与胸壁震荡、体位引流以及机械吸痰等(具体操作见第六章)。

(5)记录痰液的颜色、性质、量,正确留取痰标本并送检。

(6)按医嘱指导患者正确用药,观察药物疗效和副作用。

(三)指导要点

(1)指导患者识别并避免诱因。

(2)告知患者养成正确的饮食、饮水习惯。

(3)指导患者掌握正确的咳嗽方法。

(4)教会患者有效的咳痰方法。

(5)指导患者正确配合雾化吸入或蒸汽吸入。

(四)注意事项

(1)患儿、老年体弱者慎用强镇咳药。

(2)患儿、老年体弱者取侧卧位,防止痰堵窒息。

(3)保持口腔清洁,必要时行口腔护理。

(4)有窒息危险的患者,备好吸痰物品,做好抢救准备。

(5)对于过敏性咳嗽患者,避免接触过敏原。

三、咯血的护理

(一)评估和观察要点

(1)评估患者咯血的颜色、性状及量,伴随症状,治疗情况,心理反应,既往史及个人史。

(2)评估患者生命体征、意识状态、面容与表情等。

(3)了解血常规、出凝血时间、结核菌检查等检查结果。

(二)操作要点

(1)大咯血患者绝对卧床,取患侧卧位,出血部位不明患者取仰卧位,头偏向一侧。

(2)及时清理患者口鼻腔血液,安慰患者。

(3)吸氧。

(4)建立静脉通道,及时补充血容量及遵医嘱用止血药物,观察疗效及副作用。

(5)观察、记录咯血量和性状。

(6)床旁备好气管插管、吸痰器等抢救用物。

(7)保持大便通畅,避免用力排便。

(三)指导要点

(1)告知患者及家属咯血发生时的正确卧位及自我紧急护理措施。

(2)指导患者合理饮食,补充营养,保持大便通畅,大咯血时禁食。

(3)告知患者及时轻咳出血块,严禁屏气或剧烈咳嗽。

(四)注意事项

(1)注意鉴别咯血、呕血及口腔内出血。

(2)咯血量的估计应考虑患者吞咽、呼吸道残留的血液及混合的唾液、痰等因素。

(3)及时清除口腔及气道血液,避免窒息。

(4)做好口腔护理。

(5)咯血过程突然中断,出现呼吸急促、发绀、烦躁不安、精神极度紧张、有濒死感、口中有血块等情况时,立即抢救。

四、恶心、呕吐的护理

(一)评估和观察要点

(1)评估患者恶心与呕吐发生的时间、频率、原因或诱因,呕吐的特点及呕吐物的颜色、性质、量、气味,伴随的症状等。

(2)评估患者生命体征、神志、营养状况,有无脱水表现,腹部体征。

(3)了解患者呕吐物、毒物分析或细菌培养等检查结果。

(4)呕吐量大者注意有无水电解质紊乱、酸碱平衡失调。

(二)操作要点

(1)出现前驱症状时协助患者取坐位或侧卧位,预防误吸。

(2)清理呕吐物,更换清洁床单。

(3)必要时监测生命体征。

(4)测量和记录每日的出入量、尿比重、体重及电解质平衡情况等。

(5)剧烈呕吐时暂禁食,遵医嘱补充水分和电解质。

(三)指导要点

(1)告知患者及家属恶心及呕吐发生的危险因素及紧急护理措施。

(2)告知患者避免体位性低血压、头晕、心悸的方法。

(3)呕吐停止后进食少量清淡、易消化的食物,少食多餐,逐渐增加进食量。

(四)注意事项

(1)呕吐发生时应将患者头偏向一侧或取坐位。

（2）呕吐后及时清理呕吐物,协助漱口,开窗通风。

（3）口服补液时,应少量多次饮用。

（4）注意观察生命体征、意识状态、电解质和酸碱平衡情况及有无低血钾表现。

（5）剧烈呕吐时,应暂停饮食及口服药物;待呕吐减轻时可给予流质或半流质饮食,少量多餐,并鼓励多饮水。

五、呕血、便血的护理

(一)评估和观察要点

（1）评估患者呕血、便血的原因、诱因、出血的颜色、量、性状及伴随症状,治疗情况,心理反应,既往史及个人史。

（2）评估患者生命体征、精神和意识状态、周围循环状况、腹部体征等。

（3）了解患者血常规、凝血功能、便潜血、腹部超声、内窥镜检查等结果。

(二)操作要点

（1）卧床,呕血患者床头抬高 10°～15°或头偏向一侧。

（2）及时清理呕吐物,做好口腔护理。

（3）建立有效静脉输液通道,遵医嘱输血、输液及其他止血治疗等抢救措施。

（4）监测患者神志及生命体征变化,记录出入量。

（5）根据病情及医嘱,给予相应饮食及指导。

（6）判断有无再次出血的症状与体征。

(三)指导要点

（1）教会患者及家属识别早期出血征象、再出血征象及应急措施。

（2）指导患者合理饮食,避免诱发呕血或便血。

（3）告知患者缓解症状的方法,避免误吸。

(四)注意事项

（1）输液开始宜快,必要时测定中心静脉压作为调整输液量和速度的依据。

（2）注意保持患者口腔清洁,注意肛周皮肤清洁保护。

（3）辨别便血与食物或药物因素引起的黑粪。

（4）必要时留置胃管观察出血量,做好内镜止血的准备。

六、腹胀的护理

(一)评估和观察要点

（1）评估患者腹胀的程度、持续时间,伴随症状,腹胀的原因,排便、排气情况,治疗情况,心理反应,既往史及个人史。

（2）了解患者相关检查结果。

(二)操作要点

（1）根据病情协助患者采取舒适体位或行腹部按摩、肛管排气、补充电解质等方法减轻腹胀。

(2)遵医嘱用药或给予相应治疗措施,观察疗效和副作用。

(3)合理饮食,适当活动。

(4)做好相关检查的准备工作。

(三)指导要点

(1)指导患者减轻腹胀的方法。

(2)告知患者及家属腹胀的诱因和预防措施。

(四)注意事项

患者腹胀症状持续不缓解应严密观察,配合医生实施相关检查。

七、心悸的护理

(一)评估和观察要点

(1)评估心悸发作诱因、伴随症状、患者的用药史、既往病史等。

(2)评估患者生命体征,意识状况等。

(3)了解患者血红蛋白、血糖、心电图、甲状腺功能、电解质水平等的检查结果。

(二)操作要点

(1)保持环境安静。

(2)卧床休息,取舒适卧位,伴呼吸困难时可吸氧。

(3)测量生命体征,准确测量心(脉)率(律),必要时行心电图检查或心电监测。

(4)指导患者深呼吸或听音乐等放松方法。

(5)遵医嘱给予相应治疗措施并观察效果,做好记录。

(三)指导要点

(1)指导患者自测脉搏的方法及注意事项。

(2)指导患者识别并避免产生心悸的诱因。

(四)注意事项

(1)帮助患者减轻恐惧、紧张心理,增加安全感。

(2)房颤患者需同时测量心率和脉率。

八、头晕的护理

(一)评估和观察要点

(1)评估患者头晕的性质、持续时间、诱因、伴随症状,与体位及进食有无相关、治疗情况,心理反应,既往史及个人史。

(2)评估生命体征,意识状况等。

(3)了解患者相关检查结果。

(二)操作要点

(1)保持病室安静,操作轻柔。

(2)卧床休息。

(3)监测生命体征变化。

(4)遵医嘱使用药物,并观察药物疗效与副作用。

(5)保持周围环境中无障碍物,注意地面防滑。

(6)将患者经常使用的物品放在患者容易拿取的地方。

(三)指导要点

(1)告知患者及家属头晕的诱因。

(2)告知患者及家属头晕发生时应注意的事项。

(四)注意事项

(1)指导患者改变体位时,尤其转动头部时,应缓慢。

(2)患者活动时需有人陪伴,症状严重需卧床休息。

(3)教会患者使用辅助设施,如扶手、护栏等。

(4)对于精神紧张、焦虑不安的患者,给予心理安慰和支持。

九、抽搐的护理

(一)评估和观察要点

(1)评估抽搐发生的时间、持续时间、次数、诱因、过程、部位、性质及既往史等。

(2)评估患者生命体征、意识状态,有无舌咬伤、尿失禁等。

(3)了解患者头颅影像、电解质、脑电图检查结果等。

(二)操作要点

(1)立即移除可能损伤患者的物品,放入开口器,如有义齿取出,解开衣扣、裤带。

(2)取侧卧位,头偏向一侧,打开气道,备好负压吸引器,及时清除口鼻腔分泌物与呕吐物。

(3)加床档,必要时约束保护,吸氧。

(4)遵医嘱注射镇静药物,观察并记录用药效果。

(5)抽搐时勿按压肢体,观察患者抽搐发作时的病情及生命体征变化,并做好记录。

(6)避免强光、声音刺激,保持安静。

(三)指导要点

(1)告知患者及家属抽搐的相关知识,寻找并避免诱因。

(2)告知患者及家属抽搐发作时应采取的安全措施。

(3)告知患者避免危险的活动或职业。

(4)告知患者单独外出,随身携带注明病情及家人联系方式的卡片。

(5)告知患者和家属切勿自行停药或减药。

(四)注意事项

(1)开口器上应缠纱布,从磨牙处放入。

(2)提高患者服药的依从性。

十、疼痛的护理

(一)评估和观察要点

(1)评估患者疼痛的部位、性质、程度、发生及持续的时间,疼痛的诱发因素、伴随症状,既往史及患者的心理反应;应用疼痛评估量表评估疼痛的严重程度。

(2)评估生命体征的变化。

(3)了解相关的检查化验结果。

(二)操作要点

(1)根据疼痛的部位协助患者采取舒适的体位。

(2)给予患者安静、舒适环境。

(3)遵医嘱给予治疗或药物,并观察效果和副作用。

(4)合理饮食,避免便秘。

(三)指导要点

告知患者及家属疼痛的原因或诱因及减轻和避免疼痛的方法,包括听音乐、分散注意力等放松技巧。

(四)注意事项

遵医嘱给予止痛药缓解疼痛症状时应注意观察药物疗效和副作用。

十一、水肿的护理

(一)评估和观察要点

(1)评估水肿的部位、时间、范围、程度、发展速度,与饮食、体位及活动的关系,患者的心理状态,伴随症状,治疗情况,既往史及个人史。

(2)观察生命体征、体重、颈静脉充盈程度,有无胸水征、腹水征,患者的营养状况、皮肤血供、张力变化及是否有移动性浊音等。

(3)了解相关检查结果。

(二)操作要点

(1)轻度水肿患者限制活动,严重水肿患者取适宜体位卧床休息。

(2)监测体重和病情变化,必要时记录24h液体出入量。

(3)限制钠盐和水分的摄入,根据病情摄入适当蛋白质。

(4)遵医嘱使用利尿药或其他药物,观察药物疗效及副作用。

(5)观察皮肤完整性,发生压疮及时处理。

(三)指导要点

(1)告知患者水肿发生的原因及治疗护理措施。

(2)指导患者合理限盐限水。

(四)注意事项

(1)晨起餐前、排尿后测量体重。

(2)保持病床柔软、干燥、无皱褶。

(3)操作时,避免拖、拉、拽,保护皮肤。

(4)严重水肿患者穿刺后延长按压时间。

十二、发热的护理

(一)评估和观察要点

(1)评估患者发热的时间、程度及诱因、伴随症状等。

(2)评估患者意识状态、生命体征的变化。

(3)了解患者相关检查结果。

(二)操作要点

(1)监测体温变化,观察热型。

(2)卧床休息,减少机体消耗。

(3)高热患者给予物理降温或遵医嘱药物降温。

(4)降温过程中出汗时及时擦干皮肤,随时更换衣物,保持皮肤和床单清洁、干燥;注意降温后的反应,避免虚脱。

(5)降温处理 30min 后测量体温。

(6)补充水分防止脱水,鼓励患者进食高热量、高维生素、营养丰富的半流质或软食。

(7)做好口腔护理。

(三)指导要点

(1)鼓励患者多饮水。

(2)告知患者穿透气、棉质衣服,寒战时应给予保暖。

(3)告知患者及家属限制探视的重要性。

(四)注意事项

(1)冰袋降温时注意避免冻伤。

(2)发热伴大量出汗者应记录 24h 液体出入量。

(3)对原因不明的发热慎用药物降温法,以免影响对热型及临床症状的观察。

(4)有高热惊厥史的患儿,要及早遵医嘱给予药物降温。

(5)必要时留取血培养标本。

第五章　皮肤、伤口、造口护理

皮肤、伤口、造口患者的护理内容包括准确评估皮肤、伤口、造口状况,为患者实施恰当的护理措施,从而减少或去除危险因素,预防相关并发症,增加患者舒适度,促进其愈合。

一、压疮预防

(一)评估和观察要点

(1)评估发生压疮的危险因素,包括患者病情、意识状态、营养状况、肢体活动能力、自理能力、排泄情况及合作程度等。

(2)评估患者压疮易患部位。

(二)操作要点

(1)根据病情使用压疮危险因素评估表评估患者。

(2)对活动能力受限或长期卧床患者,定时变换体位或使用充气床垫或采取局部减压措施。

(3)保持患者皮肤清洁无汗液,衣服和床单位清洁干燥、无皱褶。

(4)大小便失禁患者及时清洁局部皮肤,肛周可涂皮肤保护剂。

(5)高危人群的骨突处皮肤,可使用半透膜敷料或者水胶体敷料保护,皮肤脆薄者慎用。

(6)病情需要限制体位的患者,采取可行的压疮预防措施。

(7)每班严密观察并严格交接患者皮肤状况。

(三)指导要点

(1)告知患者及家属发生压疮的相关因素和预防措施。

(2)指导患者加强营养,增加皮肤抵抗力,保持皮肤干燥清洁。

(3)指导患者功能锻炼。

(四)注意事项

(1)感觉障碍的患者避免使用热水袋或冰袋,防止烫伤或冻伤。

(2)受压部位在解除压力 30min 后,压红不消褪者,缩短变换体位时间,禁止按摩压红部位皮肤。

(3)正确使用压疮预防器具,不宜使用橡胶类圈状物。

二、压疮护理

(一)评估和观察要点

(1)评估患者病情、意识、活动能力及合作程度。

(2)评估患者营养及皮肤状况,有无大小便失禁。

(3)辨别压疮分期,观察压疮的部位、大小(长、宽、深)、创面组织形态、潜行、窦道、渗出液等。

(4)了解患者接受的治疗和护理措施及效果。

(二)操作要点

(1)避免压疮局部受压。

(2)长期卧床患者可使用充气床垫或者采取局部减压措施,定期变换体位,避免压疮加重或出现新的压疮。

(3)压疮Ⅰ期患者局部使用半透膜敷料或者水胶体敷料加以保护。

(4)压疮Ⅱ～Ⅳ期患者采取针对性的治疗和护理措施,定时换药,清除坏死组织,选择合适的敷料,皮肤脆薄者禁用半透膜敷料或者水胶体敷料。

(5)对无法判断的压疮和怀疑深层组织损伤的压疮需进一步全面评估,采取必要的清创措施,根据组织损伤程度选择相应的护理方法。

(6)根据患者情况加强营养。

(三)指导要点

(1)告知患者及家属发生压疮的相关因素、预防措施和处理方法。

(2)指导患者加强营养,增加创面愈合能力。

(四)注意事项

(1)压疮Ⅰ期患者禁止局部皮肤按摩,不宜使用橡胶类圈状物。

(2)病情危重者,根据病情变换体位,保证护理安全。

三、伤口护理

(一)评估和观察要点

(1)评估患者病情、意识、自理能力、合作程度。

(2)了解伤口形成的原因及持续时间。

(3)了解患者曾经接受的治疗护理情况。

(4)观察伤口的部位、大小(长、宽、深)、潜行、组织形态、渗出液、颜色、感染情况及伤口周围皮肤或组织状况。

(二)操作要点

(1)协助患者取舒适卧位,暴露换药部位,保护患者隐私。

(2)依次取下伤口敷料,若敷料粘在伤口上,用生理盐水浸湿软化后缓慢取下。

(3)选择合适的伤口清洗剂清洁伤口,去除异物、坏死组织等。

(4)根据伤口类型选择合适的伤口敷料。

(5)胶布固定时,粘贴方向应与患者肢体或躯体长轴垂直,伤口包扎不可固定太紧。

(三)指导要点

(1)告知患者及家属保持伤口敷料及周围皮肤清洁的方法。

(2)指导患者沐浴、翻身、咳嗽及活动时保护伤口的方法。

(四)注意事项

(1)定期对伤口进行观察、测量和记录。

(2)根据伤口渗出情况确定伤口换药频率。

(3)伤口清洗一般选用生理盐水或对人体组织没有毒性的消毒液。

(4)如有多处伤口需换药,应先换清洁伤口,后换感染伤口;清洁伤口换药时,应从伤口中间向外消毒;感染伤口换药时,应从伤口外向中间消毒;有引流管时,先清洁伤口,再清洁引流管。

(5)换药过程中密切观察病情,出现异常情况及时报告医生。

四、造口护理

(一)评估和观察要点

(1)评估患者病情、意识、自理能力、合作程度、心理状态、家庭支持程度、经济状况。

(2)了解患者或家属对造口护理方法和知识的掌握程度。

(3)辨别造口类型、功能状况及有无并发症,评估周围皮肤情况。

(二)操作要点

(1)每日观察造口处血供及周围皮肤情况。

(2)每日观察排出物的颜色、量、性状及气味。

(3)根据需要更换造口底盘及造口袋。

(4)更换时保护患者隐私,注意保暖。

(5)一手固定造口底盘周围皮肤,一手由上向下移除造口袋,观察排泄物的性状。

(6)温水清洁造口及周围皮肤。

(7)测量造口大小。

(8)修剪造口袋底盘,剪裁的开口与造口黏膜之间保持适当空隙(1~2mm)。

(9)按照造口位置自下而上粘贴造口袋,必要时可涂皮肤保护剂、防漏膏等,用手按压底盘1~3min。

(10)夹闭造口袋下端开口。

(三)指导要点

(1)引导患者参与造口的自我管理,告知患者及家属更换造口袋的详细操作步骤,小肠造口者选择空腹时更换。

(2)告知患者和家属造口及其周围皮肤并发症的预防和处理方法。

(3)指导患者合理膳食,训练排便功能。

(四)注意事项

(1)使用造口辅助用品前阅读产品说明书或咨询造口治疗师。

(2)移除造口袋时注意保护皮肤;粘贴造口袋前保证造口周围皮肤清洁干燥。

(3)保持造口袋底盘与造口之间的空隙在合适的范围。

(4)避免做增加腹压的运动,以免形成造口旁疝。

(5)定期扩张造口,防止狭窄。

五、静脉炎预防及护理

(一)评估和观察要点

(1)评估患者年龄、血管,选择合适的导管型号、材质。

(2)评估穿刺部位皮肤状况、血管弹性及肢体活动度。

(3)了解药物的性质、治疗疗程及输液速度对血管通路的影响。

(4)根据静脉炎分级标准评估静脉炎状况。

(二)操作要点

(1)根据治疗要求,选择最细管径和最短长度的穿刺导管;置管部位宜覆盖无菌透明敷料,并注明置管及换药时间。

(2)输注前应评估穿刺点及静脉情况,确认导管通畅。

(3)直接接触中心静脉穿刺的导管时应戴灭菌无粉手套。

(4)输入高浓度、刺激性强的药物时宜选择中心静脉。

(5)多种药物输注时,合理安排输注顺序,在两种药物之间用等渗液体冲洗管路后再输注另一种药物。

(6)出现沿血管部位疼痛、肿胀或条索样改变时,应停止输液,及时通知医生,采取必要的物理治疗或局部药物外敷等处理。

(7)根据静脉炎的处理原则实施护理,必要时拔除导管进行导管尖端培养。

(三)指导要点

(1)告知患者及家属保持穿刺部位皮肤清洁、干燥,避免穿刺侧肢体负重。

(2)告知患者穿刺部位敷料松动、潮湿或感觉不适时,及时通知医护人员。

(四)注意事项

(1)选择粗直、弹性好、易于固定的血管,尽量避开关节部位,不宜在同一部位反复多次穿刺。

(2)合理选择血管通路器材,及时评估、处理静脉炎。

(3)湿热敷时,避开血管穿刺点,防烫伤。

六、烧伤创面护理

(一)评估和观察要点

(1)评估患者病情、意识、受伤时间、原因、性质、疼痛程度、心理状况等。

(2)评估烧伤面积、深度、部位,渗出液的气味、量及性质,有无污染、感染等。

(3)严重烧伤患者应观察生命体征。

(4)肢体包扎或肢体环形焦痂患者应观察肢体远端血供情况,如皮肤温度及颜色、动脉搏动、肿胀等。

(二)操作要点

(1)病室环境清洁,温湿度适宜,实施暴露疗法时室温保持在 28～32℃,相对湿度 50%～60%,床单位每日用消毒液擦拭。

(2)遵医嘱给予止痛剂、抗生素及补液,观察用药反应。

(3)抬高患肢,观察患肢末梢皮肤温度、颜色、动脉搏动、肿胀、感觉等情况。

(4)术前应剃除烧伤创面周围的毛发,大面积烧伤患者,应保持创面清洁干燥,定时翻身。

(5)术后观察切、削痂及取、植皮部位敷料渗出情况,有渗出、异味及时更换。

(6)出现高热、寒战,创面出现脓性分泌物、坏死、臭味等,及时报告医生。

(7)特殊部位烧伤的护理。

1)呼吸道烧伤:给予鼻导管或面罩吸氧,必要时给予呼吸机辅助呼吸,充分湿化呼吸道,观察有无喉头水肿的表现,保持呼吸道通畅。

2)眼部烧伤:化学烧伤者早期反复彻底冲洗眼部,一般选用清水或生理盐水;分泌物较多者,及时用无菌棉签清除分泌物,白天用眼药水滴眼,晚间用眼药膏涂在眼部;眼睑闭合不全者,用无菌油纱布覆盖以保护眼球。

3)耳部烧伤:保持外耳道清洁干燥,及时清理分泌物,在外耳道入口处放置无菌干棉球,定时更换;耳周部位烧伤用无菌纱布铺垫。

4)鼻烧伤:保持鼻腔清洁、湿润、通畅,及时清理分泌物及痂皮,防止鼻腔干燥出血。

5)口腔烧伤:保持口腔清洁,早期用湿棉签湿润口腔黏膜,拭去脱落的黏膜组织。能进流食者进食后应保持口腔创面清洁。

6)会阴部烧伤:采用湿润暴露疗法,剃净阴毛清创后,留置尿管,每日会阴擦洗;及时清理创面分泌物;女性患者用油纱布隔开阴唇,男性患者兜起阴囊;排便时避免污染创面,便后冲洗消毒创面后再涂药。

7)指(趾)烧伤:指(趾)与指(趾)之间用油纱布分开包扎,观察甲床的颜色、温度、敷料包扎松紧,注意抬高患肢促进循环,减少疼痛。

(8)维持关节功能位,制订并实施个体化康复训练计划。

(三)指导要点

(1)告知患者创面愈合、治疗过程。

(2)告知患者避免对瘢痕性创面的机械性刺激。

(3)指导患者进行患肢功能锻炼的方法及注意事项。

(四)注意事项

(1)使用吸水性、透气性敷料进行包扎且松紧度适宜。

(2)烦躁或意识障碍的患者,适当约束肢体。

(3)注意变换体位,避免创面长时间受压。

(4)半暴露疗法应尽量避免敷料移动,暴露创面不宜覆盖敷料或被单。

七、供皮区皮肤护理

(一)评估和观察要点

评估患者病情、吸烟史及供皮区皮肤情况。

(二)操作要点

(1)观察伤口及敷料固定和渗出情况,有渗液或渗血时,及时更换敷料。

(2)伤口加压包扎时,观察肢端血供。

(3)伤口有臭味、分泌物多、疼痛等异常征象,及时报告医生。

(三)指导要点

(1)告知患者供皮区域勿暴露于高温、强日光下,避免损伤。

(2)告知患者局部伤口保持干燥。

(四)注意事项

(1)在愈合期应注意制动,卧床休息,避免供皮区敷料受到污染。

(2)加压包扎供皮区时,松紧度适宜;避免供皮区受到机械性刺激。

八、植皮区皮肤护理

(一)评估和观察要点

(1)评估患者病情、意识、自理能力、合作程度。

(2)观察植皮区皮瓣色泽、温度、指压反应、血供及疼痛程度。

(二)操作要点

(1)观察伤口及敷料有无渗血、渗液及异味。

(2)使用烤灯照射时,烤灯的功率、距离适宜,防止烫伤。

(3)监测皮瓣温度,并与健侧作对照,出现异常及时报告医生。

(4)使用抗凝药物和扩血管药物期间,观察局部血供,有无出血倾向。

(5)患肢制动,采取相应措施预防压疮和手术后并发症。

(三)指导要点

(1)告知患者戒烟的重要性。

(2)告知患者避免皮瓣机械性刺激的重要性。

(3)告知患者植皮区域的护理方法和注意事项。

(四)注意事项

(1)避免使用血管收缩药物。

(2)避免在强光下观察皮瓣情况。

(3)避免患肢在制动期间牵拉皮瓣或皮管。

(4)植皮区域勿暴露于高温、强日光下,避免损伤。

(5)植皮区皮肤成活后,创面完全愈合,应立即佩戴弹力套持续压迫 6 个月,预防创面出现瘢痕增生。

(6)植皮区皮肤瘙痒,切忌用手抓,以免破溃出血感染。

九、糖尿病足的预防

(一)评估和观察要点

(1)评估发生糖尿病足的相关因素。

(2)了解患者自理程度及依从性。

(3)了解患者对糖尿病足预防方法和知识的掌握程度。

(二)操作要点

(1)询问患者足部感觉,检查足部有无畸形、皮肤颜色、温度、足背动脉搏动、皮肤的完整性及局部受压情况。

(2)测试足部感觉:振动觉、痛觉、温度觉、触觉和压力觉。

(三)指导要点

(1)告知患者糖尿病足的危险性、早期临床表现及预防的重要性,指导患者做好定期足部筛查。

(2)教会患者促进肢体血液循环的方法。

(3)告知患者足部检查的方法,引导其主动参与糖尿病足的自我防护。

(4)指导患者足部日常护理方法,温水洗脚不泡脚,保持皮肤清洁、湿润,洗脚后采取平剪方法修剪趾甲,有视力障碍者,请他人帮助修剪,按摩足部促进血液循环。

(5)指导患者选择鞋尖宽大、鞋面透气性好、系带、平跟厚鞋,穿鞋前检查鞋内干净无杂物,穿新鞋后检查足部受到挤压或摩擦处皮肤并逐步增加穿用时间。

(6)指导患者选择浅色、袜腰松、吸水性好、透气性好、松软暖和的袜子,不宜穿有破损或有补丁的袜子。

(7)不要赤脚或赤脚穿凉鞋、拖鞋行走。

(8)定期随诊,合理饮食,适量运动,控制血糖,积极戒烟。

(四)注意事项

(1)不用化学药自行消除鸡眼或胼胝。

(2)尽可能不使用热水袋、电热毯或烤灯,谨防烫伤,同时应注意预防冻伤。

十、糖尿病足的护理

(一)评估和观察要点

(1)评估患者病情、意识状态、自理能力及合作程度。

(2)根据 Wagner 分级标准,评估患者足部情况。

(3)监测血糖变化。

(二)操作要点

(1)根据不同的创面,选择换药方法。

(2)根据伤口选择换药敷料,敷料应具有透气、较好的吸收能力,更换时避免再次损伤。

(3)伤口的换药次数根据伤口的情况而定。

(4)溃疡创面周围的皮肤可用温水、中性肥皂清洗,然后用棉球拭干,避免挤压伤口和损伤创面周围皮肤。

(5)每次换药时观察伤口的动态变化。

(6)观察足部血液循环情况,防止局部受压,必要时改变卧位或使用支被架。

(7)必要时,请手足外科专科医生协助清创处理。

(三)指导要点

(1)告知患者及家属糖尿病足伤口定期换药及敷料观察的重要性。

(2)告知患者做好糖尿病的自我管理,教会患者采用多种方法减轻足部压力。

(3)新发生皮肤溃疡应及时就医。

(四)注意事项

(1)避免在下肢进行静脉输液。

(2)严禁使用硬膏、鸡眼膏或腐蚀性药物接触伤口。

(3)准确测量伤口面积并记录。

十一、截肢护理

(一)评估和观察要点

评估患者病情、自理能力、合作程度、营养及心理状态。

(二)操作要点

(1)根据病情需要选择卧位,必要时抬高残肢。

(2)观察截肢伤口有无出血、渗血以及肢体残端皮肤的颜色、温度、肿胀等,保持残端清洁、干燥。

(3)观察伤口引流液的颜色、性状、量。

(4)做好伤口疼痛和幻肢痛的护理,必要时遵医嘱给予止痛药,长期顽固性疼痛可行神经阻断手术。

(5)指导患者进行患肢功能锻炼,防止外伤。

(三)指导要点

(1)教会患者保持残端清洁的方法。

(2)教会患者残肢锻炼的方法。

(3)教会患者使用辅助器材。

(四)注意事项

(1)弹力绷带松紧度应适宜。

(2)维持残肢于功能位。

(3)使用辅助器材时做好安全防护,鼓励患者早期下床活动,进行肌肉强度和平衡锻炼,为安装假肢做准备。

第六章　给药治疗与护理

药物的作用是预防、诊断和治疗疾病。护士不仅是给药的直接执行者,还是药物作用的观察者和患者合理用药的指导者。护士需掌握各类药物的相关知识,在临床用药中,必须严格执行查对制度,准确、安全给药,并依法、安全、认真地做好各类药物的管理工作。同时,掌握正确的用药护理技术,注意患者的个体差异,观察和了解患者用药后反应,确保患者的用药安全。

一、护理单元药品管理

(一)一般药品管理

(1)药品存放、使用、管理应有相应规范。

(2)专人管理,专柜保存,保持药品柜整洁。

(3)储存药品容器的标签清晰。

(4)各类药品必须分开放置,保存方法符合说明书要求。

(5)高危药品必须单独存放,有醒目标识。

(6)按照有效期限的先后顺序有计划地使用药品,使用后及时补充。

(二)毒麻药品及精神药品的管理

(1)按照《麻醉药品和精神药品管理条例》进行管理。

(2)麻醉药品需专柜加锁保存,使用专用处方,专本登记,专人管理,每班清点交接。

(3)按照具备麻醉处方权的医生开具的医嘱和麻醉处方为本护理单元患者使用麻醉药品。

(4)对未用完的最小包装剩余药进行销毁,销毁应有 2 人在场并签字。

二、口服给药

(一)评估和观察要点

(1)评估病情、意识状态、自理能力、合作程度、用药史、过敏史、不良反应史。

(2)评估有无口腔、食管疾病,吞咽困难等。

(3)了解药物的性质、服药方法、注意事项及药物之间的相互作用。

(4)了解用药效果及不良反应。

(二)操作要点

(1)小剂量液体药物,应精确量取,确保剂量准确。

(2)所有药物应一次取离药盘,不同患者的药物不可同时取出。

(3)协助患者服药,确认服下后方可离开,对危重和不能自行服药的患者应予喂药。

(4)鼻饲给药时,应将药物研碎,用水溶解后由胃管注入。

(三)指导要点

(1)告知患者口服给药的方法、配合要点、服用特殊要求、注意事项。

(2)指导慢性病和出院后继续服药的患者按时、正确、安全服药。

(四)注意事项

(1)遵医嘱及药品使用说明书服药。

(2)观察服药后的不良反应。

(3)患者不在病房或者因故暂不能服药者,暂不发药,做好交班。

三、抽吸药液

(一)评估和观察要点

(1)评估操作环境是否符合无菌操作要求。

(2)评估药液及注射器是否符合要求。

(3)观察抽吸的粉剂药是否完全溶解。

(4)了解所配药液的配伍要求。

(二)操作要点

(1)抽吸药液前应严格查对。

(2)自安瓿内吸取药液:将安瓿顶端药液弹至体部;消毒安瓿颈部后划一锯痕,再次消毒后折断;将注射器针头斜面向下置入液面以下,抽动活塞,吸取药液。

(3)自密封瓶内吸取药液:消毒后,用注射器吸入与所需药液等量的空气注入瓶内,倒转药瓶,使针尖在液面以下吸取所需药液,固定针尖,拔出针头。

(4)粉剂药的吸取:用无菌生理盐水或注射用水或专用溶媒将结晶或粉剂药充分溶解后吸取。

(三)注意事项

(1)抽吸药液时,遵循无菌操作原则和药品配伍要求。

(2)混悬剂摇匀后立即吸取,油剂可稍加温或双手对搓药瓶(药液遇热易破坏者除外)后用稍粗针头吸取。

(3)抽吸完药液应在标签上注明患者及药液的信息,并贴于注射器上。

四、皮内注射

(一)评估和观察要点

(1)评估患者病情、意识状态、自理能力及合作程度。

(2)了解患者过敏史、用药史、不良反应史。

(3)评估注射部位的皮肤状况。

(4)了解用药反应及皮试结果。

(二)操作要点

(1)核对药物和患者,协助患者采取适当体位,暴露注射部位。

(2)消毒皮肤。

(3)绷紧皮肤,注射器针头斜面向上与皮肤呈5°角刺入皮内,注入0.1mL药液,使局部呈半球状皮丘,皮肤变白并显露毛孔。

(4)迅速拔出针头,勿按压注射部位。

(5)对做皮试的患者,按规定时间由 2 名护士观察结果。

(三)指导要点

(1)告知患者皮内注射的目的、方法及配合要点。

(2)告知患者出现任何不适,立即通知医护人员。

(四)注意事项

(1)消毒皮肤时,避免反复用力涂擦局部皮肤,忌用含碘消毒剂。

(2)不应抽回血。

(3)判断、记录皮试结果,告知医生、患者及家属并标注。

(4)备好相应抢救药物与设备,及时处理过敏反应。

(5)特殊药物的皮试,按要求观察结果。

五、皮下注射

(一)评估和观察要点

(1)评估患者病情、意识状态、自理能力及合作程度。

(2)了解过敏史、用药史。

(3)评估注射部位皮肤和皮下组织状况。

(4)了解患者用药效果及不良反应。

(二)操作要点

(1)核对药物和患者,协助患者采取适当体位,暴露注射部位。

(2)消毒皮肤。

(3)根据注射部位选择正确的注射方法。

(4)过度消瘦者,捏起局部组织,减小穿刺角度。

(5)抽回血,如无回血,缓慢推注药液。

(6)快速拔针,轻压进针处片刻。

(三)指导要点

(1)告知患者药物的作用、注意事项及配合要点。

(2)指导患者勿揉搓注射部位,出现异常及时通知医护人员。

(四)注意事项

(1)遵医嘱及药品说明书使用药品。

(2)观察注射后不良反应。

(3)需长期注射者,有计划地更换注射部位。

六、肌内注射

(一)评估和观察要点

(1)评估患者病情、意识状态、自理能力及合作程度。

(2)了解过敏史、用药史。

(3)评估注射部位的皮肤和肌肉组织状况。

(4)了解用药效果及不良反应。

(二)操作要点

(1)核对药物和患者,协助采取适当体位,暴露注射部位,注意保护患者隐私。

(2)消毒皮肤。

(3)一手绷紧皮肤,一手持注射器垂直快速刺入肌内。

(4)抽回血,如无回血,缓慢注入药液。

(5)快速拔针,轻压进针处片刻。

(三)指导要点

(1)告知患者注射时配合事项,如侧卧位时上腿伸直、下腿稍弯曲,俯卧位时足尖相对、足跟分开。

(2)告知患者药物作用和注意事项。

(四)注意事项

(1)遵医嘱及药品说明书使用药品。

(2)观察注射后疗效和不良反应。

(3)切勿将针头全部刺入,以防针梗从根部折断。

(4)2岁以下婴幼儿不宜选用臀大肌注射,最好选择臀中肌和臀小肌注射。

(5)出现局部硬结,可采用热敷、理疗等方法。

(6)长期注射者,有计划地更换注射部位,并选择细长针头。

七、静脉注射

(一)评估和观察要点

(1)评估患者病情、意识状态、自理能力、合作程度、药物性质、用药史、过敏史等。

(2)评估穿刺部位的皮肤状况、静脉充盈度和管壁弹性。

(3)评估注射过程中局部组织有无肿胀。

(4)了解用药效果及不良反应。

(二)操作要点

(1)核对药物和患者,取舒适体位,暴露注射部位。

(2)穿刺部位上方5～6cm适宜处扎止血带。

(3)消毒皮肤。

(4)一手绷紧皮肤,一手持注射器,针头与皮肤呈15°～30°角刺入静脉。

(5)见回血后,可再顺静脉进针少许,松开止血带后缓慢注入药液。

(6)拔针,轻压进针部位3～5min。

(三)指导要点

(1)告知患者静脉注射的目的、方法、药物的作用和副作用及配合要点。

(2)告知患者注射过程及注射后若有不适,及时通知护士。

(四)注意事项

(1)选择粗直、弹性好、易于固定的静脉,避开关节和静脉瓣。

(2)推注刺激性药物时,须先用生理盐水引导穿刺。

(3)注射过程中,间断回抽血液,确保药液安全注入血管内。

(4)根据患者年龄、病情及药物性质以适当速度注入药物,推药过程中要观察患者反应。

(5)凝血功能不良者应延长按压时间。

八、密闭式静脉输液

(一)评估和观察要点

(1)评估病情、年龄、意识、心肺功能、自理能力、合作程度、药物性质、过敏史等。

(2)评估穿刺点皮肤、血管的状况。

(二)操作要点

(1)患者取舒适体位,选择血管。

(2)头皮针穿刺:消毒皮肤,头皮针与皮肤呈 15°～30°角斜行进针,见回血后再进入少许,妥善固定。

(3)留置针穿刺:消毒皮肤,留置针与皮肤呈 15°～30°角刺入血管,见回血后再进入少许,保证外套管在静脉内,将针尖退入套管内,连针带管送入血管内,松开止血带,撤出针芯,连接无针输液装置,用透明敷料妥善固定,注明置管时间。

(4)根据药物及病情调节滴速。

(三)指导要点

(1)告知患者操作目的、方法及配合要点。

(2)告知患者或家属不可随意调节滴速。

(3)告知患者穿刺部位的肢体避免用力过度或剧烈活动。

(4)出现异常及时告知医护人员。

(四)注意事项

(1)选择粗直、弹性好、易于固定的静脉,避开关节和静脉瓣,下肢静脉不应作为成年人穿刺血管的常规部位。

(2)在满足治疗的前提下选用最小型号、最短的留置针。

(3)输注 2 种以上药液时,注意药物间的配伍禁忌。

(4)不应在输液侧肢体上端使用血压袖带和止血带。

(5)定期换药,如果患者出汗多,或局部有出血或渗血,可选用纱布敷料。

(6)敷料、无针接头或肝素帽的更换及固定均应以不影响观察为基础。

(7)发生留置针相关并发症,应拔管重新穿刺,留置针保留时间根据产品使用说明书而定。

九、经外周静脉置入中心静脉导管(PICC)输液

(一)评估和观察要点

(1)评估患者病情、年龄、血管条件、意识状态、治疗需求、心理反应及合作程度。

(2)了解既往静脉穿刺史、有无相应静脉的损伤及穿刺侧肢体功能状况。

(3)评估是否需要借助影像技术帮助辨认和选择血管。

(4)了解过敏史、用药史、凝血功能及是否安装起搏器。

(5)置管期间,定期评估穿刺点局部情况、导管位置、导管内回血情况,测量双侧上臂臂围。

(二)操作要点

1.PICC 置入

(1)确认已签知情同意书。

(2)摆放体位,充分暴露穿刺部位,手臂外展与躯干呈 90°角。

(3)测量预置导管长度及上臂臂围,并记录。

(4)按照无菌操作原则,使用无菌隔离衣、无菌的无粉手套、帽子、口罩、无菌大单。

(5)消毒范围以穿刺点为中心直径 20cm,两侧至臂缘;先用乙醇清洁脱脂,待干后,再用碘伏消毒 3 遍,或选择消毒剂进行消毒。

(6)置管前检查导管的完整性,导管及连接管内注入生理盐水,并用生理盐水湿润导管。

(7)扎止血带,15°～30°实施穿刺,确定回血后,降低角度进 0.5cm 再送导入鞘,确保导入鞘进入静脉内;放松止血带,拔出穿刺针芯,再送入导管;到相当深度后拔出导入鞘;固定导管,移去导丝,并安装输液接头。

(8)将体外导管放置呈“S”型或“L”型弯曲,用免缝胶带及透明敷料固定。

(9)透明敷料上注明导管的种类、规格、置管深度,日期和时间,操作者姓名。

(10)X 线确定导管尖端位置,做好记录。

2.成人 PICC 维护

(1)记录导管刻度、贴膜更换时间、置管时间,测量双侧上臂臂围并与置管前对照。

(2)输液接头每周更换 1 次,如输注血液或胃肠外营养液,需 24h 更换 1 次。

(3)冲、封管遵循 SASH 原则:S——生理盐水;A——药物注射;S——生理盐水;H——肝素盐水(若禁用肝素者,则实施 SAS 原则),根据药液选择适当的溶液脉冲式冲洗导管,每 8h 冲管 1 次;输注脂肪乳、输血等黏稠液体后,用生理盐水 10～20mL 脉冲正压冲管后,再输其他液体;封管时使用 10～100U/mL 肝素盐水脉冲式正压封管,封管液量应 2 倍于导管＋附加装置容积。

(4)更换敷料时,由导管远心端向近心端除去无菌透明敷料,戴无菌手套,以穿刺点为中心消毒,先用乙醇清洁,待干后,再用碘伏消毒 3 遍,或选择消毒剂进行消毒,消毒面积应大于敷料面积。

(5)无菌透明敷料无张力粘贴固定;注明贴无菌敷料的日期、时间、置管深度和操作者。

(6)记录穿刺部位情况及更换敷料的日期、时间。

3.新生儿 PICC 维护

(1)输液前抽回血,见回血后再抽取生理盐水 2mL 脉冲式正压冲管,连接输液器。

(2)输液结束给予生理盐水 2mL 脉冲式冲管后给予 10U/mL 肝素盐水 1～2mL 正压

封管。

(3)间断给药,每次给药后用2mL生理盐水冲管。

(4)输注脂肪乳期间,每6～8h用生理盐水1～2mL正压冲管1次。

(三)指导要点

(1)告知患者置入PICC的目的、方法、配合要点。

(2)指导患者留置PICC期间穿刺部位防水、防牵拉等注意事项。

(3)指导患者观察穿刺点周围皮肤情况,有异常及时通知护士。

(4)指导患者置管手臂不可过度用力,避免提重物、拄拐杖,衣服袖口不可过紧,不可测血压及静脉穿刺。

(5)告知患者避免盆浴、泡浴。

(四)注意事项

(1)护士需要取得PICC操作的资质后,方可进行独立穿刺。

(2)置管部位皮肤有感染或损伤、放疗史、血栓形成史、外伤史、血管外科手术史或接受乳腺癌根治术和腋下淋巴结清扫术后者,禁止在此置管。

(3)穿刺首选贵要静脉,次选肘正中静脉,最后选头静脉。肘部静脉穿刺条件差者可采用B超引导下PICC置管术。

(4)新生儿置管后体外导管固定牢固,必要时给予穿刺侧上肢适当约束。

(5)禁止使用10mL以下注射器给药及冲、封管,使用脉冲式方法冲管。

(6)输入化疗药物、氨基酸、脂肪乳等高渗、强刺激性药物或输血前后,应及时冲管。

(7)常规PICC导管不能用于高压注射泵推注造影剂。

(8)PICC置管后24h内更换敷料,并根据使用敷料种类及贴膜使用情况决定更换频次;渗血、出汗等导致敷料潮湿、卷曲、松脱或破损时立即更换。

(9)新生儿选用1.9FrPICC导管,禁止在PICC导管处抽血、输血及血制品,严禁使用10mL以下注射器封管、给药。

(10)禁止将导管体外部分人为移入体内。

十、中心静脉导管(CVC)维护

(一)评估和观察要点

(1)评估患者中心静脉导管固定情况,导管是否通畅。

(2)评估穿刺点局部和敷料情况;查看贴膜更换时间、置管时间。

(二)操作要点

(1)暴露穿刺部位,垫一次性治疗巾,将敷料水平方向松解,脱离皮肤后自下而上去除敷料。

(2)打开换药包,戴无菌手套。

(3)垫治疗巾,消毒穿刺点及周围皮肤,更换敷料,妥善固定。

(4)先关闭CVC导管夹,用无菌纱布衬垫取下原有输液接头,消毒接口,更换输液接头。

（5）在透明敷料上注明换药者姓名、换药日期和时间。

（6）冲、封管应遵循生理盐水、药物注射、生理盐水、肝素盐水的顺序原则。

（7）输液结束，应用 20mL 生理盐水脉冲式冲洗导管，用肝素盐水正压封管，封管液量应 2 倍于导管加辅助装置容积。

（三）指导要点

（1）告知患者保持穿刺部位的清洁干燥，如贴膜有卷曲、松动或贴膜下有汗液、渗血，及时通知护士。

（2）告知患者妥善保护体外导管部分。

（四）注意事项

（1）中心静脉导管的维护应由经过培训的医护人员进行。

（2）出现液体流速不畅，使用 10mL 注射器抽吸回血，不应正压推注液体。

（3）输入化疗药物、氨基酸、脂肪乳等高渗、强刺激性药物或输血前后，应及时冲管。

（4）无菌透明敷料每 3 天更换 1 次，纱布敷料常规每日更换 1 次；出现渗血、出汗等导致的敷料潮湿、卷曲、松脱或破损时应立即更换。

（5）注意观察中心静脉导管体外长度的变化，防止导管脱出。

十一、置入式静脉输液港（PORT）维护

（一）评估和观察要点

（1）根据治疗要求选择最小规格的无损伤针。

（2）观察穿刺部位皮肤情况，轻触输液港，判断穿刺座有无移位、翻转。

（二）操作要点

（1）戴无菌手套，以穿刺点为中心用消毒液进行皮肤消毒，消毒面积应大于敷料面积。

（2）穿刺：触诊定位穿刺隔，一手找到输液港注射座的位置，拇指与食指、中指呈三角形，将输液港拱起；另一手持无损伤针自三指中心处垂直刺入穿刺隔（不要过度绷紧皮肤），直达储液槽基座底部；有阻力时不可强行进针。

（3）穿刺成功后，抽回血，冲净无损伤针套件及输液港后，用无菌纱布垫在无损伤针针尾下方，可根据实际情况确定纱布垫的厚度，用透明敷料固定无损伤针。

（4）注明更换敷料和无损伤针的日期和时间。

（5）当注射液剩下最后 0.5mL 时，以两指固定泵体，边推注边撤出无损伤针，正压封管。

（三）指导要点

（1）指导患者保持穿刺输液港的部位清洁干燥，贴膜有卷曲、松动、贴膜下有汗液等，及时通知护士。

（2）指导患者妥善保护无损伤针方法。

（四）注意事项

（1）静脉输液港的维护应由经过专门培训的医护人员进行。

（2）抽吸无回血时，应立即停止输液治疗，寻找原因，必要时行胸部 X 线检查，确认输液港

的位置。

(3)敷料、无损伤针至少应每7天更换1次。

(4)不应在连接有植入式输液港的一侧肢体上进行血流动力学监测和静脉穿刺。

(5)冲、封导管和静脉注射给药时必须使用10mL以上注射器,防止小注射器的压强过大,损伤导管、瓣膜或导管与注射座连接处。

(6)输高黏性液体时每4h用生理盐水冲管1次,输血后应立即冲管,两种药物之间有配伍禁忌时应冲净输液港再输入,治疗间歇应每4周冲封管一次。

(7)禁用于高压注射泵推注造影剂。

十二、静脉给药辅助装置应用

(一)肝素帽、输液接头、三通接头使用

1.评估和观察要点

(1)评估肝素帽、输液接头、三通接头的更换时间、有效期及包装完整性。

(2)肝素帽、输液接头、三通接头与输液装置系统各部位吻合、紧密情况。

(3)肝素帽、输液接头、三通接头内无血液残留,完整性良好。

2.操作要点

(1)根据治疗及管路维护需要选择输液辅助装置。

(2)将肝素帽、输液接头、三通接头与输液器无菌连接,常规排气。

(3)连接输液通路。

(4)使用肝素帽和输液接头输液结束后,脉冲正压式封管,当封管液剩余0.5~1mL时边推边关闭导管夹;使用三通接头时,输液完毕按需关闭或移除三通接头。

3.指导要点

(1)指导患者避免用力过度或剧烈活动,防止导管滑脱。

(2)指导患者不应随意触碰输液辅助装置,如有液体渗出,立即通知护士。

4.注意事项

(1)按照产品使用说明书的要求定期更换输液辅助装置。

(2)保证输液辅助装置连接紧密。

(3)妥善固定输液辅助装置,预防由重力所致导管脱出。

(二)输液泵

1.评估和观察要点

(1)评估患者病情、意识、过敏史、自理能力、合作程度、穿刺肢体血供状况。

(2)了解药物的作用、副作用及药物配伍禁忌,观察用药后反应。

(3)评估输液泵功能状态。

2.操作要点

(1)备好静脉输液通路。

(2)输液管路排气后备用。

(3)固定输液泵,接通电源。

(4)打开输液泵门,固定输液管路,关闭输液泵门。

(5)设置输液速度、预输液量。

(6)启动输液泵,运行正常后将输液泵管与静脉通路连接。

3.指导要点

(1)指导患者应用输液泵的目的、方法及注意事项。

(2)告知患者发生任何异常情况及时通知护士。

4.注意事项

(1)特殊用药需有特殊标记,避光药物需用避光输液泵管。

(2)使用中,如需更改输液速度,则先按停止键,重新设置后再按启动键;如需打开输液泵门,应先夹闭输液泵管。

(3)根据产品说明使用相应的输液管路,持续使用时,每24h更换输液管道。

(4)依据产品使用说明书制订输液泵维护周期。

(三)微量注射泵

1.评估和观察要点

(1)评估患者病情、意识、自理能力及合作程度。

(2)了解患者过敏史、用药史、药物的作用和副作用及药物配伍禁忌,观察用药后反应。

(3)评估微量注射泵功能。

2.操作要点

(1)备好静脉输液通路。

(2)核对医嘱和患者,准备药液,注明药名、浓度、剂量、速度。

(3)连接微量泵的辅助导管,排气后安装到微量泵上。

(4)固定微量泵。

(5)遵医嘱设置输注速度、量。

(6)连接静脉通路,启动微量泵,记录。

(7)更换药液时,应先夹闭静脉通道,暂停微量泵输注,取出注射器,更换完毕后,放回微量泵,复查注射程序无误后,再启动微量泵开始注射。

3.指导要点

(1)指导患者应用微量泵的目的、方法及注意事项。

(2)告知患者微量泵使用过程中不可自行调节。

(3)告知患者出现任何异常情况及时通知护士。

4.注意事项

(1)需避光的药液用避光注射器抽取药液,并使用避光泵管。

(2)使用中,如需更改输液速度,则先按停止键,重新设置后再按启动键;更换药液时,应暂停输注,更换完毕复查无误后,再按启动键。

(3)持续使用时,每 24h 更换微量泵管道及注射器。

(4)依据产品使用说明书制订输液泵预防性维护周期。

十三、密闭式静脉输血

(一)评估和观察要点

(1)评估患者年龄、病情、意识状态、自理能力、合作程度。

(2)了解血型、输血史及不良反应史。

(3)评估局部皮肤及血管情况。

(4)观察有无输血反应。

(二)操作要点

(1)按相关法规要求双人核对输血相关信息。

(2)建立静脉通路。

(3)输注生理盐水。

(4)床边双人再次核对。

(5)消毒血袋导管,插入输血器。

(6)调节滴速,输血起始速度宜慢,观察 15min 患者无不适后根据病情、年龄及输注血液制品的成分调节滴速。

(7)输血完毕,用生理盐水冲管,记录。

(三)指导要点

(1)告知患者输血目的、方法,告知患者及家属输血中的注意事项。

(2)告知患者输血反应的表现,出现不适及时通知医护人员。

(四)注意事项

(1)血制品不得加热,禁止随意加入其他药物,不得自行贮存,尽快应用。

(2)输注开始后的 15min 以及输血过程应定期对患者进行监测。

(3)1 个单位的全血或成分血应在 4h 内输完。

(4)全血、成分血和其他血液制品应从血库取出后 30min 内输注。

(5)连续输入不同供血者血液制品时,中间输入生理盐水。

(6)出现输血反应立即减慢或停止输血,更换输液器,用生理盐水维持静脉通畅,通知医生,做好抢救准备,保留余血,并记录。

(7)空血袋低温保存 24h,之后按医疗废物处理。

十四、局部给药

(一)雾化吸入

1.评估和观察要点

(1)评估患者病情、意识、自理能力、合作程度、呼吸道、面部及口腔情况。

(2)了解患者过敏史、用药史。

(3)检查雾化器各部件性能。

2.操作要点

(1)协助取舒适体位。

(2)配制药液,置入雾化容器内:①超声雾化吸入时,将药液倒入雾化罐内,检查无漏水后,将其放入水槽,预热机器;②空气压缩泵雾化吸入时,将药液倒入喷雾器药杯内;③氧气雾化吸入时,将药液倒入雾化器的药杯内。

(3)设定雾化时间、调节雾量;氧气雾化吸入时,连接雾化器与氧气装置,通过调节氧流量来调节雾量。

(4)放置口含嘴或面罩。

(5)雾化后,协助患者擦干面部,指导或协助患者排痰。

3.指导要点

(1)告知患者雾化吸入法的目的、方法、注意事项和配合方法。

(2)告知患者出现不适及时通知医护人员。

4.注意事项

(1)出现不良反应如呼吸困难、发绀等,应暂停雾化吸入,吸氧,及时通知医生。

(2)使用激素类药物雾化后及时清洁口腔及面部。

(3)更换药液前要清洗雾化罐,以免药液混淆。

(二)皮肤给药

1.评估和观察要点

(1)评估患者病情、意识、合作程度、皮损情况,观察有无新发皮疹。

(2)了解患者对用药计划的了解、认知程度,过敏史、用药史等。

(3)评估环境温度及隐蔽程度。

2.操作要点

(1)取合适体位,充分暴露用药部位。

(2)清洁局部皮损,清除原有药液、血迹、体液、分泌物等。

(3)根据皮肤受损面积确定药量。

(4)涂抹药物时,将药物涂于皮肤表面,沿毛发方向揉擦;湿敷药物时,将湿敷垫与皮肤紧密接触;涂抹药量稍多时,可采用封包法用保鲜膜将用药部位包裹两圈,用胶布粘好。

3.指导要点

(1)告知患者皮肤给药的目的、注意事项和配合方法。

(2)告知患者出现不适及时通知医护人员。

4.注意事项

(1)给药前应评估局部皮肤状况。

(2)使用喷雾性药剂时,将患者头部转离喷雾器。如果病变在脸上,应遮盖患者的眼、口、鼻,嘱患者在喷药时做呼气运动,以免刺激或损伤呼吸道黏膜。

(三)眼内给药

1.评估和观察要点

(1)评估患者病情、意识状态、过敏史、自理能力、合作程度、药物性质。

（2）评估眼睑、结膜、角膜有无异常、有无眼球穿通伤。

（3）观察用药后反应。

2.操作要点

（1）滴眼药水法：协助患者取坐位，头稍后仰或平卧位，操作者站在患者对面或头侧，一手拇指轻轻向下拉开下眼睑，一手持眼药瓶，先弃去1～2滴，嘱患者向上注视，距眼2～3cm处将眼药水滴入下穹窿1～2滴，以干棉签擦拭流出的药液，并嘱患者轻轻闭目1～2min。

（2）涂眼药膏法：①玻璃棒法：检查玻璃棒的完整和光滑度，一手分开患者上下眼睑，嘱患者眼球上转，一手持玻璃棒蘸眼膏并水平放入穹窿部，放开眼睑，告知患者轻闭眼睑，同时转动玻璃棒从水平方向抽出；②软管法：手持药膏软管，将药膏直接挤入患者下穹窿部结膜囊内，告知患者轻闭眼睑，轻轻按摩眼睑使眼膏均匀分布于结膜囊内。

3.指导要点

（1）告知患者用药的方法、目的，以取得患者的合作。

（2）各知患者用药后要闭眼休息，勿用手揉眼睛。

（3）告知角膜溃疡、眼球穿通伤及手术后患者勿压迫眼球。

（4）告知患者如有不适及时通知医护人员。

4.注意事项

（1）给多位患者用药，操作中间应洗手或进行快速手消毒。

（2）易沉淀的眼药水（如可的松）在使用前应充分摇匀。

（3）眼药水不宜直接滴在角膜上，药瓶或滴管勿触及睑睫毛，以免污染或划伤。

（4）同时滴用数种药物时，每种药物需间隔2～3min。先滴眼药水，后涂眼药膏；先滴刺激性弱的药物，后滴刺激性强的药物；若双眼用药应先滴健眼，后滴患眼，先轻后重。

（5）滴毒性药物后，应用棉球压迫泪囊部2～3min。

（6）用眼药膏宜在晚间睡前或于手术后使用。

（7）眼药要保持无菌，放置在阴凉、干燥、避光的地方保存。

（四）耳内给药

1.评估和观察要点

（1）评估患者病情、意识状态、过敏史、自理能力、合作程度、药物性质。

（2）评估耳部情况。

（3）观察用药后反应。

2.操作要点

（1）取坐位或仰卧位，头偏向健侧，患耳朝上，向外上轻拉耳廓，充分暴露耳道。

（2）用棉签轻拭外耳道内的分泌物。

（3）将药液滴入2～3滴后，轻压耳屏。

3.指导要点

（1）告知患者耳内用药的方法、目的，取得合作。

(2)告知患者滴药后保持原卧位 5～10min。

(3)滴入耵聍软化液前,告知患者,滴入药液量比较多,滴药后可有耳塞、闷胀感。

4.注意事项

(1)滴药时药液不宜过凉。

(2)有鼓膜穿孔者禁止进行耳内滴药。

(3)按照解剖特点,成人向后上方牵拉耳廓,小儿向后下方牵拉耳廓,使外耳道变直。

(4)滴药时滴管口不可触及耳部,以免污染药液。

(五)鼻腔给药

1.评估和观察要点

(1)评估患者病情、意识状态、过敏史、自理能力、合作程度、药物性质。

(2)评估鼻部情况。

(3)观察用药后反应。

2.操作要点

(1)鼻腔滴药法:患者取垂头仰卧位或者侧卧位,清洁鼻腔,充分暴露鼻腔,手持滴鼻剂距患者鼻孔约 2cm 处轻滴药液 2～3 滴,轻捏鼻翼。

(2)鼻腔喷药法:患者取坐位,头稍前倾,手持喷鼻剂,将喷嘴平行稍伸入前鼻孔喷药。

3.指导要点

(1)告知患者鼻内用药的方法、目的,以取得合作。

(2)鼻腔喷药时告知患者轻吸气。

(3)滴药后保持原卧位 2～3min。

4.注意事项

(1)药瓶不要与患者鼻腔皮肤接触。

(2)混悬剂在使用前应充分摇匀。

(六)口腔给药

1.评估和观察要点

(1)评估患者病情、意识状态、过敏史、自理能力、合作程度、药物性质。

(2)评估口腔情况。

(3)观察用药效果及不良反应。

2.操作要点

(1)患者舒适卧位。

(2)遵医嘱使用温水或漱口液漱口。

(3)指导或协助患者正确放入药物。

3.指导要点

(1)告知患者口腔给药的方法、配合要点。

(2)告知患者如有难以接受的异物感、不适、异味、口干、流涎、刺激等症状或将药物误服等,及时通知医护人员。

4.注意事项

(1)使用口腔崩解片期间严密观察患者用药反应。

(2)不能配合口腔给药的患者不宜使用。

(七)直肠给药

1.评估和观察要点

(1)评估患者病情、意识状态、自理能力及合作程度。

(2)评估肛周情况,有无直肠给药禁忌证。

(3)评估环境温度及隐蔽程度。

(4)观察用药后反应。

2.操作要点

(1)患者取左侧卧位,膝部弯曲,暴露肛门。

(2)戴上指套或手套,将栓剂沿直肠壁朝脐部方向送入 6～7cm。

3.指导要点

(1)给药时告知患者放松,深呼吸。

(2)告知患者用药后至少平卧 15min。

(3)告知患者用药后不适及时通知医护人员。

4.注意事项

(1)直肠活动性出血或腹泻患者不宜直肠给药。

(2)确保药物放置在肛门括约肌以上。

(3)自行使用栓剂的患者,护士应给予指导。

(4)婴幼儿直肠给药,可轻抬臀部 5～10min。

(八)阴道冲洗

1.评估和观察要点

(1)评估病情、年龄、婚姻状况、合作程度及药物性质。

(2)评估环境温度及隐蔽程度。

(3)冲洗中观察阴道壁、宫口状况及分泌物性状。

(4)观察用药后反应。

2.操作要点

(1)患者取膀胱截石位,臀下垫治疗单。

(2)冲洗筒高于床沿 60～70cm,排去管内空气。

(3)窥阴器张开阴道。

(4)边冲洗边轻轻旋转窥阴器。

(5)冲洗液约剩 100mL 时,再次冲洗外阴部。

(6)轻压窥阴器外端,使阴道内液体流出。

(7)取出窥阴器,擦干外阴。

3.指导要点

(1)告知患者阴道冲洗的目的及配合要点。

(2)告知患者冲洗后注意阴道流出物的性状,有异常及时就医。

(3)告知患者治疗期间禁止性生活。

4.注意事项

(1)有活动性出血者,禁止冲洗。

(2)产后或人工流产术后宫口未闭者,一般不做阴道冲洗。

(九)阴道给药

1.评估和观察要点

(1)评估病情、年龄、婚姻状况、合作程度、药物性质。

(2)评估是否在月经期。

(3)评估环境温度及隐蔽程度。

(4)观察用药效果及不良反应。

2.操作要点

(1)阴道后穹窿塞药:患者取仰卧屈膝位,臀下垫治疗垫,带手套,用纱布分开小阴唇,将药物放阴道内,并推入后穹窿。

(2)宫颈上药:患者取仰卧屈膝位,臀下垫治疗垫,窥阴器张开阴道,暴露宫颈,有尾线的纱布蘸药物塞至宫颈处,线尾露于阴道口外,取出窥阴器。

3.指导要点

(1)放置药物或窥阴器时告知患者放松。

(2)药物放置后告知患者卧床30min,12~24h后取出纱布。

(3)告知患者治疗期间禁止性生活。

(4)指导患者自行用药的方法和注意事项。

4.注意事项

(1)月经期或子宫出血者不宜从阴道给药。

(2)睡前置入药物可延长药物作用时间,提高疗效。

第二篇　内科护理

第七章　呼吸系统疾病护理

一、支气管哮喘护理

(一)概述

支气管哮喘(简称哮喘)是一种以嗜酸性粒细胞和肥大细胞反应为主的气道变应性炎症和以气道高反应性为特征的疾病。临床上以出现不同程度的可逆性气道阻塞为特征,表现为反复发作的呼气性呼吸困难伴哮鸣音、胸闷或咳嗽,症状可自行或经治疗后缓解。

(二)临床表现

1.症状和体征

发作前常有先兆,如鼻痒、打喷嚏、干咳、流泪等,随后出现呼气性呼吸困难伴哮鸣音,持续数分钟至数小时后随着大量稀薄痰液的咳出或经药物治疗后缓解,部分患者可在夜间及凌晨发作。发作时呼吸幅度减小、频率加快,脉搏加快,颈静脉怒张,胸部呈过度充气状态,肺部叩诊呈过清音,有广泛哮鸣音,呼气延长,缓解后体征可消失。

2.临床类型

(1)外源性哮喘:春秋季节发病多,多在青少年起病,半数患者有过敏史。

(2)内源性哮喘:冬季发病较多,多见于成年人。哮喘多发生于呼吸道感染后,常先有咳嗽、咳痰史,随着咳嗽加剧逐渐出现哮喘。

(3)混合性哮喘:哮喘的诱发因素既有过敏因素又有感染因素,临床表现复杂,哮喘可长年存在。

(4)重症哮喘(哮喘持续状态):指严重的哮喘发作持续 24h 以上,经一般支气管舒服张剂治疗不缓解者。常因呼吸道感染未控制、变应原未消除、痰液黏稠阻塞细支气管、精神紧张、肾上腺皮质功能不全,伴发酸中毒、肺不张、自发性气胸等引起。表现为端坐呼吸、面色苍白或发绀、大汗淋漓、极度烦躁、呼吸频率超过 30 次/min,收缩压下降,出现奇脉,甚至出现呼吸、循环衰竭。

(三)有关检查

1.血常规

发作时嗜酸性粒细胞增高,合并感染时白细胞总数及中性粒细胞增高。外源性哮喘血清 IgE 增高。

2.痰涂片检查

可见大量嗜酸性粒细胞、黏液栓。

3.动脉血气分析

早期 PaO_2 下降、$PaCO_2$ 下降,重症哮喘 $PaCO_2$ 升高。

4.X 线检查

发作时可见两肺透亮度增加,缓解期无明显异常。

5.肺功能检查

有关呼气流速的全部指标均显著下降。

(四)防治

防治原则:消除病因、控制症状及防止复发。

1.消除病因

去除变应原和诱发哮喘的各种因素。

2.支气管舒张药

(1)β₂肾上腺素受体激动剂:该类药物治疗 IAR 效果显著,而对 LAR 无效。短效的吸入型 β₂激动剂是治疗哮喘急性发作和预防性治疗运动诱发哮喘的首选药物。β₂激动剂的缓释和控释口服剂可明显延长作用维持时间,并能较好地维持有效血药浓度,故常用于夜间哮喘发作患者。

(2)茶碱类:茶碱具有扩张支气管、抗炎和免疫调节作用。常用药物有氨茶碱,常口服或加入 50%葡萄糖溶液稀释后缓慢静脉注射,亦可加入 5%葡萄糖溶液 500mL 内静脉点滴。

(3)抗胆碱药:吸入型抗胆碱药物,可阻断节后神经元传出的迷走神经通路,降低气道内的迷走神经张力而扩张支气管,也可阻断吸入性刺激物所引起的反射性支气管收缩。常用药物为异丙托溴铵,每次吸入 20~80μg,每日 3~4 次。

3.抗炎药物

(1)糖皮质激素:是目前治疗哮喘最有效的抗炎药物,有较强的抗过敏作用,但不良反应多,仅适用于哮喘持续状态或应用其他平喘药无效的重症哮喘患者。常用泼尼松口服,重症先静脉给予地塞米松或氢化可的松,病情控制后即减量或改为口服,一般不宜长期用药。吸入治疗是目前推荐长期抗炎治疗哮喘的最常用方法,常用药物有二丙酸倍氯米松。

(2)色甘酸钠:可稳定肥大细胞膜,对肺泡巨噬细胞、嗜酸性粒细胞、中性粒细胞和单核细胞等炎症细胞具有细胞选择性和介质选择性抑制作用,对预防运动和变应原诱发的哮喘最有效。

(3)抗生素:伴有呼吸道感染者,可应用磺胺类药物或青霉素等。

(五)护理诊断/问题

1.低效性呼吸型态

与支气管平滑肌痉挛、气道炎症、气道阻塞和气道高反应性有关。

2.清理呼吸道无效

与支气管痉挛、痰液多而黏稠、疲乏有关。

3.焦虑

与哮喘发作有关。

4.知识缺乏

缺乏对哮喘的发病过程及防治方面的有关知识。

5.潜在并发症

呼吸衰竭、自发性气胸。

（六）护理措施

1.心理护理

提供良好的心理支持,消除发作时的紧张、恐惧心理,使病情缓解。

2.休息

提供安静、舒适、冷暖适宜的环境,室内不放置花草、地毯,不用羽毛枕头、羊毛毯,避免接触一切可疑的变应原。协助患者取舒适体位,对端坐呼吸者提供床旁桌做支撑,减少体力消耗。

3.氧疗

指导患者作缓慢的深呼吸,鼻导管吸氧,氧流量 $2\sim5L/min$,重症哮喘患者如有明显肺气肿伴有二氧化碳潴留时应持续低流量吸氧,氧流量 $1\sim2L/min$。吸氧时应注意呼吸道的湿化、保暖和通畅,避免气道干燥和寒冷气流的刺激而导致气道痉挛。

4.饮食护理

提供高热量、清淡、易消化饮食,忌食鱼、虾、蛋、牛奶等易过敏食物。

5.协助排痰

教会患者掌握深呼吸和有效咳嗽、咳痰的技巧,协助翻身拍背,遵医嘱给予痰液稀释剂,必要时吸痰或机械通气。鼓励患者多饮水,$2500\sim3000mL/d$,以补充丢失的水分,稀释痰液,改善呼吸功能。重症哮喘静脉输液,一般输液量为 $2000\sim3000mL/d$,输液速度 $40\sim50$ 滴/min,并纠正电解质、酸碱失衡。哮喘患者用超声雾化吸入。

6.用药护理

遵医嘱用药,观察药物疗效及不良反应。①β受体激动剂,如沙丁胺醇、特布他林等,口服或气雾剂喷吸。不良反应为心悸、骨骼肌震颤;②氨茶碱,用药时静脉注射浓度不宜过高,速度不宜过快,注射时间应在 10min 以上,以免引起心律失常、血压骤降或猝死;③糖皮质激素,用药期间注意观察和预防不良反应,指导患者正确使用雾化吸入器,嘱患者喷药后漱口,以防口咽部真菌感染。

7.观察病情,防治并发症

观察患者呼吸的频率、深度、类型及呼吸困难的程度,监测呼吸音、哮鸣音的变化,监测动脉血气分析结果、肺功能指标等,以了解病情、治疗效果及有无呼吸衰竭、自发性气胸等并发症。哮喘常在夜间发作,夜班护士应加强巡视和观察。

（七）健康教育

1.预防哮喘复发

①避免接触变应原及非特异性刺激物;②应用脱敏疗法治疗外源性哮喘和混合性哮喘;③应用色甘酸钠预防发作;④应用免疫增强剂,如在发作季节前开始使用哮喘菌苗。

2.缓解期自我护理

①向患者和家属介绍哮喘的基本知识,帮助寻找及避开变应原;②避免鱼、虾、牛奶、蛋等易过敏的食物及刺激性食物,戒烟酒,尽量不用可能诱发哮喘的药物,如阿司匹林、普萘洛尔

等;③预防呼吸道感染;④避免强烈的精神刺激和剧烈运动;⑤做好哮喘记录或写哮喘日记,有条件者利用峰速仪来监测自我的呼气峰流速值(PEFR),为治疗和预防提供参考资料;⑥嘱患者随身携带止喘气雾剂,出现发作先兆时,应立即吸入。

二、慢性支气管炎、慢性阻塞性肺气肿护理

(一)概述

慢性支气管炎(简称慢支)是指气管、支气管黏膜及其周围组织的慢性非特异性炎症。临床上以长期咳嗽、咳痰或伴有喘息及反复发作为特征。慢性阻塞性肺气肿是指终末细支气管远端(呼吸性细支气管、肺泡管、肺泡囊和肺泡)的气道弹性减退、过度膨胀、充气和肺容积增大,或同时伴有气道壁破坏和肺功能退化的慢性肺部疾病。临床上将慢性支气管炎、慢性阻塞性肺气肿这一类具有气道阻塞特征的疾病统称为慢性阻塞性肺疾病(COPD)。

(二)临床表现

1.慢性支气管炎

(1)症状和体征:主要症状为反复发作的咳嗽、咳痰、喘息。轻症患者仅有轻微咳嗽及少量黏液。急性发作时,咳嗽频繁且加重,以清晨及夜间明显。痰为白色黏液痰及泡沫样痰,急性感染时痰液黏稠或呈脓性,痰量增加,咳嗽较剧烈时,痰中偶带血丝。部分患者有支气管痉挛,出现气喘。早期无明显体征,急性发作期在背部及两肺下部闻及散在干、湿啰音,喘息型可闻及哮鸣音。

(2)临床分型:临床分为 2 型:①单纯型,主要表现为咳嗽、咳痰;②喘息型,除咳嗽、咳痰外,尚有喘息,伴哮鸣音。

(3)临床分期:按病情进展分为 3 期:①急性发作期,指在一周内出现脓性或黏液性痰,痰量明显增加,或伴有发热等炎症表现,或"咳""痰""喘"等症状任何一项明显加剧;②慢性迁延期,指有不同程度的"咳""痰""喘"症状迁延 1 个月以上者;③临床缓解期,经治疗或临床缓解,症状基本消失或偶有轻微咳嗽、少量痰液,保持 2 个月以上者。

2.阻塞性肺气肿

(1)症状:在慢性咳嗽、咳痰的基础上出现进行性加重的呼吸困难。早期仅在体力劳动或上楼时有气急,逐渐发展成平地活动甚至静息时也感气急,严重时生活不能自理。

(2)体征:桶状胸,呼吸运动减弱,语颤减弱,肺部叩诊呈过清音,肺下界和肝浊音界下降,心浊音界缩小,听诊呼吸音减弱、呼气延长,并发感染时肺部有湿啰音。

(三)有关检查

1.X 线检查

早期可无异常。病变反复发作者,可见两肺纹理增粗、紊乱,呈网状或条索状、斑点状阴影,以下肺野较明显。

2.呼吸功能检查

早期无异常。发展到气道狭窄或阻塞时,出现阻塞性通气功能障碍,如第1s用力呼气量占用力肺活量的比值<70%,最大通气量小于预计值的 80%,残气容积占肺总量的百分比

增加。

3.血液检查

急性发作期或并发肺部感染时,白细胞计数或中性粒细胞增多。喘息型者嗜酸粒细胞增多。缓解期多无变化。

4.痰液检查

涂片或培养可见肺炎球菌、流感嗜血杆菌、甲型链球菌及奈瑟球菌等。

(四)诊断要点

1.慢性支气管炎

慢性咳嗽、咳痰或伴有喘息,每年发作持续 3 个月,连续 2 年或以上,并能排除其他引起咳嗽、咳痰的疾病即可诊断为慢支。

2.慢性阻塞性肺气肿

根据慢性支气管炎等病史,肺气肿的症状和体征,X 线胸片及肺功能检查即可诊断。

(五)治疗原则

1.慢性支气管炎

急性发作期和慢性迁延期以控制感染为主。临床缓解期避免诱发因素,预防呼吸道感染,加强锻炼,提高机体免疫功能。

(1)积极控制感染:急性发作期选择有效抗生素治疗,如青霉素 G、红霉素及头孢菌素类等。轻者可口服,较重患者肌注或静脉滴注。

(2)祛痰镇咳:目的是改善症状。迁延期患者尤应坚持用药,以消除症状。对年老体弱,无力咳痰或痰量多者,应以祛痰为主,避免应用强烈镇咳药物,如可待因等,以免抑制呼吸中枢,加重呼吸道阻塞,使病情恶化,常用药物如氯化铵合剂、祛痰灵、必嗽平等。

(3)解痉平喘:用于慢支喘息型的患者,可以舒张支气管平滑肌,解除痉挛,使痰液易排出。常选用氨茶碱、舒喘灵等。

2.阻塞性肺气肿

治疗的目的是增进肺泡通气量,改善呼吸功能,提高患者工作、生活能力。

(六)护理诊断/问题

1.清理呼吸道无效

与分泌物多而黏稠、咳嗽无力、支气管痉挛有关。

2.气体交换受损

与肺组织弹性下降、通气功能障碍有关。

3.营养失调,低于机体需要量

与食欲减退、能量消耗增加有关。

4.睡眠型态紊乱

与咳嗽、呼吸困难有关。

5.焦虑

与病程长、家庭支持不足或精神压力有关。

6.潜在并发症

自发性气胸、呼吸衰竭。

(七)护理措施

1.休息

根据患者的耐受力安排休息和活动,呼吸困难者取半卧位。

2.饮食

给予高热量、高蛋白、高维生素、清淡、易消化的食物。

3.促进排痰

(1)教会患者排痰的方法,协助患者翻身、拍背,指导其在深吸气后有意识地咳嗽。也可酌情采用胸部叩击、体位引流、吸痰等,以保持呼吸道通畅。

(2)对于痰较黏稠,不易咳出的患者,要鼓励多饮水,还可用气雾湿化吸入,以稀释气管内分泌物,有利排痰。

(3)指导患者正确的咳嗽方法,在咳嗽时按压胸壁以减轻咳嗽对肺泡造成的压力,防止自发性气胸。

(4)遵医嘱使用抗生素和祛痰、镇咳、解痉平喘药物,观察药物疗效及不良反应。避免使用强烈镇咳药,如可待因等,以免抑制呼吸中枢,加重呼吸道阻塞,使病情恶化。雾化吸入时,可用生理盐水加庆大霉素吸入抗感染;用生理盐水加 α-糜蛋白酶吸入以稀释痰液;用生理盐水加沙丁胺醇等吸入解除支气管痉挛。

4.合理氧疗

急性发作伴低氧血症者给予鼻导管持续低流量(1～2L/min)、低浓度(25%～29%)吸氧,如病情需要可在应用呼吸兴奋剂刺激通气或使用呼吸机改善通气的条件下提高吸氧浓度。对因气道阻塞导致低氧血症和二氧化碳潴留的患者,提倡长期家庭氧疗,氧流量为 2L/min,每天氧疗时间不少于 15h,睡眠时不可间歇,以防熟睡时呼吸中枢兴奋性更低或上呼吸道阻塞加重低氧血症。

5.指导缓解期患者进行呼吸肌功能锻炼

(1)腹式呼吸训练(膈肌训练):患者取立位或半卧位或坐位,一手按在上腹部,另一手按在胸部,全身放松。用鼻深吸气,使腹部尽量隆起,胸部保持不动;用口缓缓呼气,使腹部尽量收缩,胸部保持最小活动状态。频率 8～10 次/min,每日进行数次锻炼,每次 10～20min,长期坚持下去,使之成为不自觉的呼吸习惯。此法可增加腹肌和膈肌的活动,改善呼吸功能。

(2)缩唇呼吸锻炼:用鼻吸气,用口呼气。呼气时口唇缩拢(成鱼口状),并用手按压腹部,使气呼尽,呼出的气流以能使距离口唇 15～20cm 处,与口唇等高的蜡烛火焰倾斜而又不会熄灭为宜。吸气与呼气的时间之比为 1：2 或 1：3。此项锻炼可提高呼气末肺泡压,防止小气道过早闭陷。

6.心理护理

由于病程长、反复急性发作,给患者和家属带来较重的经济负担和精神压力,对治疗丧失信心。护士要针对患者现存的心理问题或思想顾虑,采取相应的护理措施。

7.全身运动锻炼

每天有计划地进行运动锻炼,如散步、慢跑、打太极拳、做气功等,以改善患者体质和呼吸功能。

(八)健康教育

1.疾病知识指导

向患者和家属讲解本病发生的原因、诱因、防治措施及自我护理的方法;注意保暖,防止各种呼吸道感染;鼓励患者戒烟,改善环境卫生,加强劳动保护,避免吸入尘埃、刺激性气体。

2.生活指导

教育患者遵循饮食原则。指导患者坚持呼吸锻炼和全身运动锻炼,提高机体抵抗力,延缓病情的发展。

3.用药和保健指导

遵医嘱用药,坚持家庭氧疗,定期随访;教会患者和家属促进排痰和观察病情的方法,若病情变化或出现并发症应及时就诊。

三、慢性肺源性心脏病护理

(一)概述

慢性肺源性心脏病(简称慢性肺心病)是由于支气管、肺组织、胸廓或肺血管慢性病变所致的肺循环阻力增加、肺动脉高压,进而引起右心室肥大甚至发生右心衰竭的心脏病。

(二)临床表现

除原发病表现外,主要是心、肺功能损害的表现。根据其功能代偿状态可分为两期:

1.肺、心功能代偿期

主要为原发病的表现如慢支、肺气肿的症状和体征;肺动脉瓣听诊区第二心音亢进,提示有肺动脉高压;剑突下见心脏搏动或三尖瓣出现Ⅱ～Ⅲ级收缩期吹风样杂音,提示有右心室肥厚、扩大。

2.肺、心功能失代偿期

主要表现为呼吸衰竭和右心衰竭。呼吸衰竭最突出,多因急性呼吸道感染而诱发,呼吸困难严重,发绀明显,重者出现肺性脑病。体检可见颈静脉怒张、肝大、肝颈静脉回流征阳性、下肢水肿或出现胸、腹水等。

3.并发症

(1)肺性脑病:因呼吸功能不全导致缺氧、二氧化碳潴留而引起的神经、精神障碍。表现为头痛、神志恍惚、谵妄、躁动、肌肉抽搐、球结膜水肿、生理反射迟钝,直至昏迷。

(2)酸碱失衡、电解质紊乱:以呼吸性酸中毒最常见。

(3)消化道出血及弥散性血管内凝血。

(三)有关检查

1.血常规检查

急性发作期外周血白细胞升高,分类中性粒细胞增多;血红蛋白和红细胞代偿性升高。

2.X 线检查

右下肺动脉干增宽≥15mm,肺动脉段突出≥3mm 以及右心室肥大征。

3.心电图检查

有低电压、肺型 P 波、右束支传导阻滞以及右心室肥大等表现。

4.动脉血气分析

呼吸衰竭时 PaO_2 降低,$PaCO_2$ 升高。

(四)治疗

治疗原则是积极控制感染,保持气道通畅,对症处理和病因治疗。

1.急性发作

(1)控制感染:是治疗的关键。根据感染的环境、痰培养及药物敏感试验选用抗生素,常用抗生素有青霉素 G、红霉素、氨基糖苷类、头孢菌素类。应加大使用剂量,或采用联合用药的方法,提高抗感染效果,及早控制感染。

(2)改善呼吸功能:纠正缺氧和二氧化碳潴留,合理用氧,改善通气功能。

(3)控制心力衰竭:可间歇、小量使用利尿剂,水肿较重者用呋塞米,应注意补钾。强心药的使用原则是快速、小剂量应用,用药前纠正缺氧和低钾血症,以免发生洋地黄中毒,用药过程中应观察毒副反应。

2.缓解期

积极治疗原发病,避免诱发因素,加强锻炼,提高免疫功能。

(五)护理诊断/问题

1.气体交换受损

与低氧血症、二氧化碳潴留、肺血管阻力增高有关。

2.清理呼吸道无效

与患者呼吸道感染、分泌物黏稠或年老体弱、无力咳嗽有关。

3.活动无耐力

与肺部原发病及肺、心功能下降引起慢性缺氧有关。

4.体液过多

与心脏负荷增加、心肌收缩力下降、心输出量下降有关。

5.潜在并发症

肺性脑病、上消化道出血、弥散性血管内凝血、水电解质及酸碱平衡失调、心律失常。

(六)护理措施

1.维持呼吸道通畅

遵医嘱给予祛痰、解痉药物,及时清除痰液。对神志清醒者,鼓励深呼吸,有效咳嗽;痰稠、体弱无力、不易咳出者,应有效湿化气道使分泌物变稀充分引流;危重体弱者,定时更换体位,叩击背部,使痰易于咳出;神志不清者,可机械吸痰,抽吸压力适当,动作轻柔,每次吸痰时间不超过 15s,以免加重缺氧。必要时遵医嘱建立人工气道。

2.合理给氧,纠正低氧血症

原则为低流量(1～2L/min)、低浓度(25%～29%)持续吸氧。原因为:①失代偿期多为慢性Ⅱ型呼吸衰竭,患者的呼吸中枢对二氧化碳刺激的敏感性降低,甚至已处于抑制状态,呼吸中枢兴奋主要依靠缺氧对外周化学感受器的刺激作用,当吸入氧浓度过高时,解除其对中枢的兴奋作用,结果使呼吸受抑制,二氧化碳潴留加重,甚至诱发肺性脑病;②根据氧离曲线的特点,吸入低浓度氧使患者$PaCO_2$适当提高,即能使SaO_2明显提高。

3.水肿护理

限制水、钠摄入,记录24h出入量;加强皮肤护理,防止压疮;遵医嘱使用利尿剂,观察水肿消长情况。

4.并发症的护理

观察有无并发症的表现,如头痛、烦燥不安、神志模糊或嗜睡、昏迷、呕血、黑便、肌肉软弱无力或疼痛性抽搐、表情淡漠、腹胀、恶心、呕吐、呼吸深长、心悸、皮肤黏膜出血、注射部位渗血等。一旦出现上述情况,应立即报告医生并协助处理。

5.饮食护理

给予高蛋白、高维生素、清淡、易消化的饮食。

6.休息与活动

急性发作期卧床休息,视病情采取适当的体位;病情缓解期指导患者进行呼吸功能锻炼,并按心肺功能及体力强弱进行体育锻炼。

7.心理护理

关心、体贴患者,使患者了解疾病特点,树立长期与疾病做斗争的思想准备。

四、肺炎护理

肺炎是由病原微生物或其他因素所致的肺实质或间质内的炎症。

(一)分类及特点

1.按病变的解剖学分类

可分为大叶性肺炎、小叶性肺炎、间质性肺炎。

2.按病因分类

可分为细菌性肺炎、非典型病原体肺炎(嗜肺军团菌、肺炎支原体、肺炎衣原体等)、病毒性肺炎、真菌性肺炎、其他病原体所致肺炎(立克次体、弓形体、原虫、寄生虫等),及放射性、化学性、过敏性、风湿性肺炎等。其中细菌性肺炎最常见。

3.感染性肺炎按获得方式分类

可分为:①社区获得性肺炎,在医院外患有感染性肺炎,病原体主要为肺炎球菌、肺炎支原体等;②医院获得性肺炎,患者入院时不存在,也不处于感染潜伏期,在入院48h后在医院内发生的肺炎,病原菌主要为革兰阴性杆菌。

(二)肺炎球菌性肺炎

1.肺炎球

菌肺炎是由肺炎球菌或肺炎链球菌引起的肺段或肺叶的急性炎性实变。

2.临床表现

(1)典型症状:起病急骤,常有畏寒、高热、全身肌肉酸痛、咳嗽、咳铁锈色痰、胸痛、呼吸困难,数小时内体温骤升到 39~41℃,呈稽留热型。部分患者有恶心、呕吐、腹痛等症状。严重时,可出现感染性休克。呼吸系统症状常被掩盖而不明显。

(2)体征:急性病容,口角和鼻周有单纯疱疹。早期肺部无明显体征,肺实变时触觉语颤增强,叩诊呈浊音,听诊闻及支气管呼吸音。休克型肺炎,可有休克的症状和体征。

3.有关检查

(1)血液检查:血常规检查白细胞及中性粒细胞增高,有核左移和胞浆内中毒颗粒。

(2)痰涂片及培养:有致病菌。

(3)X 线检查:早期肺纹理增多或局限于一个肺段或肺叶的淡薄、均匀阴影,实变期可见大片密度均匀的阴影。

4.治疗原则

(1)抗菌治疗:首选青霉素,对青霉素过敏者,轻者可用红霉素、林可霉素,重者选第一或三代头孢菌素。疗程通常为 5~7 天。

(2)支持、对症治疗:休息、补液、营养支持,对胸痛、腹胀、发绀等进行对症处理。

(3)休克型肺炎的治疗:补充血容量、纠正酸中毒,使用多巴胺、异丙肾上腺素、间羟胺等血管活性药物和糖皮质激素。

5.护理诊断/问题

(1)体温过高:与肺部感染引有关。

(2)清理呼吸道无效:与痰液增多、黏稠、无力咳出有关。

(3)气体交换受损:与肺部炎症致呼吸面积减少和气道分泌物增多有关。

(4)疼痛,胸痛:与肺部炎症累及胸膜有关。

(5)焦虑:与患者对疾病过程及病情变化不了解有关。

(6)潜在并发症:感染性休克。

6.护理措施

(1)休息:嘱患者卧床休息,安置有利于呼吸的体位如半卧位或高枕卧位。

(2)饮食护理:给予高热量、高蛋白、高维生素、易消化的流质或半流食饮食,鼓励患者多饮水,每日在 3000mL 以上,以补充营养和丢失的水分,并有利于咳嗽、排痰。

(3)保持口腔、皮肤清洁:加强口腔护理,勤换衣服和被褥,保持床铺干燥。

(4)对症护理:①寒战时注意保暖,高热者给予物理降温,或按医嘱给予小剂量退热剂,补充液体,以免大量出汗导致虚脱;②鼓励患者深呼吸,指导有效咳嗽,协助翻身,胸部叩击,以利排痰,痰液黏稠者,给予雾化吸入,并按医嘱给予祛痰剂;③呼吸困难、发绀者遵医嘱给予吸氧,氧流量 2~4L/min。若出现进行性呼吸窘迫,应及早报知医生,必要时建立人工气道;④胸痛明显者,宜患侧卧位,指导其在咳嗽和深呼吸时用手或枕头按压患侧胸部,以减少患胸活动,减轻疼痛,必要时遵医嘱使用镇痛剂。

(5)用药护理:遵医嘱早期应用有效抗生素,注意药物浓度、配伍禁忌、滴速和用药间隔时间。用药前应详细询问过敏史。用药期间观察疗效及毒不良反应,发现异常及时报告医生,并配合处理。

(6)感染性休克的抢救配合:密切观察生命体征和病情变化,若发现患者神志模糊或烦躁不安、面色苍白或发绀、血压下降、脉搏细速、四肢厥冷、尿量减少等休克征象,应立即通知医生并配合抢救。①取平卧位或中凹位(抬高头胸部 20°,下肢抬高约 30°,有利于呼吸和静脉血回流);②高流量吸氧,维持 PaO_2 在 60mmHg 以上,保持气道通畅;③迅速建立两条静脉通道,一条快速滴注补充血容量的液体,可加入糖皮质激素和抗生素;另一条先滴注 5％碳酸氢钠,而后再输注血管活性药物。在快速扩容过程中应注意观察脉率、呼吸频率、肺部啰音、出入量等,以防诱发肺水肿。必要时在中心静脉压监测下进行调整;④持续心电及生命体征监测,密切观察病情变化。

(7)心理护理:肺炎起病急,病情变化快,患者对疾病进程不了解,往往表现焦虑、恐惧。护士应鼓励患者说出内心的感受,并采取相应的护理措施。

7.健康教育

向患者介绍肺炎的基本知识,避免受寒、淋雨、过劳、酗酒等诱发因素,预防上呼吸道感染。指导患者摄取营养丰富的饮食,积极锻炼身体,增强抗病能力。

五、肺结核护理

(一)概述

肺结核是结核分枝杆菌引起的肺部慢性传染病,占各器官结核病总数 80％以上。临床上常有低热、乏力、消瘦等全身症状和咳嗽、咳痰、咯血等呼吸系统表现。

(二)临床类型

1.原发型肺结核(Ⅰ型)

人体初次感染结核菌后在肺内形成的病灶,并引起淋巴管炎及淋巴结炎。肺部的原发病灶、淋巴管炎及局部淋巴结炎,统称为原发综合征。多发生于儿童,多数无症状,或仅有轻微类似感冒的症状,如低热、轻咳等,历时数周即好转。

2.血行弥散型肺结核(Ⅱ型)

由结核菌侵入血循环引起。急性粟粒型肺结核起病急,有全身毒血症状,常伴有结核性脑膜炎,X 线显示双肺在浓密的网状阴影上,满布境界清晰的粟粒状阴影,直径约 2mm,大小及密度均大体相等;亚急性或慢性血行播散型肺结核是少量结核菌分批经血循环进入肺部,其血行播散灶常大小不均匀、新旧不等,在双肺上中部呈对称性分布,无显著中毒症状,患者可无自觉症状。

3.继发型性肺结核(Ⅲ型)

是肺结核中最常见的一种类型,多见于成人,其症状、体征及 X 线表现可因病变的性质、范围、发展阶段的不同而有很大差异。包括浸润型肺结核、慢性纤维空洞型肺结核。

4.结核性胸膜炎(Ⅳ型)

结核菌可由肺部病灶直接蔓延,也可经淋巴或血行到胸膜。青少年多见,有干性和渗出性两个阶段。前者主要表现为胸痛,听诊有胸膜摩擦音;后者主要表现为呼吸困难,有胸腔积液的体征。

(三)临床表现

1.全身症状

有午后低热、乏力、盗汗、食欲减退、消瘦等,女性患者可有月经失调或闭经。重者有高热。

2.呼吸系统症状

通常为干咳或带少量黏液痰,继发感染时,痰呈黏液脓性。约 1/3 患者有不同程度咯血,痰中带血多因炎性病灶的毛细血管扩张所致;中等量以上咯血,则与小血管损伤或来自空洞的血管瘤破裂有关;大咯血时可发生失血性休克,偶因血块阻塞大气道引起窒息。病变累及壁层胸膜时可引起胸痛,随呼吸及咳嗽而加重。慢性重症肺结核时,呼吸功能减退,常出现渐进性呼吸困难,甚至缺氧发绀。

3.体征

早期多无异常体征。若病变范围较大,患侧呼吸运动减弱,叩诊呈浊音,听诊呼吸音减低,或为支气管肺泡呼吸音。锁骨上、下及肩胛间区叩诊略浊,咳嗽后偶可闻及湿啰音。肺部病变发生广泛纤维化或胸膜粘连增厚时,患侧胸廓下陷、肋间隙变窄、气管移位与叩浊,对侧可有代偿性肺气肿征。

(四)有关检查

1.痰结核菌检查

痰中找到结核菌是确诊肺结核的主要依据。

2.X 线检查

早期诊断肺结核和肺结核临床类型的重要方法,可判断病情发展及治疗效果。

3.结核菌素试验

测定人体是否受过结核菌感染。目前通用的结素有旧结素(OT)和结核菌纯蛋白衍生物(PPD)。试验时通常在左前臂屈侧中部皮内注射 0.1mL(5U),48～72h 后测量皮肤硬结直径,小于 5mm 为阴性,5～9mm 为弱阳性,10～19mm 为阳性,20mm 以上或局部有水泡、坏死为强阳性。结素试验阳性仅表示曾有结核感染,并不一定现在患病,但 3 岁以下强阳性者,提示有新近感染的活动性结核病。结素试验阴性除表示没有感染外,尚应考虑人体免疫力及变态反应暂时受抑的情况,如应用糖皮质激素、免疫抑制剂,或营养不良,患麻疹、百日咳及严重结核病和各种重危患者。

(五)诊断要点

根据病史、体格检查、胸部 X 线及痰结核菌检查,即可诊断。

(六)治疗

1.抗结核药物治疗

①原则为早期、联合、适量、规律、全程;②常用杀菌药有异烟肼、利福平、链霉素、吡嗪酰胺;抑菌药有对氨基水杨酸、乙胺丁醇等;③化疗方法包括两阶段疗法和间歇疗法;④化疗方案

有长程疗法和短程疗法。常规疗法使用异烟肼、链霉素和对氨基水杨酸 12～18 个月；短程化疗是联用异烟肼、利福平等 2 个以上杀菌药，总疗程为 6～9 个月。

2.对症治疗

重症肺结核伴高热者可在有效抗结核治疗的同时加用糖皮质激素；结核性胸膜炎中等量以上积液，应胸腔穿刺抽液解除压迫症状和减轻全身症状，必要时加用糖皮质激素，以促进渗液的吸收，减少胸膜粘连的发生；中等或大咯血时，静脉使用垂体加压素等药物止血，无效时可通过纤支镜行局部止血或手术治疗。

(七)护理诊断/问题

1.体温过高

与结核毒血症状有关。

2.知识缺乏

缺乏肺结核治疗、传染和预防的知识。

3.营养失调,低于机体需要量

与肺结核导致机体消耗增加、食欲减退、营养摄入不足有关。

4.潜在并发症

窒息、慢性肺源性心脏病。

(八)护理措施

1.休息与活动

有明显毒血症状、活动性肺结核、咯血等应卧床休息,宜采取患侧卧位,以利于健侧通气和防止病灶向健侧播散。轻症及恢复期患者不必限制活动。

2.饮食护理

指导患者进高热量、高蛋白、高维生素易消化饮食。

3.心理护理

向患者讲解疾病的知识及治疗的进展,并给予帮助和心理支持。

4.用药护理

鼓励患者坚持规则、全程化疗,防止治疗失败而产生耐药结核菌。观察药物不良反应：①异烟肼可引起周围神经炎、皮疹、肝功能损害。避免与抗酸药同服；②利福平可引起胃肠道不适、肝功能损害、皮疹和发热等,应定期检查肝功能；③链霉素可引起听力障碍、眩晕、肾功能损害等,用药前和用药后 1～2 个月进行听力检查,定期检查尿常规和肾功能；④吡嗪酰胺可引起肝功能损害、高尿酸血症等,应定期复查肝功能；⑤乙胺丁醇可引起球后视神经炎,故用药前、后检查视觉灵敏度和颜色的鉴别力,每 1～2 个月一次；⑥对氨基水杨酸可引起胃肠道反应、肝功能损害,应定期复查肝功能。

5.对症护理

结核毒血症状一般在化疗 1～2 周内即可消失。胸痛者取患侧卧位,指导患者采用减轻疼痛的方法,必要时遵医嘱使用镇痛药。有盗汗症状者,用温毛巾擦干身体汗液,及时更换内衣、被单等。

6.预防传染

①控制传染源；②消毒隔离,切断传播途径,如痰菌阳性患者的痰、日用品及周围的东西要

正确处理和消毒,注意个人卫生,严禁随地吐痰等;③保护易感人群,如接种卡介苗,在开放性肺结核患者的家庭内,对结核试验阴性且与患者密切接触的成员、结素试验新近转为阳性的儿童可服用异烟肼 6～12 个月进行预防。

(九)健康教育

1.疾病知识指导

向患者和家属讲解坚持化疗的重要性;指导患者和家属了解结核病防治、呼吸道隔离、家庭消毒的方法。

2.生活指导

加强营养,提高机体抵抗力;指导患者合理安排休息与活动,避免劳累、呼吸道感染,保证充足的睡眠。

3.保健指导

定期随访,复查胸片和肝、肾功能,以了解药物疗效及身体恢复情况。

六、原发性支气管肺癌护理

(一)概述

原发性支气管肺癌简称肺癌,起源于支气管黏膜和腺体,是肺部最常见的恶性肿瘤。

(二)分类

1.按解剖学分类

分为中央型肺癌和周围型肺癌。

2.按细胞分化程度、形态特征和生物学特点分类

①鳞状细胞癌,最常见,多见于老年男性。与吸烟关系密切,生长慢、转移晚,手术切除机会多;②小细胞未分化癌,生长快、转移早,恶性度高,对放化疗敏感;③大细胞未分化癌,恶性率高,转移较小细胞癌晚,手术切除机会较大;④腺癌,女性多见,恶性度介于鳞癌和小细胞癌之间,对放化疗敏感性较差。

(三)临床表现

1.由原发肿瘤引起的症状

①刺激性咳嗽,最常见的早期症状,无痰或少量黏液痰。肿瘤引起远端支气管狭窄,咳嗽呈高音调金属音的特征性阻塞性咳嗽。继发感染时,痰量多,为黏液脓性;②咯血,多为痰中带血或间断血痰,如侵蚀大血管,可引起大咯血;③局限性喘鸣;④胸闷、气急,当肿瘤阻塞或压迫支气管,转移至胸膜、心包或膈麻痹、上腔静脉阻塞及肺部广泛受累时,均可因其胸闷、气急;⑤消瘦或恶液质;⑥发热,肿瘤坏死或肿瘤导致阻塞性肺炎所致,抗生素治疗疗效不佳。

2.肿瘤局部扩展引起的症状

①肿瘤直接侵犯胸膜、肋骨和胸壁或压迫肋间神经,可引起不同程度的胸痛;②癌肿侵犯或压迫食管引起咽下困难;③压迫或侵犯喉返神经引起声音嘶哑;④癌肿侵犯纵隔,压迫上腔静脉时,出现头面部、颈部和上肢水肿以及胸前部瘀血和静脉曲张;⑤位于肺尖部的肺癌称上沟瘤(Pancoast 瘤),可压迫颈部交感神经引起 Horner 综合征,表现为病侧眼睑下垂、瞳孔缩

小、眼球内陷,同侧额部与胸壁无汗或少汗。

3.由癌肿远处转移引起的症状

①转移至脑,出现头痛、呕吐、眩晕、共济失调、脑神经麻痹、一侧肢体无力等,重者出现颅内高压的症状;②转移至骨骼,有局部疼痛和压痛;③转移至肝时,可有厌食,肝区疼痛,肝肿大、黄疸和腹水等;④右锁骨上淋巴结、腋下淋巴结常因淋巴转移而肿大。

4.癌肿作用于其他系统引起的肺外表现

包括内分泌、神经肌肉、结缔组织、血液系统和血管的异常改变,又称副癌综合征。如肥大性肺性骨关节病;分泌促性激素引起男性乳房发育;分泌促肾上腺皮质激素样物,引起Cushing 综合征;分泌抗利尿激素引起稀释性低钠血症;神经肌肉综合征;高血钙症等。

(四)有关检查

1.胸部 X 线和 CT 检查

中央型肺癌主要表现为单侧性不规则的肺门肿块,若有支气管梗阻,可见肺不张;周围型肺癌表现为边界毛糙的结节状或团块状阴影;若肿瘤坏死液化可见空洞。

2.痰细胞学检查

痰中找到癌细胞即可明确诊断。

3.支气管镜检查

诊断中央型阳性率高,可直接观察到肿瘤大小、部位及范围,并可取或穿刺组织作病理学检查,亦可经支气管取肿瘤表面组织或取支气管内分泌物进行细胞学检查。

(五)治疗原则

以手术治疗为主,结合放射、化学药物、中医中药以及免疫治疗等方法。①早期肺癌首选手术治疗;小细胞肺癌多选用化疗和放疗加手术,非小细胞肺癌首选手术治疗,然后放疗或化疗;②化学药物治疗,治疗小细胞癌的主要方法,鳞癌次之,腺癌效果最差,常用的化疗药物有环磷酰胺、盐酸氮芥、阿霉素、长春新碱、顺铂、甲氨蝶呤等;③放射治疗,分为根治性和姑息性两种方法;小细胞癌效果最好,鳞癌次之,腺癌效果最差;④介入性治疗,对缓解患者症状和控制肿瘤的发展有较好效果。

(六)护理诊断/问题

1.气体交换受损

与肿瘤阻塞支气管、继发感染有关。

2.营养失调,低于机体需要量

与疾病消耗、手术、化疗、放疗等有关。

3.焦虑

与担心疾病的预后等有关。

4.胸痛

与癌肿浸润、压迫或转移有关。

5.活动无耐力

与消瘦及治疗的不良反应有关。

(七)护理措施

1.心理护理

向患者和家属介绍疾病知识、治疗方案等,认真回答患者提出的各种问题。关心、同情患者,动员家属给予情感和经济方面的支持。

2.饮食护理

提供高热量、高蛋白、高维生素易消化饮食,不能进食者鼻饲或静脉补充营养。

3.对症护理

呼吸困难者取半坐卧位,必要时吸氧,大量胸水者,协助胸腔穿刺。胸痛的护理如下:

(1)指导患者采取减轻疼痛的方法:如放松技术、穴位按压等。

(2)遵医嘱使用止痛药物:①可采用 WHO 推荐的三阶段止痛方案。一阶段:非阿片类,如阿司匹林、布洛芬;二阶段:弱阿片类,如可待因、曲马多、布桂嗪;三阶段:强阿片类,如吗啡,能控制患者痛苦的最小剂量为宜;②24h 内按规律用药,而不是在患者疼痛发作或加重时用药;③首选口服,尽量避免肌内注射。

4.治疗配合

手术治疗者做好术前准备和术后护理。遵医嘱使用化疗药物,观察药物不良反应,常见不良反应有胃肠道反应、骨髓抑制、局部刺激、出血性膀胱炎、肝功能损害等。治疗前后 2h 避免进餐,有恶心、呕吐时减慢滴速;定期观察血常规了解有无骨髓抑制;静脉给药时防止药物外漏。

(八)健康教育

向全社会宣传吸烟、大气污染等对肺部健康的危害,号召人们戒烟、防治大气污染。成年人出现反复呼吸道感染、经久不愈的咳嗽、咳血痰等,应及早到医院进行有关检查。积极防治慢性肺部疾病。

七、慢性呼吸衰竭护理

(一)概述

慢性呼吸衰竭是由于慢性呼吸系统疾病引起的肺通气和(或)换气功能严重障碍,以致不能进行有效的气体交换,导致缺氧伴(或不伴)二氧化碳潴留,从而引起一系列生理功能和代谢紊乱的临床综合征,称为慢性呼吸衰竭。静息状态下呼吸海平面大气压下的空气,动脉血氧分压(PaO_2)低于 8.0kPa(60mmHg),或伴有二氧化碳分压($PaCO_2$)高于 6.7kPa(50mmHg),即为呼吸衰竭。按动脉血气分析分为 Ⅰ 型(即低氧血症型)呼吸衰竭和 Ⅱ 型(即低氧血症伴高碳酸血症型)呼吸衰竭。

(二)临床表现

除原发病的症状外,主要是缺氧和二氧化碳潴留所致的多脏器功能紊乱的表现。

1.呼吸困难

是呼吸衰竭最早、最突出的症状,表现为频率、节律和幅度的改变。

2.发绀

是缺氧的典型症状,红细胞增多者更明显。

3.精神神经症状

轻度缺氧有智力或定向力障碍,严重缺氧嗜睡、意识模糊、昏迷;轻度二氧化碳潴留出现躁动不安、昼睡夜醒,重者出现精神错乱、狂躁、昏迷、抽搐等症状,称"肺性脑病"。

4.呼吸循环系统症状

早期呼吸及心率增快,血压升高,周围血管扩张如多汗、皮肤潮红、结膜充血水肿、浅表静脉充盈,后期心率缓慢、心律失常、血压下降,循环衰竭。

5.消化和泌尿系统症状

上消化道出血、黄疸、蛋白尿、氮质血症等。

（三）相关检查

动脉血气分析显示:$PaO_2 < 8.0kPa(60mmHg)$,$PaCO_2 > 6.7kPa(50mmHg)$,血氧饱和度 $< 75\%$,血 pH 降低。

（四）治疗原则

呼吸衰竭治疗的原则是保持呼吸道通畅条件下,改善缺氧和纠正二氧化碳潴留,以及代谢功能紊乱,积极处理原发病和诱因,防治并发症。

1.建立通畅的气道

在氧疗和改善通气之前,必须采取各种措施,保持呼吸道通畅。

2.氧疗

Ⅰ型呼吸衰竭,PaO_2 在 $6.7 \sim 8.0kPa(50 \sim 60mmHg)$,氧流量可提高到 $2 \sim 4L/min$,若 PaO_2 在 $5.3 \sim 6.7kPa(40 \sim 50mmHg)$,短期内可经面罩吸入流量高达 $4 \sim 6L/min$ 的氧。注意不可长期吸入高浓度氧,以免引起氧中毒。Ⅱ型呼吸衰竭,一般采取低流量($1 \sim 2L/min$)、低浓度($25\% \sim 29\%$)持续性鼻导管、鼻塞或经呼吸机给氧。

3.增加通气量、减少二氧化碳潴留

可应用呼吸兴奋剂,严重患者行机械通气。

4.控制感染,纠正酸碱平衡失调及电解质紊乱

（五）护理诊断/问题

1.气体交换受损

与肺通气或换气功能障碍有关。

2.清理呼吸道无效

与呼吸道感染、痰多而黏稠、咳嗽无力有关。

3.急性意识障碍

与缺氧、二氧化碳潴留导致中枢神经系统抑制有关。

4.自理缺陷

与长期患病、反复急性发作致身体每况愈下及重度呼吸困难有关。

5.语言沟通障碍

与人工气道及持续机械通气使语言表达障碍有关。

6.潜在并发症

上消化道出血、电解质紊乱和酸碱失衡。

(六)护理措施

1.病情监测

安置患者于呼吸监护病房,取半卧位。监测生命体征、意识状态、皮肤黏膜色泽、尿量变化等,持续心电监护,配合进行血气分析监测。

2.饮食护理

指导患者进高热量、高蛋白、高维生素、易消化、少刺激的流质、半流质或软食,鼓励患者多饮水,加强口腔护理。神志不清或昏迷者给予鼻饲。如有上消化道出血,可暂时禁食,必要时遵医嘱静脉补充营养。

3.遵医嘱氧疗

观察氧疗效果,根据血气分析调整氧气的流量和浓度。

4.保持呼吸道通畅

及时清除气道分泌物,必要时遵医嘱使用祛痰剂和支气管舒张剂。

5.遵医嘱使用呼吸兴奋剂(如尼可刹米、洛贝林)、抗生素等

观察药物疗效及不良反应。呼吸兴奋剂应用过程中如出现恶心、呕吐、烦躁、颜面潮红、肌肉颤动或肢体抽搐,提示药物过量,应及时报告医生,及时减量或停药;烦躁、失眠者,慎用地西泮等镇静剂,禁用吗啡等中枢镇静剂,防止呼吸中枢被抑制。

6.做好机械通气护理

7.心理护理

关心、体贴患者,对建立人工气道和使用呼吸机治疗的患者,要通过语言或非语言方式交流、抚慰患者。鼓励家属表达对患者的关心和爱护,给予精神上的支持。

第八章 循环系统疾病护理

一、心力衰竭护理

心力衰竭是各种心脏疾病导致心功能不全的一种综合征,绝大多数情况下,是指心肌收缩力下降使心排血量不能满足机体代谢的需要,器官、组织血液灌注不足的一种病理生理状态。临床上是以肺循环和(或)体循环瘀血为主要特征,故又称为充血性心力衰竭。心力衰竭按其发展速度可分为急性心力衰竭和慢性心力衰竭,以慢性居多;按其发生的部位可分为左心衰竭、右心衰竭和全心衰竭。

(一)慢性心力衰竭

1.诱因

(1)感染:各种感染尤其是呼吸道感染,是心力衰竭最重要的诱因。

(2)心律失常:特别是心房颤动,其他快速型心律失常及严重的缓慢型心律失常均可诱发心力衰竭。

(3)血容量增加:如钠盐摄入过多,静脉输液或输血过多、过快等。

(4)过度体力劳动或情绪激动:如心理压力过大,精神过于紧张等。

(5)妊娠和分娩:妊娠和分娩可加重心脏负荷,增加心肌耗氧量,诱发心力衰竭。

(6)其他:药物使用不当(如不恰当停用洋地黄等药物),合并甲状腺功能亢进、贫血、肺栓塞等。

(7)发病机制:慢性心力衰竭是一个逐渐发展的过程,当心肌收缩力下降时,机体可通过多个途径进行代偿,包括:①心率加快,使心脏每分钟排血量增加;②心肌肥厚,可使心肌收缩力加强;③心脏扩大,增加心室容量,使心排血量增加;④激活交感神经系统、肾素—血管紧张素系统,以加强心肌收缩力,保证重要脏器的血流。但这些代偿机制是有一定限度的,如心肌肥厚到一定程度可因能量耗竭而发生心肌坏死;持续的心脏扩大使心肌耗氧量增加而加重心肌损伤;神经内分泌系统的长期活性增加可加重血液动力学紊乱,损害心肌细胞,最终导致代偿机制无法维持心排血量而出现心力衰竭的一系列表现。

2.临床表现

绝大多数心力衰竭患者均以左心衰竭开始,逐渐发展而出现右心衰竭。既有左心衰竭又有右心衰竭则称为全心衰竭,在临床上很常见。

(1)左心衰竭

以肺瘀血及心排血量减低表现为主。

1)症状:①呼吸困难,是左心衰竭的典型表现。表现形式有夜间阵发性呼吸困难、劳力性呼吸困难、端坐呼吸,重者可发生急性肺水肿;②咳嗽、咳痰和咯血,咳嗽多在体力活动或夜间发生,痰为白色浆液性泡沫状,肺水肿时可有粉红色泡沫状痰;长期慢性肺瘀血导致支气管黏膜下静脉瘀血扩张,一旦破裂引起大咯血;③其他症状,常出现疲乏无力、尿少、心悸等心排血量不足的表现。

2)体征:左心室增大,心率加快,心尖部可闻及舒张早期奔马律,肺动脉瓣区第二心音亢进。两肺有较多湿啰音,并可闻及哮鸣音,啰音可随体位而移动。

(2)右心衰竭

以体循环静脉瘀血为主要表现。

1)症状:患者可出现腹胀、食欲不振、恶心、呕吐等胃肠道及肝脏瘀血的表现;肾脏瘀血引起尿少、夜尿增多、蛋白尿和肾功能减退。

2)体征:①颈静脉征,颈静脉搏动增强、充盈、怒张是右心衰竭最早出现的体征;肝颈静脉返流征阳性,则更具特征性;②肝肿大,并常伴有压痛,长期瘀血可发展成为心源性肝硬化;③水肿,是右心衰竭的主要表现。严重者遍及全身,并可出现胸水和腹水;④心脏体征,右心室增大,剑突下可见明显心脏搏动。

(3)全心衰竭

左、右心衰的临床表现并存。右心衰继发于左心衰而形成的全心衰,因右心排血量减少,可使左心衰的呼吸困难等肺瘀血症状减轻。

3.有关检查

(1)X线检查:显示心影大小、外形及肺瘀血征象。

(2)超声心动图:可提供心腔大小变化及心瓣膜结构情况,了解心脏收缩和舒张功能。

(3)创伤性血流动力学检查:直接反映左心功能。

4.诊断要点及心功能分级

诊断主要依据:①肺瘀血、体循环静脉瘀血的表现;②原有心脏病的体征;③有关检查指标。根据患者自觉的活动能力将心功能划分为四级:

Ⅰ级:患者有心脏病,但活动量不受限制,平时一般活动不引起疲乏、心悸、呼吸困难或心绞痛。

Ⅱ级:心脏病患者的体力活动受到轻度的限制,休息时无自觉症状,但平时一般活动下可出现疲乏、心悸、呼吸困难或心绞痛。

Ⅲ级:心脏病患者的体力活动明显受限,小于平时一般活动即引起上述症状。

Ⅳ级:心脏病患者不能从事任何体力活动,休息状态下也出现心衰的症状,体力活动后加重。

5.治疗原则

慢性心力衰竭的治疗必须采取综合治疗措施,达到以下目的:提高运动耐量,改善生活质量;阻止或延缓心室重塑,防止心肌损害进一步加重;降低死亡率。

(1)病因治疗:

1)去除或限制基本病因:如控制高血压,应用药物、介入及手术治疗改善冠状动脉供血,心脏瓣膜病的换瓣手术及先天畸形的纠治手术等。

2)消除诱因:如积极选用适当的抗生素治疗控制感染;纠正心律失常;避免过劳和情绪激动,进行心理治疗等均有助于防止心力衰竭的发生。

(2)一般治疗:

1)休息:包括体力和脑力休息,良好的休息能减轻心脏负荷,利于心功能的恢复。

2)饮食:限制钠盐及含钠食物的摄入,以减少水、钠潴留,降低心脏前负荷。

3)给氧:给予 $2\sim4L/min$ 低流量持续吸氧,增加血氧饱和度。

(3)药物治疗:

1)利尿剂:利尿剂可以排除体内过多的液体,减少心脏前负荷,改善心功能。临床常用利尿剂有:①排钾利尿剂,轻度心力衰竭可首选噻嗪类如氢氯噻嗪;袢利尿剂利尿作用较噻嗪类强且起效迅速,其中最常用者为呋塞米(速尿)。排钾利尿剂最主要的不良反应是引起低钾、低钠、低氯血症碱中毒,使用时应注意血电解质情况,同时补充氯化钾或与潴钾利尿剂合用;②保钾利尿剂,利尿作用较弱,与噻嗪类排钾利尿剂合用时能加强利尿并减少钾的丢失。常用药物有螺内酯(安体舒通)、氨苯喋啶。

2)血管扩张剂:通过扩张小静脉和小动脉从而减轻心脏前、后负荷,减少心肌耗氧,改善心功能。常用的血管扩张剂有小静脉扩张剂(硝酸甘油、硝酸异山梨醇),小动脉扩张剂(酚妥拉明、双肼屈嗪)和动、静脉扩张剂(硝普钠)。应用时注意从小剂量开始,逐渐递增;同时注意监测血压。

3)洋地黄制剂:具有增强心肌收缩力,抑制心脏传导系统,减缓心率的作用。是控制心衰及心律失常的常用药,如各种心脏病所致的心力衰竭;室上性快速性心律失常,如室上性心动过速,心房颤动。

常用洋地黄制剂有:①地高辛,适用于中度心力衰竭的维持治疗。目前多采用维持量法给药,0.25mg 每日 1 次,连续口服相同剂量 7 天,可减少洋地黄中毒的发生率;②毛花苷丙(西地兰),静脉注射用制剂,每次 $0.2\sim0.4mg$,稀释后缓慢静脉注射,24h 总量 $0.8\sim1.2mg$。适用于急性心力衰竭或慢性心力衰竭加重时,特别适用于心衰伴快速心房颤动者;③毒毛花苷 K,每次 0.25mg,稀释后缓慢静脉注射,24h 总量 $0.5\sim0.75mg$。适用于急性心力衰竭。

应用时应注意:洋地黄的用量个体差异很大,即使同一患者在不同时期、不同情况下也有差异,故在使用时应因人而异,随时调整。此外,心肌缺血、缺氧,水、电解质紊乱特别是低血钾,肾功能不全,老年人等对洋地黄比较敏感,应控制剂量。

4)血管紧张素转换酶抑制剂(ACEI):常用制剂有卡托普利、苯那普利和米达普利、赖诺普利等长效制剂。应用时注意从小剂量开始,逐渐递增;同时注意监测血压、血钾和肾功能情况。

5)β受体阻滞剂:目前对慢性心衰治疗多用选择性 β_1 受体阻滞剂美托洛尔、比索洛尔和非选择性 β 受体阻滞剂卡维地洛等。低血压、心动过缓和房室传导阻滞的患者慎用。

6.护理诊断/问题

(1)气体交换受损:与左心衰竭致肺循环瘀血有关。

(2)活动无耐力:与心排血量下降有关。

(3)体液过多:与右心衰竭致体循环瘀血有关。

(4)潜在并发症:洋地黄中毒。

7.护理措施

(1)休息

休息是减轻心脏负荷的重要方法,休息的方式和时间需根据患者心功能情况安排。心功能Ⅰ级者应避免重体力活动;心功能Ⅱ级者应充分休息,可增加午睡时间及夜间睡眠时间,有利于下肢水肿的消退;心功能Ⅲ级者以卧床休息为主,但允许患者慢慢下床进行排尿、排便等活动;心功能Ⅳ级者则需绝对卧床休息,自理活动由他人协助。对长期卧床的患者,应鼓励患者经常变换体位,在床上常做深呼吸运动和下肢被动性或主动性活动,以避免压疮、肺部感染、下肢深静脉血栓形成及肌肉萎缩等并发症的发生。

(2)饮食

患者应少量多餐,并进食清淡、易消化的食物以免加重消化道水肿。限制钠盐摄入,每日的摄盐量在5克以下为宜,中度心衰摄入量为3g,重度者控制在1g以下。除钠盐外,其他含钠多的食品、饮料也应限制。

(3)吸氧

遵医嘱给予低流量持续氧气吸入,观察患者口唇、末梢发绀的改变,并及时调整流量。

(4)病情观察

注意监测患者心力衰竭的症状、体征的变化情况,包括心率、呼吸的节律、频率,发绀、颈静脉怒张、肺部啰音、心脏大小、肝脏有无肿大、下肢有无水肿等。护士夜间应加强巡视,一旦发现病情加重,及时告知医生给予处理并配合抢救。

(5)用药护理

1)密切观察洋地黄毒性反应:洋地黄中毒最重要的反应是各类心律失常,最常见者为室性期前收缩,多表现为二联律或三联律,其他如房性期前收缩、心房颤动、房室传导阻滞等。胃肠道反应如恶心、呕吐,以及中枢神经的症状如视力模糊、黄视、倦怠等。

2)洋地黄毒性反应的处理:①早期诊断,及时停药是治疗的关键;②补充钾盐,可口服或静脉补充氯化钾,停用排钾利尿剂;③纠正心律失常,快速性心律失常首选苯妥英钠或利多卡因,缓慢性心律失常者可用阿托品,电复律一般禁用,亦导致心室颤动。

(6)心理护理

护士要给予患者足够的关注和精神安慰,鼓励患者说出内心感受,指导患者进行自我心理调整,必要时遵医嘱应用镇静剂。

8.健康教育

(1)疾病知识指导:向患者及家属讲解本病的基本知识,如慢性心力衰竭的病因、诱因、常见症状,学会自我护理的方法。

(2)避免诱因,防止复发:绝大多数心力衰竭患者的基本病因不易根除,因而避免诱因和防止复发就十分重要。避免感冒,尽早治疗呼吸道感染;避免劳累、情绪激动;育龄女患者应避孕。

(3)生活指导:合理安排活动、休息与饮食,根据患者心功能情况适度安排活动量,如散步、打太极拳、练气功等,以不出现心悸、气急为原则。保证足够的睡眠时间。合理饮食,宜清淡、富营养、易消化饮食,每餐不宜过饱,戒烟酒等刺激物。

(4)用药指导:告知患者继续服药的重要性,讲解所用药物的名称、作用、剂量、用法、服药时间、可能出现的不良反应及预防方式等,强调严格遵医嘱用药,不得随意增减或撤换药物。

(5)教会患者自我监测,及时发现病情变化:①注意足踝部有无水肿,它是水肿最早出现的部位;②注意体重有无增加,即使尚未出现水肿也应警惕心力衰竭先兆,如气急加重、夜尿增多、有厌食饱胀感常提示心力衰竭复发;③夜间平卧时有无出现咳嗽、气急加重等左心衰竭的表现,若存在应立即就医。

(二)急性心力衰竭

1.概念

急性心力衰竭是指由于急性心脏病变引起的心排血量显著、急骤降低,导致组织器官灌注不足和急性瘀血综合征。临床上以急性左心衰竭较为常见,表现为急性肺水肿或心源性休克,是严重的急危重症,应积极而迅速地抢救。

2.临床表现

急性左心衰竭发病急骤,主要表现为急性肺水肿。患者突然出现严重呼吸困难,呼吸频率可达 30~40 次/min,有窒息感,常取坐位,极度烦躁不安,大汗淋漓,面色青灰,皮肤湿冷,有时有咳嗽,咯大量粉红色泡沫痰,听诊心率加快,心尖部可闻及舒张期奔马律,两肺满布湿啰音及哮鸣音,严重者可出现心源性休克。

3.诊断要点

根据典型症状、体征可作出诊断。但注意急性左心衰时发生的心源性哮喘需与支气管哮喘相鉴别,大量粉红色泡沫痰和心尖部舒张期奔马律有助于诊断肺水肿。

4.急性肺水肿的处理

(1)病情监测:将患者安置于危重病监护病房,监测心电、呼吸、血压,测量脉搏频率、节律、心率、心律,并观察意识、皮肤温度颜色、尿量、肺部啰音等变化,对安置漂浮导管者应监测血流动力学指标的变化,以判断药物疗效和病情进展。

(2)体位:立即协助患者取坐位,双腿下垂,以利于呼吸和减少静脉回心血量,减轻心脏容量负荷。

(3)给氧:给予高流量吸氧,6~8L/min,应用 30%~50%乙醇湿化或有机硅消泡剂,可使肺泡内泡沫的表面张力下降而破裂,有利于改善通气。

(4)配合抢救:迅速建立静脉通路,遵医嘱正确使用药物。

1)吗啡:5~10mg 皮下注射或静脉注射,可扩张小血管减轻心脏负荷,又可减轻患者的烦躁不安。注意用药后有无呼吸抑制、心率变化、血压下降等不良反应。

2)利尿剂:呋塞米 20~40mg 静脉注射,可迅速利尿,能显著降低心脏前负荷。注意准确记录尿量、监测电解质及血压变化。

3）洋地黄制剂：可用毛花甙丙或毒毛花苷 K 稀释后缓慢静脉注射，注意观察心率、心律的变化。

4）血管扩张剂：选用硝普钠、硝酸甘油或酚妥拉明静脉滴注。使用时注意监测血压，根据血压调整剂量。因硝普钠对光敏感，静脉滴注时输液瓶用铝箔或黑纸覆盖，避光滴注；每次滴注的药液配制时间不超过 4h；避免大剂量长期应用，以免发生氰化物中毒。

5）氨茶碱：可解除支气管痉挛，减轻呼吸困难，并有一定正性肌力及扩血管利尿作用。

（5）心理护理：向患者介绍本病抢救措施和使用监测设备的必要性；鼓励患者说出内心的感受，分析产生恐惧的原因，尽量守护患者。医护人员在抢救时应保持镇静自如、操作认真、工作忙而不乱，创造一种安全、信任的环境。

二、心律失常护理

心律失常是指心脏冲动起源、频率、节律、传导速度和传导顺序等异常。心律失常可分为冲动形成异常和冲动传导异常，前者包括窦性心律失常和异位心律（如期前收缩、心动过速、扑动与颤动等）；后者包括房室传导阻滞、预激综合征等。心律失常可见于各种心脏病或非心源性疾病，亦可由电解质紊乱、药物作用、自主神经功能紊乱、吸烟饮酒、过劳或精神紧张等功能性因素诱发。

（一）窦性心律失常

正常心脏起搏点位于窦房结，由窦房结发出冲动引起的心律称窦性心律，成人频率为每分钟 60～100 次。正常窦性心律的心电图特点是：①P 波在 Ⅰ、Ⅱ、aVF 导联直立，aVR 导联倒置；②PR 间期 0.12～0.20s；③PP 间期之差小于 0.12s。

1.窦性心动过速

成人窦性心律的频率超过每分钟 100 次，称为窦性心动过速。常见原因包括吸烟、饮浓茶、咖啡、剧烈运动、情绪激动等生理状态以及发热、甲状腺功能亢进、贫血、心力衰竭等病理状态，也可见于应用异丙肾上腺素、阿托品等药物。心电图特点为：窦性心律；P 波频率＞100 次/min（成人频率大多在 100～180 次/min）。窦性心动过速一般不需特殊治疗，主要是治疗原发病和去除诱因，必要时可应用 β 受体阻滞剂（如普萘洛尔）或镇静剂（如地西泮）。

2.窦性心动过缓

成人窦性心律的频率低于每分钟 60 次，称为窦性心动过缓。可见于健康的青年人、运动员、老年人，也可见于器质性心脏病、甲状腺功能减退、颅内病变、服用 β-受体阻滞剂、洋地黄等药物的患者。心电图特点为：窦性心律；P 波频率＜60 次/min，常伴窦性心律不齐，即 PP 间期之差＞0.12s。窦性心动过缓若无自觉症状，一般无须治疗。但若心率过慢，出现胸闷、心悸等症状时，可使用阿托品、异丙肾上腺素等药物治疗。

3.病态窦房结综合征

病态窦房结综合征简称病窦综合征。由窦房结及其邻近组织病变引起的窦房结起搏功能和（或）窦房结传导功能障碍，从而产生多种心律失常的综合表现。冠状动脉供血不足、心肌炎、心肌病是导致病窦综合症的常见疾病。患者常出现因心动过缓致心排血量下降而引起的心、脑供血不足的症状。心电图特点:持续心动过缓,心率小于 50 次/min;出现窦房阻滞与窦性停搏;心动过缓—心动过速综合征,又称慢—快综合征。治疗原则为积极寻找病因,治疗原发疾病。无症状者,不必给予治疗,仅定期随访观察。反复出现严重症状者宜首选安装人工心脏起搏器。

(二)期前收缩

期前收缩简称早搏,是由于异位节律点兴奋性增高,过早发出冲动或形成折返现象而引起心脏激动。早搏是最常见的心律失常。根据异位节律点的不同,可将早搏分为房性、房室交界区性和室性,其中以室性早搏最多见。

1.病因

早搏可见于健康人,其发生与情绪激动、过度疲劳、过量饮酒或吸烟、饮浓茶、咖啡等有关。冠心病(尤其是急性心肌梗死)、风湿性心瓣膜病等各种心脏病常可引起。此外,药物、电解质紊乱、心脏手术或心导管检查均可引起早搏。

2.临床表现

偶发早搏一般不引起症状,患者仅可产生漏跳感;频发的早搏可使患者有心悸、乏力、胸闷感。听诊心律不齐,早搏的第一心音常明显增强,而第二心音大多减弱或消失。

3.心电图特点

(1)房性早搏:①提前出现的房性异位 P′波,其形态与同导联窦性 P 波不同;②P′R 间期大于 0.12s;③早搏后常为一个不完全代偿间歇(即早搏前后窦性 P 波之间的时限常短于 2 个窦性 PP 间期)。

(2)房室交界区性早搏:①提前出现的 QRS 波群,其形态与正常窦性者基本相同;②在 QRS 波群之前、之中或之后可出现逆行 P 波;③早搏后往往有一个完全性代偿间歇。

(3)室性早搏:①提前出现的 QRS 波群宽大畸形,时限大于 0.12s;②QRS 波群前无相关的 P 波;③T 波方向与 QRS 波群主波方向相反;④早搏后有一个完全性代偿间歇(即早搏前后窦性 P 波之间的时限等于 2 个窦性 PP 间期)。

4.治疗原则

积极治疗原发病,解除诱因。无明显自觉症状或偶发的期前收缩者,一般无需抗心律失常药物治疗,可酌情使用镇静剂;症状明显或有器质性心脏病者,必须积极治疗。房性、房室交界区性早搏可选用 β 受体阻滞剂、普罗帕酮等药物治疗。室性早搏多选用利多卡因、苯妥英钠及美西律、胺碘酮等药物治疗。

(三)阵发性心动过速

1.概述

阵发性心动过速是一种阵发性快速而规律的异位心律,由三个或三个以上连续发生的期前收缩形成,具有突然发生、突然停止的特点。根据异位起搏点的部位可分为房性、房室交界区性和室性阵发性心动过速。但由于房性与房室交界区性阵发性心动过速不易区分,故将二者统称为阵发性室上性心动过速。

2.临床表现

(1)阵发性室上性心动过速:临床特点多为突然发作、突然终止,大多心律整齐,持续时间长短不一。听诊心律规则,心率150～250次/min,第一心音强度不变。

(2)阵发性室性心动过速:非持续性室速(发作时间小于30s)患者通常无症状或仅有心悸;持续性室速在发作时可严重影响心脏排血量,造成血流动力学障碍,患者可出现严重的心绞痛、呼吸困难、低血压、晕厥、休克甚至猝死。听诊心律略不规则,心率常在100～250次/min,第一心音强度可不一致。

3.心电图特点

(1)阵发性室上性心动过速:①连续三个或以上快而规则的房性、房性交界性期前收缩,频率150～250次/min,节律绝对匀齐;②P波不易分辨;③绝大多数患者QRS波群形态与时限正常。

(2)阵发性室性心动过速:①连续三个或以上的室性期前收缩,频率100～250次/min,节律可略不规则;②QRS波群形态畸形,时限大于0.12s,有继发ST-T改变。

4.治疗原则

(1)阵发性室上性心动过速:急性发作时可采用刺激迷走神经的方法,包括:①刺激悬雍垂诱发恶心、呕吐;②深吸气后屏气,再用力做呼气动作;③颈动脉窦按摩等。当刺激迷走神经无效时,可采用维拉帕米或三磷酸腺苷等药物治疗。对于反复发作或药物治疗无效者,可考虑施行射频消融术,该方法具有安全、迅速、有效且能治愈心动过速的优点,可作为预防发作的首选方法。

(2)阵发性室性心动过速:发作时首选利多卡因静脉注射,其他药物有苯妥英钠、普罗帕酮、胺碘酮等。如使用上述药物无法终止发作,且患者已出现低血压、休克、脑血流灌注不足等危险表现时,应立即给予同步直流电复律。

(四)扑动与颤动

当自发性异位搏动的频率超过了阵发性心动过速的范围,即形成扑动或颤动。根据异位搏动起源的部位不同,可分为心房扑动、心房颤动及心室扑动、心室颤动。其中房颤是成人最常见的心律失常之一。

1.心房扑动和心房颤动

(1)房扑、房颤的病因基本相同,绝大多数的持续性房扑、房颤见于有器质性心脏病的患者,如风湿性心脏病、冠心病、高血压性心脏病、甲状腺机能亢进、心肌病等。

(2)临床表现:心室率不快时可无症状,心室率超过150次/min时可诱发心绞痛或心力衰竭。心脏听诊第一心音强弱不等,心律极不规则,当心室率快时有脉搏短绌。可引起心房内血栓形成,部分血栓脱落可引起体循环动脉栓塞。

(3)心电图特点

1)心房扑动:①P波消失,代之以250～350次/min,间隔均匀,形状相似的锯齿状心房扑动波(F波);②F波与QRS波群成某种固定的比例,最常见的比例为2:1房室传导,有时比例关系不固定,则引起心室律不规则。

2)心房颤动:①P波消失,代之以大小不等、形态不一、间期不等的心房颤动波(f波),频率为350~600次/min;②QRS波群间距绝对不规则。

(4)治疗原则:房扑及房颤急性期首选电复律治疗。心室率不快,发作时间短暂者无须特殊治疗。如心室率快,且发作时间长,可使用洋地黄类药物减慢心率,其他药物如维拉帕米、地尔硫卓等也能起到终止房扑、房颤的作用。

2.室扑与室颤

(1)常见于缺血性心脏病,如急性心肌梗死,此外,严重缺氧、低血钾、奎尼丁、洋地黄等药物中毒,心脏手术、电击伤等也可引起,室扑和室颤是猝死前心电图的常见表现之一。

(2)临床表现:室扑、室颤对血流动力学的影响均等于心室停搏,其临床表现无差别,一旦发生,很快便引起昏厥,随之出现意识丧失、抽搐、呼吸停止甚至死亡。体检血压、脉搏无法测出,听诊心音消失。

(3)心电图特点

1)心室扑动:无正常QRS-T波群,代之以连续快速而相对规律的大振幅波动,频率达200~250次/min。

2)心室颤动:QRS-T波群完全消失,出现波形、振幅、频率均极不规则的波动。

(4)治疗原则:室扑、室颤发生后,如果不迅速采取抢救措施,患者一般在3~5min内死亡,因此必须争分夺秒,尽快恢复有效心律。一旦发生应立即进行非同步直流电复律,同时配合胸部按压及人工呼吸等心肺复苏术,并经静脉注射利多卡因及其他复苏药物如肾上腺素等。

(五)房室传导阻滞

1.房室传导阻滞

房室传导阻滞是指冲动从心房传到心室的过程中,冲动传导的延迟或中断。按阻滞程度可分为三类:①一度房室传导阻滞,指传导时间延长(PR间期延长);②二度房室传导阻滞,指心房冲动部分不能传入心室(心搏脱漏);③三度房室传导阻滞或称完全性房室传导阻滞,指心房冲动全部不能传入心室。

2.临床表现

(1)一度房室传导阻滞:多无自觉症状,听诊时第一心音可略为减弱。

(2)二度房室传导阻滞:心室搏动脱漏偶尔出现时,患者多无症状或偶有心悸;如心室搏动脱漏频繁、心室率缓慢时,可有乏力、头晕甚至短暂晕厥。听诊可有心音脱漏,触诊脉搏脱落。

(3)三度房室传导阻滞:症状取决于心室率的快慢,如心室率过慢,心排血量减少,可出现头晕、疲乏、心绞痛、心力衰竭等。如心室搏动停顿超过15s可引起晕厥、抽搐,即阿-斯综合征发生,严重者可猝死。听诊心律慢而规则,心室率多为35~50次/min,第一心音强弱不等,间或闻及心房音及响亮清晰的第一心音。

3.心电图特点

(1)一度房室传导阻滞:PR间期大于0.20s,无QRS波群脱落。

(2)二度房室传导阻滞

1)Ⅰ型:①PR 间期逐渐延长,直至 QRS 波群脱落;②脱落后 PR 间期又趋缩短,之后又逐渐延长,周而复始。

2)Ⅱ型:PR 间期恒定(正常或延长),部分 P 波后无 QRS 波群。

(3)三度房室传导阻滞:①心房与心室活动各自独立,互不相关;②心房率快于心室率。

4.治疗原则

一度及二度Ⅰ型房室传导阻滞如无症状,一般无须治疗。二度Ⅱ型或三度房室传导阻滞患者,心室率缓慢,伴有血流动力学障碍;出现阿-斯综合征者,应给予心脏起搏治疗。

(六)心律失常患者护理诊断/问题

1.活动无耐力

与心律失常导致心排血量减少有关。

2.焦虑

与心律失常致心跳不规则、停跳及反复发作治疗效果不佳有关。

3.潜在并发症

洋地黄中毒、猝死。

(七)心律失常患者护理措施

1.体位与休息

①对无症状或症状较轻的患者,鼓励其正常工作和生活,注意劳逸结合;②对症状明显的心律失常患者采取高枕卧位、半卧位或其他舒适体位,尽量避免左侧卧位;③频发性期前收缩、阵发性室性心动过速、二度Ⅱ型及三度房室传导阻滞发作时,患者应绝对卧床休息。

2.饮食

应选择低脂、易消化、清淡、富营养、少量多餐饮食;戒烟、戒酒、减咖啡浓茶,保持大便通畅,养成良好的生活习惯。心动过缓者应避免屏气用力的动作,如用力排便等,以免因兴奋迷走神经而加重心动过缓。

3.病情观察

①有无心悸、乏力、胸闷、头晕等心律失常的症状,观察其程度、持续时间及给日常生活带来的影响;②定时测量脉率、心率、心律,判断有无心律失常的发生;对于房颤患者应同时测量心率和脉率 1min,并记录,观察脉搏短绌的变化;③发现频发、多源性、成联律出现的室性期前收缩或 RonT 现象、阵发性室性心动过速、二度Ⅱ型或三度房室传导阻滞时,应立即报告医生,配合紧急处理。

4.用药护理

严格遵医嘱按时按量应用抗心律失常药物。静脉注射抗心律失常药物时,速度应缓慢,严密监测脉率、心率、心律及心电图的变化,及时发现因用药而引起的新的心律失常和药物的不良反应。

5.心理护理

告知患者心律失常的可治性,提供安静舒适的环境、解除患者的焦虑情绪。多与患者沟通,教会患者自我控制,疏导紧张和压抑的心理,如读书、看报、听音乐等。

6.健康教育

告诉患者和家属出现下述情况应来医院就诊:①脉搏过缓,少于 60 次/min,并有头晕、目眩或黑蒙;②脉搏过快,超过 100 次/min,休息及放松后仍不减慢;③脉搏节律不齐,出现漏搏、期前收缩超过 5 次/min;④原本整齐的脉搏出现脉搏忽强忽弱、忽快忽慢的现象;⑤应用抗心律失常药物后出现不良反应。出现上述情形应及时就诊,并能按时随诊复查。

三、心脏瓣膜病护理

心脏瓣膜病是由多种原因引起单个或多个瓣膜的结构异常,导致瓣膜狭窄或关闭不全。临床上最常见的瓣膜病为风湿热所致的风湿性心脏瓣膜病,其次可见于动脉硬化及老年性退行性变所致的瓣膜钙化、增厚。最常累及的瓣膜为二尖瓣,其次为主动脉瓣。本节主要介绍风湿性心瓣膜病。

(一)常见临床类型及临床表现

1.二尖瓣狭窄

(1)病理生理:正常成人二尖瓣口面积为 $4\sim6cm^2$。当二尖瓣病变使瓣口面积减至 $2cm^2$ 以下时,舒张期血流自左房进入左室受到阻碍,左心房压升高,左心房代偿性扩大、肥厚以加强收缩;当瓣口面积小于 $1.5cm^2$,左心房扩大超过代偿极限,从而使肺静脉压及肺毛细血管压升高,肺循环瘀血;由于长期的肺循环压力增高,使右心室负荷过重,导致右心室扩大、肥厚,最后引起右心功能不全。

(2)临床表现

1)症状:代偿期无症状,随病情进展出现呼吸困难,咳嗽,咯血,严重者可出现急性肺水肿。进一步发展可出现右心衰竭症状。

2)体征:二尖瓣面容;心尖部可触及舒张期震颤,听诊心尖部第一心音亢进,可闻及舒张期隆隆样杂音,若闻及二尖瓣开瓣音,则提示瓣膜弹性及活动度尚好。

2.二尖瓣关闭不全

(1)病理生理:当心脏收缩时,左心室部分血液可通过关闭不全的二尖瓣逆流入左心房,使其容量负荷加大,引起左心房扩大。在心室舒张期,左心房仍可将过多的血液送至左心室,致使左心室扩大、肥厚,最终导致心功能不全的发生。

(2)临床表现

1)症状:早期无症状,左心功能失代偿时可出现乏力、劳累后心悸、呼吸困难等症状。

2)体征:心尖部可闻及收缩期吹风样杂音,向左腋下、左肩胛下处传导。

3.主动脉瓣关闭不全

(1)病理生理:由于主动脉瓣关闭不全,主动脉内血液在舒张期反流入左心室,左心室容量负荷增加,使左心室扩大、肥厚,最终发生左心功能不全。

(2)临床表现

1)症状:早期可无症状,病变严重时可出现劳累后呼吸困难等左心功能不全的表现。亦可出现头晕及心绞痛症状。

2)体征:心尖搏动向左下移位,胸骨左缘第 3、4 肋间可闻及舒张期杂音,向心尖部传导。

严重主动脉瓣关闭不全者可出现周围血管征,如脉压差增大、毛细血管搏动征、水冲脉、股动脉枪击音等。

4.主动脉瓣狭窄

(1)病理生理:主动脉瓣口狭窄使左心室射血受阻,后负荷增加,因而左心室呈进行性向心性肥厚,久之可出现左心功能不全。因左心射血受阻,左心排血量减少,使脑动脉、冠状动脉供血减少,临床出现相应症状。

(2)临床表现

1)症状:狭窄程度轻者多无明显症状。中、重度狭窄可有劳累后呼吸困难、晕厥、顽固性心绞痛三联征表现。个别患者出现急性左心功能不全,甚至猝死。

2)体征:心尖搏动呈抬举性,主动脉瓣听诊区可触及收缩期震颤,听诊可闻及收缩期杂音。

(二)并发症

1.心力衰竭

是晚期常见并发症及主要死亡原因。

2.心律失常

以心房颤动最常见。

3.栓塞

以脑动脉栓塞最多见。

4.急性肺水肿

是重度二尖瓣狭窄的严重并发症。

5.感染性心内膜炎

较少见。

(三)治疗原则

治疗风湿性心脏瓣膜病的根本方法是手术,如扩瓣术、瓣膜成形术、瓣膜置换术等,内科治疗以防止风湿活动,改善心脏功能,防治并发症为主。

(四)护理诊断/问题

1.体温过高

与风湿活动或并发感染有关。

2.潜在并发症

充血性心力衰竭、栓塞。

(五)护理措施

1.休息与活动

根据心功能情况,合理安排活动与休息。轻者避免重体力劳动,注意劳逸结合;中、重度患者则需限制活动或卧床休息,协助生活护理,待病情好转,实验室检查正常后再逐渐增加活动。

2.饮食

给予高热量、高蛋白、高维生素易消化的低盐饮食,戒除烟酒。

3.病情观察

（1）定期测量生命体征，注意心脏大小、杂音情况。观察有无风湿活动的表现，如低热、皮肤环形红斑、皮下结节、关节红肿及疼痛不适等。

（2）加强对心脏瓣膜病并发症的观察，及时发现，协助医生处理。观察有无心力衰竭的征象，评估患者有无呼吸困难、乏力、食欲减退、尿少等症状，检查有无肺部湿啰音、肝大、下肢水肿等体征。注意脉搏、心律和心率的变化，及时发现心律失常。对并发心房颤动者，应注意有无体循环动脉栓塞的表现。

（六）健康教育

1.疾病知识指导

向患者及家属介绍本病的病因、病程进展特点及危险因素，阐明风心病防治重点是防止风湿活动和预防并发症。有手术适应证者建议尽早择期手术以根治本病，提高生活质量，延长寿命。

2.生活指导

指导患者根据病情合理安排活动与休息，提高心肌储备力。对心功能代偿期患者，应鼓励作适当运动，防止血栓性静脉炎；而心功能失代偿期患者，应增加卧床休息时间，所有活动均以不出现心悸、气短等症状为度。育龄妇女要根据心功能情况在医师指导下控制好妊娠与分娩时机。

3.预防风湿热反复发作

尽可能改善居住环境，避免潮湿、寒冷等不良条件，加强体育锻炼，增强体质，预防上呼吸道感染和风湿活动；一旦发生上呼吸道感染或风湿活动应遵医嘱积极治疗。

4.用药指导

指导患者定期复查，对需长期服药者，应告诉患者坚持按医嘱服药的重要性，指导患者及家属观察药物疗效及不良反应。

四、冠状动脉粥样硬化性心脏病

冠状动脉粥样硬化性心脏病简称冠心病，是指冠状动脉粥样硬化，使血管腔狭窄、阻塞，导致心肌缺血、缺氧或坏死而引起的心脏病，它和冠状动脉功能性改变（痉挛）一起，统称冠状动脉性心脏病。冠状动脉粥样硬化是多种因素作用的结果，这些因素亦称为危险因素或易患因素，主要有年龄、性别、血脂异常、高血压、糖尿病、吸烟、肥胖、遗传和行为习惯（A 型性格）、饮食方式等因素。

1979 年 WHO 将冠心病分为五种临床类型，分别为无症状性心肌缺血、心绞痛、心肌梗死、缺血性心肌病和猝死。

（一）心绞痛

1.心绞痛

心绞痛是一种由于冠状动脉供血不足，导致心肌急剧暂时的缺血、缺氧所引起的临床综合征。

2.临床表现

以发作性胸痛为主要表现,疼痛的特点为:

(1)部位:位于胸骨体上段或中段之后,其次为心前区,常放射至左肩、左臂内侧达无名指和小指,或至咽、颈、背、上腹部等。

(2)性质:为压迫性不适或紧缩、发闷、堵塞、烧灼感,偶伴濒死感。

(3)诱因:常因体力劳动或情绪激动而诱发,也可在饱餐、寒冷、吸烟时发病。疼痛发生在体力劳动或激动时。

(4)持续时间:疼痛多持续 3~5min,于停止原来的活动后或舌下含服硝酸甘油后缓解。

(5)体征:平时无异常体征。心绞痛发作时可见面色苍白、表情焦虑、出汗、血压升高、心率增快,有时心尖部可出现第四心音、一过性收缩期杂音。

3.心绞痛的分型

目前临床将心绞痛分为 2 种类型

(1)稳定型心绞痛:又称劳力型心绞痛,为临床最常见的类型,指在冠状动脉狭窄的基础上,由于劳累、情绪激动等因素使心肌负荷增加诱发的心绞痛,休息或含服硝酸甘油后可迅速缓解,在 1~3 个月内发作时的表现、持续时间和发作频率无明显变化。

(2)不稳定型心绞痛:指除劳力型心绞痛之外的所有缺血性胸痛。此类心绞痛临床上不稳定,具有进展至心肌梗死的危险,必须给予足够重视,包括初次发生未到 1 个月的心绞痛;原为稳定型心绞痛近 1 个月发作频繁、持续时间延长、硝酸甘油不能缓解。

4.有关检查

(1)心电图检查:静息时心电图大多数患者正常,亦可出现非特异性 ST 段和 T 波改变。心绞痛发作时常可出现暂时性心肌缺血性的 ST 段压低、T 波倒置。

(2)放射性核素检查:利用放射性铊或锡显像所示灌注缺损提示心肌供血不足或消失区域,对心肌缺血诊断比较有价值。

(3)冠状动脉造影:选择性冠状动脉造影可清楚地显影左、右冠状动脉及其主要分支,具有确诊价值。

5.治疗原则

(1)发作期治疗:发作时应立即休息,停止活动。硝酸酯类是最有效、作用最快终止心绞痛发作的药物,常用药物有硝酸甘油、硝酸异山梨酯。不良反应有头昏、头胀痛、头部跳动感、面红、心悸等,偶有血压下降。

(2)缓解期治疗:去除诱因,积极治疗及预防冠心病的危险因素。使用作用持久的抗心绞痛药物,可选用硝酸酯制剂、β受体阻滞剂、钙通道阻滞剂。对符合适应证的心绞痛患者可行经皮腔内冠状动脉成形术(PTCA)及冠状动脉内支架植入术。

6.护理诊断/问题

(1)心前区疼痛:与心肌缺血、缺氧有关。

(2)活动无耐力:与心肌氧的供需失调有关。

7.护理措施

(1)休息:心绞痛急性发作时嘱患者立即停止活动,安置患者于舒适的体位,静坐或半卧位休息。

(2)吸氧:持续鼻导管吸氧2～4L/min,以缓解疼痛,并通知医生。

(3)病情观察:了解患者发生心绞痛的诱因,发作时疼痛的部位、性质、持续时间、缓解方式等,特别注意观察心绞痛的特征和类型有无变化,应警惕急性心肌梗死的发生。如可能应在发作时描记心电图,以明确心肌供血情况。

(4)用药护理:心绞痛急性发作时,指导患者立即将硝酸甘油或硝酸异山梨酯置于舌下含化或轻轻嚼碎后含化,硝酸甘油用药后1～2min起效。告诉患者含药后不要迅速站立,首次用药时应平卧片刻,以防低血压发生。

8.健康教育

(1)生活指导:积极防治危险因素 以低盐、低脂肪、低胆固醇、富含植物蛋白的清淡饮食为宜,少食多餐,避免饱餐,肥胖者应限制热量摄入,维持理想体重。定期检测血压、心电图、血糖、血脂。

(2)合理安排休息与活动:缓解期患者一般不需卧床休息,鼓励患者参加适当的体力劳动和锻炼,以不出现心绞痛为度;冬季外出时应保暖。保持乐观、平和的心态。

(3)用药指导:按医嘱服药,定期复查。平时携带保健药盒以备急用,并注意定期更换。一旦心绞痛发作频繁、程度加重、持续时间延长、硝酸甘油疗效差,应警惕心肌梗死,立刻由他人护送就诊。

(二)心肌梗死

1.心肌梗死

心肌梗死指因冠状动脉供血急剧减少或中断,使相应的心肌严重而持久地缺血导致心肌坏死。临床上表现为持久的胸骨后剧烈疼痛、发热、白细胞计数和血清心肌酶增高、心电图进行性改变;可发生心律失常、心源性休克或心力衰竭,属冠心病的严重类型。

2.临床表现

(1)先兆表现:约有半数患者在起病前数日至数周有乏力、胸部不适、心悸、烦躁等前驱症状,其中以初发型心绞痛或恶化型心绞痛最为突出。心绞痛发作较以往频繁且程度加重,时间较长,硝酸甘油效果不好,诱发因素不明显。

(2)主要症状

1)疼痛:为最早出现的最突出的症状。其性质和部位与心绞痛相似,但多无明显诱因,程度更剧烈,伴有大汗、烦躁不安、恐惧及濒死感,持续时间可长达数小时或数天,服硝酸甘油无效。少数急性心肌梗死患者可无疼痛,一开始即表现为休克或急性心力衰竭。

2)全身症状:有发热、心动过速、白细胞增高和血沉增快等。体温一般在38℃左右,持续约1周。

3)胃肠道症状:疼痛剧烈时常伴频繁的恶心、呕吐和上腹胀痛,与迷走神经受坏死心肌刺激和心排血量降低组织灌注不足等有关。

4)心律失常:见于 75%～95% 的患者,是急性心肌梗死患者死亡的主要原因。多发生在起病 1～2 周内,尤以 24h 内最多见。以室性心律失常最多见,尤其是室性期前收缩。下壁梗死易发生房室传导阻滞。

5)休克:主要为心源性休克,多在起病后数小时至 1 周内发生。主要表现为面色苍白、皮肤湿冷、脉细而快、大汗淋漓、烦躁不安、尿量减少,严重者可出现昏迷。

6)心力衰竭:主要为急性左心功能不全,患者表现为呼吸困难、咳嗽、发绀、烦躁等,重者出现肺水肿。

(3)体征:心率增快或减慢,心尖部第一心音减弱,可闻及舒张期奔马律;部分患者在起病 2～3 天出现心包摩擦音;可有各种心律失常。几乎所有患者都有血压降低。

3.并发症

(1)乳头肌功能失调或断裂:造成二尖瓣脱垂及关闭不全,重者可出现心力衰竭。

(2)心脏破裂:常发生于起病 1 周内,游离壁破裂时可发生急性心包压塞而猝死。

(3)心室壁瘤:主要见于左心室,可导致心脏扩大、左心衰竭和栓塞、心律失常等。

(4)心肌梗死后综合征:为机体对坏死物质的过敏反应,可表现为心包炎、胸膜炎或肺炎,有发热、胸痛等症状。

4.有关检查

(1)心电图:急性期特征性改变是深而宽的异常 Q 波(反映心肌坏死),ST 段呈弓背向上明显抬高(反映心肌损伤),T 波倒置。其心电图演变过程为抬高的 ST 段可在数日至 2 周内逐渐回到基线水平;T 波倒置加深呈冠状 T,此后逐渐变浅、平坦,部分可恢复直立;Q 波大多永久存在。

(2)实验室检查

1)血液检查:白细胞计数增高,红细胞沉降率增快,可持续 1～3 周。

2)血清心肌酶学:血清肌酸磷酸激酶及其同工酶(CPK、CPK-MB)、天门冬酸氨基转移酶(AST)、乳酸脱氢酶(LDH)升高,其中 CPK 的同工酶 CK-MB 及 LDH 的同工酶 LDH_1 诊断特异性最高。

(3)其他:血和尿肌红蛋白较心肌酶升高出现早、恢复慢。放射性核素心肌显像、超声心动图有助于定位诊断,了解心功能和有无并发症。

5.治疗原则

(1)一般治疗:急性期需卧床休息 1 周,保持环境安静。吸氧,重者可以面罩给氧。入住冠心病监护室(CCU)行心电图、血压、呼吸等监测 3～5d,必要时进行血流动力学监测。

(2)解除疼痛:对于心肌梗死的胸痛有效的止痛方法是静脉内注射止痛剂,常用药物有哌替啶(度冷丁)、吗啡;也可试用硝酸甘油或硝酸异山梨酯舌下含化或静脉滴注。疼痛较轻者可选用可待因、复方丹参注射液等药物。

(3)再灌注心肌:为防止梗死面积扩大,缩小心肌缺血范围,要尽早使闭塞的冠状动脉再通,使心肌得到再灌注。

1)溶栓疗法:在起病 6h 内使用纤维蛋白溶酶原激活剂溶解冠脉内的血栓。常用药物有尿激酶、链激酶,新型溶栓剂有重组组织型纤维蛋白溶酶原激活剂。

2)介入治疗:具备条件的医院可直接行经皮穿刺腔内冠状动脉成形术(PTCA)及支架置入术。

(4)消除心律失常:心律失常必须及时消除,否则可演变为严心律失常甚至猝死。一旦发生室性心律失常,首选利多卡因。心室颤动及室性心动过速药物疗效不好时立即行非同步直流电复律;高度房室传导阻滞时行临时人工心脏起搏治疗。

(5)控制休克:急性心肌梗死后的休克属心源性,治疗采用补充血容量、应用升压药及血管扩张剂、纠正酸中毒。无效时用主动脉内气囊反搏术、主动脉—冠状动脉旁路移植手术。

(6)治疗心力衰竭:主要是治疗急性左心功能不全,除应用吗啡、利尿剂外,应选用血管扩张剂,减轻左心室前后负荷。急性心肌梗死发生后 24h 内应尽量避免使用洋地黄制剂。

(7)其他治疗:抗凝疗法、β 受体阻滞剂和极化液疗法。

6.护理诊断/问题

(1)心前区疼痛:与心肌缺血坏死有关。

(2)活动无耐力:与氧的供需失调有关。

(3)恐惧:与剧烈疼痛产生濒死感、处于监护病室的陌生环境有关。

(4)潜在并发症:心律失常、心力衰竭、休克。

7.护理措施

(1)休息与活动:根据病情安排患者的休息与活动,第 1 周安置患者绝对卧床休息,协助患者进行翻身、进食、洗漱、大小便等;第 2 周可安排在床上活动如伸屈双下肢或作四肢轻缓的主动与被动活动,以防静脉血栓形成、关节僵硬、便秘;第 3 周开始可鼓励患者下床在床边踱步或室内走动,逐步过渡到室外行走;第 4 周可协助上下楼梯或出院。病情严重或有并发症者,应适当延长卧床时间。密切观察患者活动后的反应,如出现呼吸困难、脉搏过快、胸痛、眩晕、血压异常等,应停止活动继续卧床休息。

(2)饮食:给予低盐、低脂、低胆固醇、清淡易消化、无刺激性的饮食,少量多餐,避免暴饮暴食而加重心脏负荷。第 1 周给予流质饮食,第 2 周改为半流质,第 3 周可吃软饭,1 个月后恢复为普通饮食,严禁烟酒。

(3)止痛治疗的护理:遵医嘱给予吗啡或派替啶止痛,注意有无呼吸抑制等不良反应。给予硝酸酯类药物时应随时监测血压的变化,维持收缩压在 100mmHg 以上。

(4)溶栓治疗的护理:使用溶栓及抗凝药前,要询问患者是否有出血、消化性溃疡和肝功能不全等病史;使用过程中遵医嘱监测患者出凝血时间、生命体征,进行心电监测,观察患者皮肤黏膜、尿液、呕吐物及颅内有无出血表现,一旦出血,应紧急处理。

(5)排便护理:因用力排便可诱发或加重心肌梗死。故应向患者解释保持大便通畅对控制病情的重要性,指导患者多食富含纤维素的蔬菜和水果,便秘时遵医嘱应用缓泻剂如番泻叶、果导等或给予开塞露塞肛,嘱患者切勿用力屏气,以免发生意外。

(6)观察病情:密切观察心率、心律、心功能及血流动力学变化,如心电监护发现危险信号(室性早搏、房室传导阻滞),立即告知医生并协助处理。

(7)心理护理:关心、体贴、安慰、鼓励患者,以最和善的态度、最妥善的语言回答患者提出的问题以帮助其树立战胜疾病的信心。

8.健康教育

(1)防治危险因素:如积极治疗高血压、高血脂、糖尿病等,自觉戒烟酒,控制体重。定期进行心电图、血糖、血脂检查。

(2)生活指导:合理安排休息与活动,适当参加体力活动,调整生活方式,缓和工作压力,保证充足睡眠,以促进心功能恢复。合理选择食谱,应少量多餐,避免饱餐,限制高脂食物,多食粗纤维和富含维生素 C 的蔬菜、水果,以保持大便通畅,戒烟酒以免增加心率。

(3)康复锻炼:可缩短患者住院时间,减少医疗费用,降低病死率和致残率,包括住院期康复(Ⅰ期)、中间期康复(Ⅱ期)、维持期康复(Ⅲ期)三个阶段,根据病情需要指导患者康复内容,一般活动可安排在下午。但如果出现下列情况应减少或停止活动:明显劳累;头痛、虚脱和气短;心绞痛发作;出现心律失常的症状等。

(4)用药指导:坚持治疗,定期复查。随身携带保健盒并告知患者应用的方法,以备急用,此外,硝酸甘油见光易分解,应放在棕色瓶中,6 个月更换一次,以防止药物受潮、变质而失效。出院后按医嘱继续用药,每月定期复查。

五、原发性高血压护理

(一)概述

原发高血压是以体循环动脉血压升高为主要表现的综合征,简称高血压。高血压发病率高,可影响心、脑、肾等重要器官的结构与功能,最终导致器官功能衰竭;高血压是多种心、脑血管疾病的重要病因和危险因素,也是心血管疾病死亡的主要原因之一。在血压升高的患者中,约 5% 为继发性高血压,是指由某些明确而独立的疾病引起的血压升高。

根据 1999 年世界卫生组织和国际高血压学会(WHO/ISH)高血压治疗指南,高血压的诊断标准为:未服抗高血压药的情况下,收缩压≥140mmHg(18.7kPa)和/或舒张压≥90mmHg(12kPa)。

(二)临床表现

1.一般表现

大多数患者起病缓慢,早期多无症状,患者常因体检而发现血压升高,可有头痛、头晕、心悸、耳鸣、失眠等症状,休息后可恢复正常。体检时可听到主动脉瓣第二心音亢进,主动脉瓣区收缩期杂音或收缩早期喀喇音。

2.并发症

随病程进展,血压持久升高,可导致心、脑、肾等靶器官损害。

(1)心脏表现:血压长期升高使左心室后负荷过重,左心室肥厚扩张,最终导致充血性心力衰竭,高血压可促使冠状动脉粥样硬化的形成及发展并使心肌耗氧量增加,可出现心绞痛、心肌梗死、心力衰竭及猝死。

(2)脑部表现:主要为脑血管意外,高血压可促进脑动脉粥样硬化的发生,引起短暂性脑缺血发作及脑血栓形成。长期血压升高可发生脑出血。

(3)肾脏表现:长期持久血压升高可致进行性肾小动脉硬化,使肾功能减退,出现多尿、夜尿、尿中有蛋白及红细胞,晚期可出现氮质血症及尿毒症。

(4)眼底表现:可以反映高血压的严重程度,分为四级:Ⅰ级,视网膜动脉痉挛、变细;Ⅱ级,视网膜动脉狭窄,动脉交叉压迫;Ⅲ级,眼底出血或棉絮状渗出;Ⅳ级,出血或渗出伴有视神经乳头水肿。

3.高血压急症

(1)恶性高血压:1%～5%的中、重度高血压患者可发展为恶性高血压。发病急,多见于中、青年;血压明显升高,舒张压持续在130mmHg(17.3kPa)以上;心、脑、肾损害进展迅速,如不及时治疗,可死于肾衰竭、脑卒中或心力衰竭。

(2)高血压危象:患者血压在短时间内剧升,出现头痛、烦躁、心悸、多汗、恶心、呕吐、面色苍白或潮红、视力模糊等征象。血压以收缩压显著升高为主。发作一般历时短暂,控制血压后病情可迅速好转,但易复发。

(3)高血压脑病:是指血压急剧升高的同时伴有中枢神经功能障碍如严重头痛、呕吐、神志改变,重者意识模糊、抽搐、癫痫样发作甚至昏迷。其发生机制可能是过高的血压导致脑灌注过多,出现脑水肿所致。

4.高血压的分级和危险度分层

高血压的分级根据血压高低可分为1、2、3级。危险度分层根据靶器官的损害和血压水平可分为低危、中危、高危和极高危。

(三)治疗原则

治疗目的是使血压下降接近或达到正常范围;防止和减少心脑血管及肾脏并发症,降低病死率和致残率。需长期甚至终身治疗。

1.非药物治疗

适合于各型高血压患者。限制钠摄入,减轻体重,适当运动,休息或其他生物行为方法。

2.药物治疗

(1)利尿剂:降压作用缓和,适用于轻、中度高血压,尤其适用于老年人收缩期高血压及心力衰竭伴高血压的治疗。常用药物有氢氯噻嗪、呋塞米、氨苯蝶啶。

(2)β受体阻滞剂:此药降压作用缓慢,适用于轻、中度高血压,尤其是心率较快的中青年患者或合并有心绞痛、心肌梗死后的高血压患者。常用药物美托洛尔、阿替洛尔。

(3)钙通道阻滞剂:常用药物有硝苯地平、地尔硫卓、尼群地平。目前临床多应用长效或缓释型制剂,如非洛地平、氨氯地平等。

(4)血管紧张素转换酶抑制剂:此药对各种程度的高血压均有一定降压作用,对伴有心力衰竭、左室肥大、心肌梗死后、糖耐量减低或糖尿病肾病蛋白尿等合并症的患者尤为适宜。常用药物有卡托普利、依那普利。

(5)血管紧张素Ⅱ受体拮抗剂:常用药物有氯沙坦、伊贝沙坦、替米沙坦等。此类药物降压作用缓慢,但持久而平稳。

使用降压药物时,剂量一般从小开始而逐渐增加;对普通高血压患者的血压以缓降为宜,亦不宜将血压降至过低,以避免引起或加重心、脑、肾供血不足;可采用联合用药的方法以增强药物协同作用,减少每一种药物剂量,抵消不良反应,提高疗效。

3.急症高血压的治疗

快速降压,首选硝普钠静脉滴注,开始剂量 $10\sim25\mu g/min$,以后可根据血压情况逐渐加量,直至血压降至安全范围。有高血压脑病时宜给予脱水剂如甘露醇;亦可用快速利尿剂,如呋塞米 $20\sim40mg$ 静脉注射。有烦躁、抽搐者,给予地西泮、巴比妥类药物肌注或水合氯醛保留灌肠。

(四)护理诊断/问题

1.疼痛

头痛与血压升高有关。

2.有受伤的危险

与头晕、急性低血压反应、视力模糊或意识改变有关。

3.潜在并发症

高血压急症、急性脑血管病。

(五)护理措施

1.生活护理

患者血压较高、症状明显时应卧床休息,保证充分的睡眠时间。给予低盐、低脂、低胆固醇饮食。

2.监测血压

定期监测血压并做好记录,为减少误差,测量血压时应注意:①患者在测血压前 30min 不要吸烟,不要饮用刺激性饮料如浓茶、可乐、咖啡等;②患者应在安静状态下休息 5min 后再测血压;③应固定部位,一般以右上肢为准;④固定使用同一血压计;⑤应采用统一体位,取坐位或卧位。

3.病情观察

严密观察病情变化,发现血压急剧升高、剧烈头痛、呕吐、大汗、视力模糊、面色及神志改变、肢体运动障碍等症状,立即报告医师。

4.用药护理

遵医嘱予以降压药治疗,测量用药后的血压以判断疗效,并观察药物不良反应。使用噻嗪类和袢利尿剂时应注意补钾,防止低钾血症;用β受体阻滞剂应注意其抑制心肌收缩力、心动过缓、房室传导时间延长、支气管痉挛、低血糖、血脂升高等不良反应;钙道阻滞剂硝苯地平的不良反应有头痛、面红、下肢水肿、心动过速,而地尔硫卓可致心肌收缩力减弱作用和心动过缓;血管紧张素转换酶抑制剂可有头晕、乏力、咳嗽、肾功能损害等不良反应。

5.高血压急症护理

一旦发生高血压急症,应迅速建立静脉通道,遵医嘱尽早准确给药并注意用药原则,如硝普钠静脉滴注过程中应避光,调整给药速度,严密监测血压,脱水剂滴速宜快等。保持呼吸道通畅,吸氧。安定患者情绪,必要时用镇静剂。连接好心电、血压、呼吸监护,密切观察病情变化。

6.心理护理

保持健康心态、减少精神压力对患者十分重要。了解和熟悉患者的性格特征及有关社会因素,给患者以直接的心理援助;在血压控制后,根据患者的性格特点,结合疾病的有关知识,进行解释和心理疏导,提出改变不良性格的方法,使患者心态平和、轻松、稳定,保持乐观情绪。

(六)健康教育

1.疾病知识指导

向患者及家属解释引起原发性高血压的生物、心理、社会因素及高血压对机体的危害,以引起患者足够的重视,坚持长期的饮食、运动、药物治疗,将血压控制在接近正常的水平,以减少对靶器官的进一步损害。

2.生活指导

指导患者合理饮食,改变不良的生活方式。饮食原则为限钠、限盐、限动物脂肪、限胆固醇,食入钠盐以每天 5g 左右为好,不要超过 10g,胆固醇每天不超过 300mg,多食含纤维素较高的食物。劝戒烟,限饮酒,劳逸结合,保证充分的睡眠。学会自我心理平衡调整,保持乐观情绪。

3.用药及出院指导

告诉患者及家属有关降压药的名称、剂量、用法、作用与不良反应。教育患者服药剂量必须遵医嘱执行,不可随意增减药量或突然撤换药物。教会患者或家属定时测量血压并记录,定期门诊复查。若血压控制不满意或有心动过缓等不良反应应随时就诊。

第九章 消化系统疾病护理

一、胃炎护理

胃炎是由各种原因所致的胃黏膜炎症。按临床发病的缓急,可分为急性和慢性胃炎两大类。急性胃炎分急性单纯性胃炎、糜烂性胃炎、化脓性胃炎和腐蚀性胃炎四种。其中以急性单纯性胃炎为多见,其次为急性糜烂性胃炎及急性腐蚀性胃炎,急性化脓性胃炎罕见。

(一)急性单纯性胃炎

1.临床表现

一般在进食后数小时至 24h 发病。表现为中上腹部不适、腹痛、食欲减退、恶心、呕吐等。伴有肠炎者可出现腹泻,严重者可有发热、脱水、酸中毒,甚至引起休克。上腹部或脐部有轻压痛,肠鸣音亢进。

2.治疗原则

去除病因,卧床休息,可暂时禁食或进清淡流质食物,多饮水。腹痛剧烈者给予局部热敷或解痉剂。呕吐频繁者应给予静脉补液,伴肠炎者可加用抗生素。

(二)急性糜烂性胃炎

1.急性糜烂性胃

急性糜烂性胃炎炎是以胃黏膜多发性糜烂为特征的胃炎,又称急性胃黏膜病变,常伴出血,故又称为出血性胃炎。

2.临床表现

多有呕血及黑便,常为间歇性发作,可自行自止。部分病例可有上腹部不适、腹痛、恶心、呕吐等症状。

3.治疗原则

治疗原发病、去除诱因、服用制酸剂、H_2受体拮抗剂和胃黏膜保护剂等。

(三)急性腐蚀性胃炎

1.临床表现

最早出现的症状为口腔、咽喉、胸骨后及上腹部剧痛,常伴有吞咽疼痛或困难。可有频繁的恶心呕吐,呕出血性黏膜,严重者可引起休克、食管或胃穿孔,最终会导致食管、贲门或幽门的瘢痕性狭窄。不同腐蚀剂,可在口腔、咽喉部黏膜上呈现不同颜色的灼痂,如硫酸为黑色痂、硝酸呈深黄色痂、盐酸为灰棕色痂、醋酸或草酸为白色痂,强碱呈透明水肿,有助于腐蚀剂的鉴别。

2.治疗原则

有休克者首先抢救休克。应禁食,吞服强酸者应立即口服牛奶、蛋清或弱碱溶液如镁乳、氢氧化铝等;碱性毒物可用稀释的食醋或果汁,禁忌洗胃。为防止感染可给广谱抗生素,并给予有针对性的解毒药物,后期出现食管狭窄者可进行食管扩张术。

(四)慢性胃炎

1.慢性胃炎

慢性胃炎是指不同病因引起的各种慢性胃黏膜炎性病变。

2.临床表现

慢性胃炎多无明显症状。部分患者有消化不良的表现,少数患者有呕血与黑便。A 型胃炎可有舌炎及贫血、体重减轻。

3.有关检查

(1)胃液分析:A 型胃炎有胃酸缺乏,B 型胃炎胃酸多正常。

(2)血清学检查:A 型胃炎血清促胃液素水平常明显升高,血中可测得抗壁细胞抗体和抗内因子抗体。B 型胃炎血清促胃液素水平可降低或正常,血清中可测得抗壁细胞抗体,但滴度低。

(3)胃镜及活组织检查:是慢性胃炎的确诊手段,活组织检查有助于进行组织类型诊断。

(4)幽门螺杆菌检测:在胃镜检查的同时,通过培养、快速尿素酶测定等方法检测 Hp。

4.治疗原则

(1)根除幽门螺杆菌治疗:常应用一种胶体铋剂或一种质子泵抑制剂与两种抗生素如阿莫西林、克拉霉素、甲硝唑(或替硝唑)等二联或三联治疗,疗程 2 周。

(2)去除病因:有胆汁反流者,可口服消胆胺或氢氧化铝凝胶。因非甾体类抗炎药引起者,应立即停药并用制酸剂或硫糖铝等胃黏膜保护药。

(3)A 型胃炎无特殊治疗:有恶性贫血者,可注射维生素 B_{12}。

(五)急、慢性胃炎的护理诊断/问题

1.上腹部痛

与胃黏膜的炎性病变有关。

2.营养失调,低于机体需要量

与胃炎所致的食物摄入、吸收障碍有关。

3.焦虑

与呕血、黑便及病程迁延不愈有关。

4.知识缺乏

缺乏急、慢性胃炎的病因及病情进展知识及自我护理知识。

(六)护理措施

1.休息

急性胃炎及慢性胃炎的急性发作期,或伴有消化道出血时应卧床休息。慢性胃炎恢复期,注意劳逸结合。

2.疼痛的护理

遵医嘱给予局部热敷、按摩、针灸或遵医嘱给止痛药物等缓解上腹部的疼痛。

3.饮食护理

急性胃炎及慢性胃炎急性发作期的患者可给予无渣、半流质的温热饮食。剧烈呕吐、呕血的患者应禁食,恢复期可进高热量、高蛋白、易消化的饮食,忌食刺激性食物。

4.用药护理

硫糖铝在餐前 1h 或睡前服用效果最好,如需同时服用制酸药,制酸药应在硫糖铝服前半小时或服后 1h 给予,此外,可用多潘立酮(吗丁啉)或西沙必利促进胃排空。

5.心理护理

应向患者耐心说明原因,告知患者,通过有效的自我护理和保健,可减少本病的复发次数。

(七)健康教育

(1)向患者及家属讲明病因,指导患者避免各种诱发因素,如戒烟、戒酒等。

(2)向患者介绍药物知识,如常用药物的名称、作用、服用的剂量、方法及时间。

(3)强调饮食调理对预防慢性胃炎反复发作的重要性。指导患者应及时治疗急性胃炎,以免发展为慢性胃炎。

(4)告知患者要坚持定期复查。

二、消化性溃疡护理

(一)概述

消化性溃疡主要指发生在胃和十二指肠黏膜的慢性溃疡,由于溃疡的形成与胃酸及胃蛋白酶的消化作用有关,故称为消化性溃疡。由于本病绝大多数(95%以上)位于胃和十二指肠,故也称为胃溃疡、十二指肠溃疡。消化性溃疡也可发生在食管下段和 Meckel 憩室。

(二)临床表现

临床特点为慢性病程、周期性发作、节律性上腹痛,冬末春初、秋末冬初易发病。

1.症状

(1)上腹痛:是消化性溃疡最主要的症状,胃溃疡和十二指肠溃疡在疼痛部位、疼痛时间、疼痛节律性方面等有所不同。胃溃疡患者多出现剑突下正中或偏左疼痛,多在进食后 0.5~1h 发生,至下次进餐前缓解,疼痛节律性表现为进食—疼痛—缓解;十二指肠溃疡患者疼痛多位于上腹正中或偏右,多在进食后 2~3h 发生,至下次餐后缓解,常发生夜间痛,疼痛节律性表现为疼痛—进食—缓解。

(2)其他消化道症状:反酸、嗳气、恶心、呕吐、食欲不振、畏食等。

(3)全身症状:表现为自主神经功能失调的症状如失眠、多汗、脉缓等,部分胃溃疡也可出现消瘦、贫血等营养不良症。

2.体征

缓解期多无明显体征,溃疡活动期上腹部有固定而局限的压痛点。

3.并发症

(1)上消化道出血:是本病最常见的并发症,十二指肠溃疡更易发生。

(2)穿孔:可表现为急性穿孔、慢性穿孔和亚急性穿孔。急性穿孔在临床上常见,当溃疡疼痛的节律性消失,或变为持续性疼痛,进食或用制酸药后不能有效缓解,并向背部或两侧上腹部放射时,常提示可能出现穿孔。

(3)幽门梗阻:常见于十二指肠溃疡或幽门管溃疡患者。表现为餐后上腹部饱胀,反复大量呕吐,呕吐物是呈酸腐味的宿食,大量呕吐后腹痛可暂时缓解。严重时可引起水和电解质紊乱,常表现营养不良和体重下降。上腹饱胀、逆蠕动的胃型、空腹时检查胃内有振水音、抽出胃液量＞200mL,是幽门梗阻的特征性表现。

(4)癌变:少数胃溃疡可发生癌变。对有长期胃溃疡病史,年龄在45岁以上,经严格内科治疗4～6周症状无好转,大便隐血试验持续阳性者,应高度怀疑癌变的可能。

(三)有关检查

1.胃镜和胃黏膜活组织检查

是消化性溃疡的确诊手段。可直接观察溃疡部位、病变大小、性质,并可在直视下取活组织做病理检查和检测幽门螺杆菌。

2.Hp检测

可确诊是否由Hp感染导致的消化性溃疡。检测结果可作为选择根除幽门螺杆菌治疗方案的依据。侵入性检查方法有快速尿素酶试验、组织学检查和幽门螺杆菌培养,非侵入性检查方法有^{13}C或^{14}C呼气试验和粪便幽门螺杆菌抗原测定。^{13}C或^{14}C呼气试验常作为幽门螺杆菌根治后复查的首选方法。

3.X线钡餐检查

直接征象为龛影,对诊断溃疡有确诊价值。

4.胃液分析

胃溃疡患者的胃酸分泌正常或低于正常,部分十二指肠溃疡患者胃酸增多。

5.粪便隐血试验

隐血试验阳性提示溃疡有活动,对于胃溃疡患者若持续阳性,应怀疑癌变的可能。

(四)诊断要点

根据慢性病程、周期性发作及节律性中上腹疼痛的特点,结合上腹部局限压痛点,一般可做出初步诊断。确诊需依据胃镜或X线钡餐检查发现直接征象(龛影)。

(五)治疗原则

治疗目的在于消除病因,控制症状,缓解疼痛,促进溃疡愈合,减少复发和避免并发症的发生。

1.药物治疗

(1)根除Hp治疗:常用一种质子泵抑制剂和(或)一种胶体铋剂加上两种抗生素,如克拉霉素、阿莫西林、甲硝唑、呋喃唑酮等药物中任选两种或三种组成三联或四联疗法。其中以质子泵抑制剂加克拉霉素再加阿莫西林或甲硝唑的方案根除率最高、使用方便。

(2)抑制胃酸分泌:①H_2受体拮抗剂(H_2RA),常用药物有西米替丁、雷尼替丁和法莫替丁;②质子泵抑制剂(PPI),以奥美拉唑(洛赛克)为代表,其抑酸作用较H_2受体拮抗剂更强、更持久；③制酸剂，常用碱性制酸药有氢氧化铝凝胶、碳酸氢钠、镁乳等。

（3）增加黏膜抵抗力的药物：常用药物有胶体铋剂、硫糖铝和前列腺素。

2.手术治疗

适用于伴有急性穿孔、幽门梗阻、大量出血和恶性溃疡等合并症的消化性溃疡患者。

（六）护理诊断/问题

1.上腹痛

与消化道黏膜溃疡有关。

2.营养失调，低于机体需要量

与疼痛导致摄入量减少及消化吸收障碍有关。

3.知识缺乏

缺乏溃疡病防治知识。

4.潜在并发症

上消化道出血、穿孔、幽门梗阻、癌变。

（七）护理措施

（1）评估疼痛的部位、程度、性质、持续时间、诱发因素和缓解因素。

（2）指导患者合理休息：对较重的活动性溃疡患者或大便隐血试验阳性患者应嘱其卧床休息1～2周，病情较轻的患者注意劳逸结合。

（3）做好心理护理。

（4）指导患者合理饮食：嘱患者规律进食，忌食粗糙、生冷及刺激性食物。

（5）遵医嘱指导患者正确服药，观察药物疗效及不良反应。

（6）帮助患者使用非药物性方法减轻腹痛：如指导患者使用放松技术、局部热敷、针灸、理疗等方法。

（八）健康教育

（1）向患者及家属宣传全面治疗的重要性。

（2）根据患者的了解程度，采用多种方法进行健康教育，内容包括规律生活与充分休息的重要性；如何进行长期饮食调节；药物的正确使用方法及其不良反应；消化性溃疡的并发症及表现，应如何观察；定期随诊的重要意义。

（3）对于年龄偏大的胃溃疡患者应嘱其定期复查，防止癌变。

（4）应在社区中大力宣传有关溃疡病的防治知识，以减少溃疡病的发病率。

（九）胃镜、十二指肠镜检查的护理

1.目的

诊断胃及十二指肠疾病，明确上消化道出血的部位及性质，对急性胃出血可在内镜直视下作止血处理，对胃息肉进行胃镜下摘除。

2.适应证与禁忌证

（1）适应证：①不明原因的消化道出血；②X线钡餐检查发现上消化道有病变，性质不能确

定等;③反复或持续出现上消化道症状和(或)粪便隐血阳性;④吞咽困难、吞咽疼痛或胸骨后烧灼感;⑤慢性萎缩性胃炎伴肠上皮不典型化生者的定期随访;⑥食管、胃手术后症状复发或加重,怀疑吻合口病变;⑦药物治疗后随访或手术后效果的观察;⑧行胃内息肉摘除,取食管或胃内异物,局部止血,黏膜下注射、曲张静脉结扎、硬化等治疗;⑨疑胰腺、胆囊病变,通过十二指肠进行逆行性胰胆管造影。

(2)禁忌证:①严重的心、肺、肝、肾功能不全者;②局部有障碍因素,如口、咽、食管、胃的急性炎症,特别是腐蚀性炎症,主动脉瘤;③严重的凝血障碍、活动性肝炎;④神志不清及精神失常者。

3.护理

(1)检查前准备:①给患者讲解检查目的及过程,教给检查中的配合方法,告知可能出现的不适反应与应对方法,了解有无麻醉药过敏史及心血管疾病史;②告知患者做好检查前的准备,禁食、禁药12h,有幽门梗阻者检查前2~3天进流质饮食,检查当天晚上应先抽尽胃内容物,必要时洗胃;做过钡餐检查的患者需要3天后再行胃镜检查,以免影响观察效果;③检查前半小时给予皮下注射安定、阿托品;④帮助患者摘除义齿,协助医师于检查前5~10min用2%利多卡因喷雾咽部2~3次,或吞服1%丁卡因糊剂10mL,麻醉咽喉部。

(2)检查中配合:①协助患者取左侧卧位,头稍向后仰,放松领口和腰带,患者口边置弯盘,嘱其咬紧牙垫;②插镜过程中,密切观察患者反应,保持患者的头部不动,当胃镜到达咽喉部时应嘱患者做吞咽动作,以助胃镜顺利通过,恶心时嘱患者做深呼吸;③检查过程中随时观察患者的面色、呼吸、脉搏,如有异常应告知医师立即停止检查并做相应处理。

(3)检查后护理:①嘱患者不要吞咽唾液,待麻醉作用消失后,可嘱其先饮少量水,2h可进流质饮食,做活检者,4h后方可进温凉流质饮食;②若出现咽痛、咽喉部异物感等症状,可含喉片或温水,以减轻疼痛,若出现腹痛、腹胀等症状,可按摩腹部,促进排气;③数日内应观察有无消化道出血、穿孔、感染等并发症。

三、胃癌护理

(一)概述
胃癌是我国最常见的恶性肿瘤之一,居消化道肿瘤死亡原因的首位。

(二)临床表现

1.早期胃癌

大多数可无任何症状及体征,部分患者表现类似慢性胃炎及溃疡病的非特异性消化不良表现。

2.进展期胃癌

随着病情的进展可出现由于胃癌引起的症状和体征。

(1)上腹痛:是进展期胃癌最早出现的症状。开始表现为上腹部饱胀不适,而后出现隐痛。最后疼痛逐渐加重、持续而不能缓解。

(2)消化道症状:恶心、呕吐,食欲减退常很突出,并伴有逐渐消瘦、体重进行性下降。

(3)呕血与黑便:出血可以是大量的,并迅速发生休克;也可自行停止,以后再发。偶尔仅表现为便血或黑便。

(4)其他症状:胃壁受累时可有易饱感;贲门癌累及食管下端时可出现吞咽困难;胃窦癌引起幽门梗阻时出现严重恶心、呕吐;溃疡性胃癌可有黑便和呕血;转移癌转移到相应脏器引起相应表现。

(5)体征:上腹部可触及肿块,有压痛,癌肿转移可出现相应脏器受累的体征。

3.并发症

大出血、幽门或贲门梗阻以及胃穿孔等是胃癌的主要并发症。

(三)有关检查

1.血常规检查

有缺铁性贫血的表现,如血红蛋白降低,血沉可增快。

2.粪便隐血试验

持续阳性。

3.X 线钡餐检查

对胃癌的诊断很有帮助

4.胃镜检查

胃镜检查结合黏膜活检,对胃癌具有确诊价值。

(四)诊断要点

有消化系统的症状和体征,结合 X 线钡餐检查和胃镜加活组织检查即可确诊。

(五)治疗原则

1.手术治疗

是目前治愈胃癌的唯一方法,其效果取决于胃癌的病期、癌肿侵袭的深度和扩散范围。

2.化学治疗

常用于辅助手术治疗。

3.其他疗法

(1)内镜下治疗:内镜下激光照射或内镜冷冻法等可用于治疗早期胃癌。

(2)支持治疗:静脉高营养疗法常用于辅助治疗。

(3)免疫治疗:可用免疫增强剂如卡介苗、左旋咪唑等提高患者免疫力。

(4)中医中药治疗:中药扶正抗癌可以配合使用。

(六)护理诊断/问题

1.上腹痛

与胃癌或其并发症有关。

2.营养失调,低于机体需要量

与腹痛、恶心、呕吐、厌食引起的摄入量减少及消化吸收障碍有关。

3.恐惧

与得知癌症诊断有关。

（七）护理措施

1.休息

早期胃癌经过治疗后可从事轻工作，中、晚期患者则需卧床休息。

2.饮食护理

给予适合患者口味的高热量、高蛋白、易消化的饮食，少量多餐；如有幽门梗阻需禁食，必要时行胃肠减压；对化疗患者应多鼓励患者进食，必要时遵医嘱给予静脉营养。

3.疼痛护理

遵医嘱给予止痛剂，并评估止痛效果。

4.心理护理

应给予患者心理支持。

5.预防感染

应鼓励癌症晚期患者进行深呼吸和有效咳痰，定时更换体位，以防止肺炎及肺不张的发生。保持患者口腔、皮肤的清洁，尽量避免患者与患呼吸道感染的人群接触。

（八）健康教育

1.指导患者多食新鲜蔬菜、瓜果，不食用熏烤和盐腌食物，不食霉变食物，防止暴饮暴食。
2.积极治疗与胃癌有关的疾病，如萎缩性胃炎、胃息肉、胃溃疡等。

四、肝硬化护理

（一）概述

肝硬化是由于一种或多种致病因素长期或反复地作用于肝脏，造成肝组织慢性、进行性、弥漫性损害而引起的以门静脉压增高和肝功能障碍为主要临床表现的一种常见的慢性肝病。

（二）临床表现

肝硬化起病隐匿，病程发展缓慢，潜伏可达 3～5 年或更长，临床上将其分为肝功能代偿期和肝功能失代偿期。

1.代偿期

以疲乏无力、食欲减退为主，可伴腹胀、恶心、腹泻等，劳累或发生其他疾病时症状加重，休息或治疗后症状可缓解。肝轻度大，质变硬，脾轻度大。

2.失代偿期

主要为肝功能减退和门脉高压两方面表现。

（1）肝功能减退表现

1）全身症状和体征：一般营养状况较差，可有低热、消瘦、乏力、精神欠佳、皮肤干枯、面色灰暗黝黑（肝病面容）等。

2）消化道症状：食欲减退或厌食，食后上腹饱胀不适、恶心、呕吐；稍进油腻食物易引起腹泻。

3）出血倾向和贫血：由于肝合成凝血因子减少、脾功能亢进、毛细血管脆性增加等使皮肤出现紫癜，有鼻出血、牙龈出血或胃肠出血等倾向。因营养不良、肠道吸收障碍、脾功能亢进等原因,患者可出现贫血。

4)内分泌紊乱:由于雌激素在体内蓄积,雄激素和肾上腺糖皮质激素减少,男性可有性欲减退、睾丸萎缩、乳房发育等;女性可有月经失调、闭经等。面颈、上胸、上肢等部位可见蜘蛛痣,在手掌大小鱼际及指端腹侧有红斑(称为肝掌)。因肝功能减退,使继发性醛固酮和抗利尿激素增多,引起水钠潴留,对腹水形成起重要作用。

(2)门静脉高压表现

脾肿大、侧支循环的建立和开放、腹水是门脉高压的三大表现。

1)脾大和脾功能亢进:多为轻、中度大,晚期伴脾功能亢进,表现为白细胞、血小板和红细胞计数减少。

2)侧支循环的建立和开放:①食管下段和胃底静脉曲张,可发生破裂引起呕血、黑粪及休克症状;②腹壁和脐周静脉曲张;③痔静脉扩张形成痔核,破裂时引起便血。

3)腹水:是肝硬化最突出的临床表现。腹水的患者常有明显腹胀感,尤以饭后显著,大量腹水使横膈抬高可出现呼吸困难、脐疝及双下肢水肿,腹部膨隆呈蛙状腹,腹部皮肤绷紧发亮,有移动性浊音。腹水形成的原因:①门静脉压力增高;②低蛋白血症;③肝淋巴液生成过多;④抗利尿激素和继发性醛固酮增多;⑤肾小球滤过率降低。

(3)并发症

1)上消化道出血:是最常见的并发症。常突然发生大量呕血或黑粪,可造成出血性休克或诱发肝性脑病,死亡率高。

2)肝性脑病:是晚期肝硬化最严重的并发症,也是常见死亡原因。

3)感染:由于肝硬化患者抵抗力降低,常易并发细菌感染如肺炎、大肠杆菌脓毒症、胆道感染及自发性腹膜炎等。

4)功能性肾衰竭(肝肾综合征):肝硬化出现大量腹水时,由于有效循环血容量不足,可致功能性肾衰竭,表现为少尿或无尿,氮质血症、稀释性低钠血症。其原因是肾血管收缩,引起肾皮质血流量减少及肾小球滤过率降低所致。

5)原发性肝癌:若患者在短期内出现肝脏迅速增大,且表面发现肿块,持续肝区疼痛或腹水增多且为血性,不明原因发热等,应考虑并发原发性肝癌,需做进一步检查。

6)电解质和酸碱平衡紊乱:由于钠摄入不足、长期使用利尿剂或大量放腹水等易出现低钠血症;摄入不足、呕吐、腹泻、长期应用利尿剂或高渗葡萄糖液,易造成低钾、低氯,导致代谢性碱中毒,从而诱发肝性脑病。

(三)有关检查

1.血常规

代偿期多正常,失代偿期可有贫血,脾功能亢进时还有白细胞和血小板计数减少。

2.尿常规

失代偿期可有尿管型、血尿、蛋白尿;黄疸时尿胆红素阳性,尿胆原增加。

3.肝功能检查

代偿期正常或轻度异常。失代偿期可有清蛋白降低、球蛋白增高、清/球蛋白比例降低或倒置,也可有转氨酶增高,凝血酶原时间延长。

4.免疫学检查

血清 IgG 增高。病毒性肝炎引起的肝硬化,其血清中病毒标志物呈阳性反应。

5.腹水检查

为漏出液,并发自发性腹膜炎、结核性腹膜炎或癌变时,腹水性质发生改变。

6.影像学检查

食管吞钡 X 线检查,可见食管下段或胃底静脉曲张。B 超和 CT 检查,可显示脾静脉和门静脉的宽度、肝脾大小及质地、有无腹水等。

7.其他

肝穿刺活组织检查可确诊肝硬化。腹腔镜检查可见肝脏表面成结节状改变,取活体组织可协助确诊。

(四)诊断要点

有引起肝硬化的相关病史;体检肝脏质地坚硬,并有肝功能减退及门脉高压的症状和体征;有关检查显示有异常结果。

(五)治疗原则

目前尚无特效治疗。主要是对症治疗、改善肝功能和抢救并发症。

1.腹水的治疗

主要措施是限制钠和水摄入;给予利尿剂、泻药,腹腔穿刺放腹水等增加钠和水的排泄;输注新鲜血液、白蛋白或血浆等,以提高血浆渗透压;放出的腹水通过超滤或浓缩处理后再静脉回输入体内,可用于顽固性腹水的治疗。

2.药物治疗

适当运用保肝药物,种类不宜过多,以免增加肝细胞负担。也可采用中西医联合治疗。

3.饮食治疗

肝硬化患者的饮食原则应是高热量、足够蛋白质、充足维生素和低盐饮食。蛋白质以每日每千克体重 1～1.5g 为宜,可进食瘦肉、鱼肉、鸡肉等优质蛋白。对有肝性脑病前驱症状者,应暂时限制蛋白摄入量。有食管静脉曲张者应避免坚硬粗糙的食物。严禁饮酒。肝硬化患者宜实行低盐饮食,尤其腹水患者更应限制钠的摄入。

(六)护理诊断/问题

1.体液过多

与肝功能减退、门静脉升高、低蛋白血症等有关。

2.营养失调,低于机体需要量

与肝功能减退、食欲减退、消化吸收功能障碍等有关。

3.潜在并发症

上消化道出血、感染、肝性脑病。

(七)护理措施

1.休息

代偿期患者可参加轻体力活动,避免过度疲劳。失代偿期患者应卧床休息,有利于肝细胞修复。腹水患者以卧床休息为主。

2.饮食护理

饮食以高热量、高蛋白、高维生素、易消化的食物为主,忌酒及避免摄入粗糙、尖锐或刺激性食物。蛋白质来源以豆制品、鸡蛋、牛奶、鱼、精瘦肉为主。血氨偏高者应限制或禁食蛋白质,待病情好转后再逐渐增加蛋白质摄入量。有腹水时应给予低盐或无盐饮食,钠限制在每日 500~800mg(氯化钠 1.2~2.0g),进水量限制在每日 1000mL 左右。对于剧烈恶心、呕吐、进食甚少或不能进食者,可遵医嘱给予静脉补充水分和营养。出现消化道出血时,应暂禁饮食。

3.腹水的护理

①少量腹水者采取平卧位,以增加肝、肾血流量;大量腹水者可取半卧位,以使膈肌下降,减轻呼吸困难、心悸和腹胀症状;②限制水和钠的摄入;③测量腹围和体重,记录出入量,以了解腹水的消长情况;④给予利尿剂、泻药及输注全血、血浆或白蛋白等。⑤做好皮肤护理,以预防压疮。

4.腹腔穿刺放腹水的护理

术前向患者解释操作过程及注意事项,测量体重、腹围、生命体征,排空膀胱以免误伤。术中及术后监测生命体征,观察有无不适反应。术后用无菌敷料覆盖穿刺部位,并观察穿刺部位是否有渗液。术毕应缚紧腹带,以免腹内压突然下降。记录抽出腹水的量、性质,标本及时送检。

5.观察病情

监测生命体征、尿量等情况;注意有无发热、呕血及黑便、精神行为异常等表现,若发现上述情况,应及时协助处理。

6.皮肤护理

每日可用温水擦浴,保持皮肤清洁,避免用力搓拭。患者衣着宜宽大柔软、宜吸汗,床铺应平整洁净。嘱患者定时更换体位,以防发生压疮。皮肤瘙痒者可给予止痒处理,嘱患者勿搔抓,以免皮肤破损引起感染。

7.心理护理

理解和同情患者,关心患者,鼓励其说出内心感受,耐心解答患者提出的问题,帮助其树立战胜疾病的信心和勇气。

(八)健康教育

1.疾病知识

讲解本病的有关知识,强调预防肝炎的重要性。

2.休息和饮食

指导患者保证充分睡眠,避免过分劳累。遵医嘱选择饮食,戒烟酒,避免进食刺激性或过于干硬、粗糙食物,并保持大便通畅,防止便秘。

3.指导用药

遵医嘱使用保肝药物,避免使用对肝脏有损害的药物。

4.复诊和保健

定期复查肝功能,做好自身保健,消除各种并发症的诱发因素。

五、原发性肝癌护理

(一)概述

原发性肝癌(简称肝癌)是指原发于肝细胞或肝内胆管细胞的癌肿。

(二)临床表现

原发性肝癌起病隐匿,早期缺乏典型表现,经甲胎蛋白普查检出的早期患者可无任何症状和体征,称为亚临床肝癌。出现症状而就诊时多进入中晚期,主要表现如下:

1.肝区疼痛

常局限于右上腹肝区。呈持续性胀痛或钝痛,肿瘤侵犯膈,疼痛可放射至右肩。

2.消化道症状

有食欲减退、腹胀、恶心、呕吐、腹泻等。

3.全身性症状

可有乏力、进行性消瘦、低热等,晚期可出现恶液质,若引起胆道梗阻可出现黄疸。

4.原有肝硬化表现

肝癌伴有肝硬化门脉高压者,常有脾大、腹水、上消化道出血、贫血等症状,腹水增加迅速,一般为漏出液。有些患者伴蜘蛛痣及肝掌。

5.肝大

肝脏常呈进行性增大,质地坚硬,表面凹凸不平,呈结节状,边缘不规则,可有触痛。

6.并发症

(1)上消化道出血:肝癌患者常伴有肝硬化或门静脉、肝静脉癌栓导致门静脉高压引起食管胃底静脉曲张破裂出血。也可因胃肠道黏膜糜烂、凝血功能障碍等引起出血。

(2)肝性脑病:常是肝癌的终末期并发症,是导致肝癌患者死亡主要原因。

(3)癌结节破裂出血:癌结节破裂仅限于肝包膜下,可有局部疼痛,约10%的肝癌患者因癌结节破裂出血而死亡。

(4)继发感染:由于长期消耗及放疗、化疗引起的副反应等导致患者抵抗力低下,易发生继发感染如肺炎、脓毒症、肠道感染等。

(三)有关检查

1.甲胎蛋白(AFP)测定

AFP是诊断肝细胞癌最特异性的标志物,目前广泛应用于肝癌的普查、诊断、判断疗效和预测复发。

2.γ-谷氨酰转移酶同工酶Ⅱ

在原发性和转移性肝癌可升高,阳性率达90%。

3.B超检查

对早期定位诊断有较大价值。结合AFP检测,已广泛用于普查肝癌,有利于早期诊断。

4.CT 扫描

是目前诊断小肝癌和微小肝癌的最佳方法。

5.X 线肝血管造影

腹腔动脉和肝动脉造影能显示直径在 1cm 以上的癌结节。

6.其他

放射性核素肝扫描对肝内占位性病变有诊断价值。磁共振显像(MRI)可见瘤内部结构,对判断子瘤、瘤栓有价值。

7.肝穿刺活检

在超声或 CT 引导下穿刺癌结节,检查癌细胞阳性者即可确诊。

8.腹腔镜或开腹探查

上述方法不能明确诊断时,可考虑采用。

(四)诊断要点

有肝病病史及不明原因的肝区疼痛、消瘦、进行性肝大等表现,结合 AFP 测定及超声检查、放射性核素肝扫描,可确诊;必要时在超声或 CT 引导下,行肝穿刺活检,以便确诊。

(五)治疗原则

1.手术治疗

手术切除仍是目前根治原发性肝癌的最佳方法。

2.放射治疗

目前趋向于放射治疗合并化疗。

3.化学治疗

常用化疗药物阿霉素、顺铂、氟尿嘧啶等静脉给药。肝动脉栓塞化疗已成为肝癌非手术治疗中的首选方法。

4.其他治疗

中医治疗、免疫治疗。

5.并发症治疗

肝癌结节破裂时,应手术结扎肝动脉、紧急肝动脉栓塞等治疗,合并感染者及时给予抗生素。

(六)护理诊断/问题

1.疼痛

肝区疼痛与肝癌增长致肝包膜张力增大;肝癌转移至其他组织有关。

2.营养失调

低于机体需要量与肝癌所致的食欲减退、恶心、呕吐及腹胀有关。

3.潜在并发症

肝性脑病、上消化道出血、继发感染。

4.体液过多

腹水与肝癌所致的门脉高压、低蛋白血症、水钠潴留有关。

5.预感性悲哀

与临近死亡有关。

6.知识缺乏

缺乏对放疗和化疗所致不良反应的知识。

(七)护理措施

1.疼痛护理

遵医嘱给予止痛药物。

2.心理护理

应主动关心和帮助患者;多与患者交谈,了解其心理活动和对治疗护理要求,有针对性地做好心身护理。

3.饮食护理

选用适当热量、高蛋白、高维生素、易消化的食物,促进肝组织修复。有肝性脑病倾向者,应减少蛋白质摄入,以免诱发肝昏迷。鼓励进食,以提高抵抗力,有利化疗、放疗的顺利进行。定期评估营养状况,及时调整饮食计划。

4.肝动脉栓塞化疗的护理

(1)饮食与营养:术后禁食 2~3 天,以减轻恶心、呕吐。进食初期可摄入流质饮食并少量多餐。因术后肝缺血可影响蛋白质合成,应密切监测血浆蛋白,如少于 30g/L,应静脉输注白蛋白,适量补充葡萄糖液,并维持水、电解质平衡。

(2)止痛:术后 48h 内可给予止痛药,以减轻腹痛。

(3)预防并发症:鼓励患者深呼吸、排痰,以预防肺部感染。

5.观察病情

密切观察抗肿瘤治疗的效果及病情的进展,如肝区疼痛、肝脏的大小变化;有无黄疸、发热、腹水、恶心、呕吐等症状;有无肝性脑病、出血性休克等并发症表现。发热为肝动脉栓塞化疗后正常反应,但持续高热应向医生报告。若发现肝性脑病等前驱症状如精神错乱、行为异常时也应及时通知医师。

(八)健康教育

重点是指导患者保持乐观情绪,建立积极的生活方式。坚持饮食原则,保证营养摄入,戒烟、酒,减轻对肝的损害,提高机体抗病能力。按医嘱服药,忌服损肝药物。患者出院时,应对患者及其家属进行有关肝癌自我护理方法及并发症预防的知识教育,学会随时自我监测病情,如有异常情况出现,及时就诊。

六、肝性脑病护理

(一)概述

肝性脑病又称肝昏迷,是严重肝病引起的以代谢紊乱为基础的中枢神经系统功能失调的综合征,主要临床表现为意识障碍、行为失常和昏迷。

(二)临床表现

根据意识障碍程度、神经系统表现和脑电图改变,将肝性脑病的表现分为四期。

一期(前驱期):轻度性格改变和行为失常,有睡眠时间颠倒现象。可有扑翼样震颤,也称肝震颤。肌张力正常,反射正常。脑电图多数正常。

二期(昏迷前期):以意识错乱、睡眠障碍、行为失常为主。有明显的神经系统体征,如腱反射亢进、踝痉挛、巴宾斯基征阳性等。扑翼样震颤存在,脑电图异常。

三期(昏睡期):以昏睡和精神错乱为主。扑翼样震颤仍可引出,肌张力增加,神经系统体征持续或加重。锥体束征常呈阳性,脑电图异常。

四期(昏迷期):神志完全丧失、不能唤醒,扑翼样震颤无法引出,脑电图明显异常。

(三)有关检查

1.生化检查

慢性肝性脑病尤其是门体分流术后多有血氨增高;急性肝衰竭所致肝性脑病血氨多正常。

2.脑电图检查

典型的改变为由低波幅、快频率变为高波幅、慢频率。

(四)诊断要点

有严重肝病和/或广泛门体侧支循环,或近期存在诱发因素。临床表现有精神错乱、昏睡或昏迷,患者出现典型的扑翼样震颤伴有血氨增高和脑电图改变,即可诊断肝性脑病。

(五)治疗原则

1.去除病因

去除诱发和加重肝性脑病因素,如控制感染和上消化道出血,避免快速大量的排钾利尿和放腹水,注意纠正水电解质和酸碱平衡失调,慎用麻醉、镇痛、催眠、镇静剂,禁用吗啡、水合氯醛及速效巴比妥类药。

2.减少肠内毒物的生成和吸收

(1)限制高蛋白饮食:昏迷时严禁蛋白质摄入。

(2)灌肠或导泻:清除肠内积食、积血或其他含氮物质。可选择生理盐水和弱酸性溶液灌肠,忌用肥皂水灌肠。

(3)抑制肠道细菌的生长:短期口服新霉素或甲硝唑效果良好。乳果糖口服后在结肠中被细菌分解为乳酸和醋酸,使肠腔呈酸性,从而减少氨的形成和吸收。对新霉素禁忌或需长期治疗的患者,可作为首选药。

3.促进有毒物质的代谢清除,纠正氨基酸代谢紊乱

(1)降氨药物:①谷氨酸钾或谷氨酸钠静脉滴注,视患者情况选择,尿少时慎用钾剂,腹水和水肿时慎用钠剂;②苯甲酸钠,用于急性门体分流性脑病,效果同乳果糖;③精氨酸,适用于血 pH 偏高的代谢性碱中毒者;

(2)支链氨基酸:口服或静脉输注以支链氨基酸为主的氨基酸混合注射液,可以恢复患者的正氮平衡。

4.肝移植

治疗各种终末期肝病的有效方法。

5.其他

如纠正水、电解质和酸碱平衡失调,维持脑细胞功能,防治脑水肿、出血与休克等并发症。

(六)护理诊断/问题

1.意识模糊

与血氨增高、干扰脑细胞能量代谢和神经传导有关。

2.知识缺乏

缺乏预防肝性脑病的有关知识。

3.营养失调,低于机体需要量

与肝功能减退、消化吸收障碍以及控制蛋白质摄入有关。

4.有受伤的危险

与肝性脑病致精神异常、烦躁不安有关。

(七)护理措施

1.严密监测病情变化

严密观察患者思维、认知的变化,以判断意识障碍的程度。监测血压、脉搏、呼吸、体温、瞳孔并作记录。定期复查肝肾功能、电解质,发现异常情况,及时报告医生,并协助处理。

2.消除诱因、促进意识恢复

①输血应输新鲜血;②清除肠道内积血,上消化道出血停止后应使用生理盐水或弱酸性溶液灌肠,给导泻药物,以清除肠道内积血,减少氨的吸收,灌肠液要用;③避免快速利尿和大量放腹水,防止大量输液而加重肝性脑病;④限制高蛋白饮食,昏迷患者禁食蛋白质;⑤防治感染,遵医嘱及时、准确地应用抗生素;⑥避免应用镇静安眠药、麻醉药;⑦禁食时,应避免发生低血糖。

3.饮食护理

①热量应维持在 5040～5720kJ/d,并以碳水化合物作为主要能量来源;②昏迷期应禁食蛋白质,神志清醒后可逐渐增加蛋白质,以植物蛋白为主;③尽量少给脂肪类食物,以免延缓胃的排空,增加肝脏负担;④多食新鲜蔬菜、水果,补充维生素 C 等,可适量补充钙、镁、锌、铁等矿物质,每日液体总入量以不超过 2500mL 为宜;⑤显著腹水患者的入液量一般约为尿量加1000mL,摄钠量应限制在 250mg/d;⑥伴有肝硬化的患者应避免刺激性、粗糙食物,及时纠正缺钾和碱中毒,高血钾时避免摄入含钾食物。

4.意识混乱和昏迷护理

①躁动不安者需加床挡,必要时宜用保护带,以防坠床;②剪短指甲,以防抓伤皮肤;③以尊重、理解的态度对待患者的某些不正常的行为,避免嘲笑,向家属等做好解释工作,使其了解这是疾病的表现,能正确对待患者;④昏迷者,按昏迷患者护理常规护理。

5.用药护理

观察降氨药物的疗效及不良反应,一旦发现异常,及时报告医生并协助处理。

(八)健康教育

给患者和亲属讲解肝性脑病的基本知识,使其能识别肝性脑病的先兆症状,减少诱发肝性脑病的各种诱因,若出现上消化道出血、肝性脑病征兆时,应及时就诊。

七、急性胰腺炎护理

(一)概述

急性胰腺炎是指胰腺分泌的胰酶在胰腺内被激活后引起胰腺及其周围组织自身消化的化学性炎症。临床特征主要为急性上腹痛,恶心,呕吐,发热,血、尿淀粉酶增高。根据病理损害程度分水肿型和出血坏死型。

(二)病理

本病的发展是胰腺分泌产物(主要是胰酶)自体消化的过程,基本病理变化是水肿、出血和坏死。

1.急性水肿性胰腺炎

以胰腺的水肿为主要改变,但有时可发生局限性脂肪坏死,但无出血。

2.急性出血坏死性胰腺炎

以广泛的胰腺坏死、出血为特征;腹腔内有血性腹水或血性混浊渗液。坏死胰腺以局部纤维化而痊愈,或转变为慢性胰腺炎;若合并感染可形成胰腺脓肿。

(三)临床表现

1.腹痛

为主要表现和首发症状。突然起病,常在饮酒和饱餐后发生。疼痛剧烈而持久,可呈钝痛、刀割样痛、钻痛或绞痛,可有阵发性加剧。疼痛部位多在中上腹,可向腰背部呈带状放射,取弯腰抱膝位可减轻疼痛,一般胃肠解痉药不能缓解,进食诱发加剧。

2.恶心、呕吐及腹胀

胰腺炎患者呕吐频繁,呕吐后腹痛并不减轻。同时有腹胀,甚至出现麻痹性肠梗阻。酒精性胰腺炎患者的呕吐常在腹痛时出现,胆源性胰腺炎患者的呕吐常在腹痛后发生。

3.发热

多数患者有中度以上发热,持续3~5日。

4.黄疸

多见于胆源性胰腺炎,严重者可合并肝细胞性黄疸。

5.水电解质及酸碱平衡紊乱

多有轻重不等的脱水,呕吐频繁时可有代谢性碱中毒。重症者尚有明显脱水与代谢性酸中毒,伴血钾、血镁、血钙降低。

6.腹膜炎体征

水肿性胰腺炎时,压痛只限于上腹部,常无明显肌肉紧张;出血坏死性胰腺炎压痛明显,并有肌紧张和反跳痛,范围较广或波及全腹。

7.并发症表现

见于严重水肿性胰腺炎和出血坏死性胰腺炎。①休克,最常见,个别患者以突然休克主要表现,称为暴发性急性胰腺炎;②化脓性感染;③急性呼吸窘迫综合征、急性肾衰竭、心力衰竭与心律失常、肝性脑病等多器官功能衰竭；④胰腺坏死、胰腺假性囊肿、胰腺脓肿等。

8.皮下瘀血斑

少数患者因胰酶及坏死组织液穿过筋膜与肌层渗入腹壁下，可在季肋部及腹部出现蓝—棕色斑(Grey-Turner 征)或脐周皮肤青紫(Cullen 征)。

(四)有关检查

1.血常规

血白细胞计数升高，中性粒细胞明显增高。

2.淀粉酶测定

急性胰腺炎时，血清和尿淀粉酶常明显升高，但病情的严重性与淀粉酶升高的程度并不一定一致。血清淀粉酶一般于起病 8h 开始升高，至 12～24h 达高峰，48～72h 开始下降，持续 3～5天。尿淀粉酶升高较血淀粉酶晚，一般于起病 12～24h 开始升高，持续 1～2 周。

3.腹腔穿刺

①腹腔穿刺液混浊、淀粉酶和脂肪酶增高，有诊断意义；②腹腔穿刺液中淀粉酶含量若明显高于血清淀粉酶水平，提示胰腺炎较严重。

4.其他检查

出血坏死型者可出现低钙血症及血糖升高。腹部平片可见肠麻痹，B 超及 CT 检查可了解胰腺大小以及有无胆道疾病等。

(五)诊断要点

有胆道疾病、大量饮酒、暴饮暴食病史，突发剧烈而持续的上腹部疼痛伴恶心呕吐者，体检时有上腹压痛。同时血清淀粉酶升高至 500 索氏单位(正常 40～180 单位)以上，或尿淀粉酶升高至 256 温氏单位以上，即可诊断为急性胰腺炎。

(六)治疗原则

治疗以减轻疼痛，抑制胰腺分泌，防止和治疗并发症为原则。

1.抑制或减少胰液分泌

(1)禁食及胃肠减压：以减少胃酸与食物刺激胰液分泌，并减轻呕吐和腹胀。

(2)抗胆碱药：如阿托品、山莨菪碱等，肠麻痹者不宜应用。

(3)H$_2$受体拮抗剂或质子泵抑制剂：抑制胃酸分泌，还可预防应激性溃疡的发生。

(4)胰生糖素、降钙素和生长抑素：能抑制胰腺分泌。以生长抑素类似物奥曲肽疗效较好，应尽早应用。

2.解痉镇痛

给予阿托品或山莨菪碱肌注。疼痛剧烈者可同时加用哌替啶。

3.抗生素

胆道疾病引起的出血坏死型胰腺炎常有胰腺坏死组织继发感染，应及时、合理应用抗菌药物。

4.抗休克治疗

输全血、血浆、白蛋白或血浆代用品，补充血容量。

5.纠正水、电解质平衡失调

由于禁食、呕吐、胃肠减压等易造成水、电解质平衡失调,应积极补充液体及电解质。

6.抑制胰酶活性

如用抑肽酶静脉滴往,多用于出血坏死型胰腺炎早期。

7.处理并发症

急性呼吸窘迫综合征者应用激素,行气管切开和呼气末正压通气等。

8.腹腔灌洗

用于重症胰腺炎腹胀明显、腹腔渗液较多者。

(七)护理诊断/问题

1.腹痛

与急性胰腺炎所致的胰腺组织水肿有关。

2.体温过高

与胰腺的炎症过程有关。

3.有体液不足的危险

与禁食、呕吐、胰腺的急性出血有关。

4.潜在并发症

休克、急性腹膜炎、急性肾功能衰竭、急性呼吸窘迫综合征。

5.知识缺乏

缺乏预防疾病复发的知识。

(八)护理措施

1.减轻或消除疼痛

绝对卧床休息,安置弯腰抱膝体位可减轻疼痛。禁食、禁水,必要时进行胃肠减压,以减少胃液与胰腺分泌,缓解腹痛、腹胀症状。

2.严密监测病情

对出血坏死型胰腺炎应密切监测生命体征,及时留取标本,动态观察血、尿淀粉酶、电解质、血气变化,以便综合评估病情,及时发现休克、上消化道出血、感染、ARDS等并发症。

3.控制饮食、抑制胰腺分泌

轻者在腹痛和呕吐基本消失后,可进食少量糖类流食,以后逐步恢复饮食,但忌油脂食品;宜选用少量优质蛋白质,每日供 25g 左右,以利于胰腺的恢复。重者禁饮食,胃肠减压,同时做好口腔护理。

4.维护肾功能

记录每小时尿量、尿比重、出入水量;如尿量<30mL/h,应用利尿剂,防止肾衰。

5.应用抗生素预防感染。

6.高浓度吸氧,维持正常呼吸功能。

7.及时补充液体,维持水电解质和酸碱平衡。

8.做好心理护理。

(九)健康教育

1.预防诱因

避免暴饮暴食及酗酒,要少量多餐,食用富有营养易消化的食物;有胆道疾病病毒感染者应积极治疗;告知会引发胰腺炎的药物种类,并强调无乱服药的重要性。

2.掌握活动原则

合理安排工作和休息,避免精神紧张、疲劳和情绪激动。

3.指导患者定期复诊。

第十章　泌尿系统疾病护理

一、慢性肾小球肾炎护理

(一)概述

慢性肾小球肾炎(简称慢性肾炎)是最常见的一组原发于肾小球的疾病。慢性肾炎具有多种病理类型,临床特点是病情迁延,病变缓慢进展,表现为不同程度的水肿、高血压、蛋白尿、血尿、管型尿,最终将缓慢发展成慢性肾功能衰竭。

(二)临床表现

起病缓慢、隐匿,主要表现如下。

1.蛋白尿

蛋白尿是慢性肾炎必有的表现,尿蛋白量常在 $1\sim3g/d$。

2.血尿

多为镜下血尿,也可出现肉眼血尿及管型尿。

3.水肿

多为轻、中度水肿,表现为晨起眼睑及颜面水肿,下午双下肢水肿明显。少数重者可出现全身水肿。

4.高血压

多数患者在肾功能不全时出现,部分患者可以高血压为首发症状。多表现为持续性轻、中度高血压,严重者血压明显增高可导致高血压脑病等。持续高血压数年之后可使心脏肥厚、增大,甚至发生心力衰竭。

5.肾功能损害

呈慢性进行性发展,可因感染、劳累,血压升高或使用肾毒性药物等原因而急剧恶化。去除诱因后肾功能可在一定程度上缓解。

6.并发症

慢性肾炎容易并发尿路感染,上呼吸道感染等,主要与患者抵抗力低下及应用免疫抑制药物等有关,慢性肾衰竭为其终末期并发症。

(三)有关检查

1.尿液检查

有蛋白尿,血尿及管型尿。

2.血液检查

晚期血浆清蛋白降低,血脂可升高,红细胞及血红蛋白减少,内生肌酐清除率下降,血尿素氮、血肌酐升高。

3.肾组织活检

可以确定病理类型。

(四)诊断要点

据临床表现为不同程度的蛋白尿、血尿、水肿及高血压,肾活组织检查有典型病理变化等可诊断为慢性肾炎。

(五)治疗原则

治疗的主要目的是防止或延缓肾功能进行性减退,改善症状,防治严重并发症。多采用以下综合治疗措施。

1.休息与饮食

合理安排休息与活动,劳逸结合,合理饮食。

2.利尿

水肿明显的患者可用利尿药物。常用氢氯噻嗪,亦可临时应用强效利尿药呋塞米。

3.降压

容量依赖性高血压首选利尿药,肾素依赖性高血压首选血管紧张素转换酶抑制剂(卡托普利等)和β-受体阻滞剂(普萘洛尔等)。

4.抗血小板药物

长期使用抗血小板药物可改善微循环,延缓肾功能衰竭。常用双嘧达莫(潘生丁)、阿司匹林等。

(六)护理诊断/问题

1.体液过多

与肾小球滤过率下降及血浆胶体渗透压下降等有关。

2.营养失调,低于机体需要量

与肾功能损害、蛋白质丢失及摄入不足有关。

3.焦虑

与担心疾病复发和预后有关。

4.有感染的危险

与机体抵抗力下降有关。

5.知识缺乏

缺乏有关慢性肾炎防治知识。

(七)护理措施

1.休息

卧床休息,能增加肾血流量,减轻水肿、蛋白尿及改善肾功能,慢性肾炎患者宜多休息,避免重体力活动。

2.饮食

帮助患者制订合理的饮食计划。

(1)限水、限钠:水肿少尿者每日进液量超过 1500mL/d,记录 24h 液体出入量;食盐摄入量为 1~3g/d,并每日测腹围、体重,检查水肿消退情况。

(2)低蛋白、低磷:减少蛋白质和磷的摄入,可减轻肾小球内高压、高灌注及高滤过状态,延缓肾小球硬化及肾功能减退,宜采用富含必需氨基酸的优质低蛋白饮食(如鸡肉、牛奶、瘦肉等),蛋白质的摄入量为 $0.5\sim0.8g/(kg\cdot d)$。每克蛋白质饮食中约含磷 15mg,低蛋白饮食亦即达到低磷饮食的目的。

(3)增加糖摄入:增加糖的摄入,可保证足够热量,减少自体蛋白分解,同时补充多种维生素。

3.心理支持

慢性肾小球肾炎需要较长时间的卧床休息,患者会面临工作、经济、家庭等问题,又因病情迁延不愈,常使患者焦虑不安。要鼓励患者说出最关心的问题,与其共同研究解决方案,还要对病情变化给予恰当的解释。

4.控制及预防感染

①遵医嘱连续使用抗生素 $1\sim2$ 周;②监测体温及白细胞的变化;③避免与上呼吸道感染者接触,避免劳累、受凉,预防感冒;若有喉痛、鼻塞等症状及时就医;④保持口腔及皮肤清洁,注意个人卫生。

5.用药护理

①使用利尿剂时防止低钠、低钾血症及血容量减少等不良反应;②降压不宜过快或过低,以免影响肾灌注;③遵医嘱坚持长期用药,以延缓或阻止肾功能恶化。

(八)健康教育

(1)坚持合理饮食,生活要有规律,保持精神愉快,轻症者可坚持上班,避免劳累。

(2)进行适当的锻炼,提高抵抗力,预防呼吸道感染。

(3)禁烟酒。

(4)定期复查尿常规和肾功能,病情有变化及时就医。

二、原发性肾病综合征护理

(一)概述

肾病综合征为一组临床症候群,表现为大量蛋白尿(24h 尿蛋白量>3.5g)、低清蛋白血症(血浆清蛋白低于 30g/L),常伴有高度水肿及高脂血症。肾病综合征是多种肾脏疾病的共同表现,不是一独立疾病。

(二)临床表现

原发性肾病综合征有前驱感染者起病较急,部分可隐匿起病。典型临床表现如下:

1.大量蛋白尿和低蛋白血症。

2.水肿

水肿部位常随体位而移动,晨起时眼睑、头枕部及腰骶部明显,起床后则逐渐以下肢为重。严重时遍及全身,并可出现体腔积液,常见腹腔及双侧胸腔积液,心包腔积液偶见。水肿时伴有尿量减少。

3.高脂血症。

4.高血压

成人肾病综合征患者部分表现有高血压。

5.其他

患者面色苍白,疲乏无力,站立时或体位由卧位变为立位时常易晕厥(与低蛋白血症致血容量不足、低血压有关)。

6.并发症

(1)感染:是常见的并发症,与蛋白质不足、免疫功能紊乱及使用糖皮质激素治疗有关。常发生呼吸道、泌尿道、皮肤及腹腔感染。感染是肾病综合征复发及疗效不佳的主要原因之一。

(2)血栓及栓塞:可见于肾静脉、下肢静脉,较少见于其他静脉及动脉。是由于血液呈高凝状态及高脂血症等所致。

(3)肾衰竭:是肾病综合征导致肾损伤的最终结果。

(4)其他:长期高脂血症可导致动脉粥样硬化、冠心病等心血管并发症。

(三)有关检查

1.尿液检查

尿蛋白定性一般为＋＋＋～＋＋＋＋,尿中可有红细胞及管型。24h尿蛋白定量超过3.5g。

2.血液检查

血浆清蛋白低于30g/L,血中胆固醇及甘油三酯增高。

3.肾功能检查

肌酐清除率可正常或降低,血肌酐及尿素氮可正常或升高。

4.肾活检病理检查

可确定病理类型。

(四)诊断要点

1.肾病综合征的诊断标准

包括四条:①大量蛋白尿(3.5g/d);②低清蛋白血症(血浆清蛋白<30g/L);③高脂血症;④水肿。前两条必备,有三或四条时,肾病综合征的诊断即成立。

(五)治疗原则

1.一般治疗

注意休息与饮食,见护理措施。

2.对症治疗

①利尿消肿;②减少尿蛋白。

3.抑制免疫与炎症反应的治疗

(1)糖皮质激素:应用激素要注意以下几点:①起始剂量要足;②减撤药物要慢;③维持用药要久,服半年至一年或更久。

(2)细胞毒药物:环磷酰胺是目前最常用的细胞毒药物,不良反应有骨髓抑制、中毒性肝炎、出血性膀胱炎及脱发等,并可出现性腺抑制(尤其是男性)。

(3)环胞素 A:激素及细胞毒药物治疗无效的难治性肾病综合征患者可试用环胞素 A。此药价格昂贵,且不良反应大(肝肾毒性、高血压、高尿酸血症、多毛及齿龈增生等),而且停药后易复发。

(六)护理诊断/问题

1.体液过多

与低蛋白血症致血浆胶体渗透压下降等有关。

2.营养失调,低于机体需要量

与大量蛋白丢失、食欲下降有关。

3.有感染的危险

与抵抗力下降有关。

4.有皮肤完整性受损的危险

与皮肤高度水肿有关。

5.活动无耐力

与低蛋白血症、体质虚弱有关。

6.焦虑

与疾病反复发作和担心治疗效果及预后有关。

(七)护理措施

1.休息

严重水肿、体腔积液时要卧床休息,取半坐卧位。平时注意劳逸结合,适当的休息可以减轻肾脏的负担。

2.饮食

蛋白质摄入量应为正常入量,即 $1g/(kg \cdot d)$,选用高生物效价的优质蛋白(富含必需氨基酸的动物蛋白);保证足够热量,每日每千克体重不少于 $126 \sim 147kJ(30 \sim 35kcal)$;脂肪能占总热量的 $30\% \sim 40\%$,多食不饱和脂肪酸(植物油及鱼油),少食富含饱和脂肪酸的食物(如动物油脂),利于减轻高脂血症;钠的摄入量不超过 $3g/d$;水的摄入量据病情而定,高度水肿而尿少者应严格控制水入量,准确记录出入量;及时补充各种维生素及微量元素。

3.皮肤护理

保持皮肤清洁干燥,衣服要宽松、柔软,并经常更换。要经常更换体位,避免皮肤长时间受压;水肿部位适当支托,避免皮肤受摩擦或损伤。注射时宜选用 5~6 号针头,拔针后要按压至针眼无渗液。

4.预防感染。

(八)健康教育

告知患者及家属积极预防感染的重要性;遵医嘱用药,并知道各种药物的毒不良反应;定期门诊随访,密切监测肾功能变化。

三、肾盂肾炎护理

(一)概述

肾盂肾炎是由病原体引起的肾盂、肾盏和肾实质的感染性炎症。是泌尿系感染中常见的重要临床类型,一般都伴有尿道炎和膀胱炎。临床上分为急性和慢性,多发生于育龄妇女。

(二)临床表现

1.急性肾盂肾炎

具有急性感染和尿路刺激征特点。起病急,畏寒、发热,体温常在 38.5~40℃,伴全身毒血症状。泌尿系统表现有腰痛、肾区不适和尿路刺激征、上输尿管点或肋腰点压痛、肾区叩击痛、膀胱区压痛等。

2.慢性肾盂肾炎

大都由急性肾盂肾炎治疗不彻底发展而来,患者经常反复发生尿路刺激症状,伴有菌尿,全身症状较轻,急性发作时与急性肾盂肾炎相似。慢性肾盂肾炎可有高血压、水肿及肾功能减退表现。部分患者临床表现隐匿,仅有低热、倦怠,无尿路感染症状,但多次尿细菌培养均为阳性,此称"无症状性菌尿"。

3.并发症

多见于严重急性肾盂肾炎,可有肾周围炎、肾脓肿、脓毒症等。

(三)有关检查

1.尿常规

急性期镜检见大量白细胞或成堆脓细胞,有时可见白细胞管型,对肾盂肾炎有诊断价值。可有少量红细胞和尿蛋白。慢性期镜检白细胞常在 5 个/高倍视野以上。

2.血常规

急性期白细胞总数及中性粒细胞可增高,慢性期红细胞及血红蛋白可降低。

3.尿培养和菌落计数

菌落计数$>10^5$/mL 为阳性,$<10^4$/mL 为污染。介于 10^4/mL 和 10^5/mL 之间应结合病情考虑或重检。

4.肾功能检查

急性期无改变,慢性期可有夜尿增多、低比重尿、酚红排泄率下降,后期可出现氮质血症。

5.尿抗体包裹检查

在荧光镜下观察用荧光素标记的抗人体蛋白抗体处理的尿细菌,若表面有抗体包裹则大多属肾盂肾炎。

6.其他检查

用腹部 X 线平片观察肾脏的大小、形态、位置及有无结石;肾盂造影以明确有无肾盂肾盏变形、缩窄、肾肿瘤等;B 超检查了解肾脏大小、形态及结构;放射性核素肾图了解肾功能。

(四)诊断要点

急性肾盂肾炎据典型临床表现及尿液检查即可诊断,慢性肾盂肾炎多次发作或病情迁延不愈达半年以上,结合有关检查有肾盂肾盏变形等可诊断。

(五)治疗原则

治疗目的是纠正诱因,采用合理药物消灭细菌,辅以全身支持治疗。

1.急性肾盂肾炎

(1)一般治疗:休息;多饮水,保持每日尿量在 2500mL 以上。

(2)抗菌药物治疗:口服、肌内注射或静脉注射下列药物:①磺胺类,如复方磺胺甲基异噁唑;②喹诺酮类,如诺氟沙星、环丙沙星等;③氨基糖苷类,如庆大霉素;④青霉素类,氨苄西林;⑤头孢类,如头孢唑啉,头孢噻肟等。上述药物一般疗程为 10~14 天,或至症状完全消失、尿检阴性后再用药 3~5 天,共 2~4 周。一般不用氨基糖苷类。

(六)护理诊断/问题

1.体温过高

与细菌感染有关。

2.排尿异常

与尿路感染有关。

3.疼痛

与感染性炎症有关。

4.知识缺乏

缺乏本病的防护知识。

(七)护理措施

1.休息

急性期患者应卧床休息,各项护理操作最好能集中进行。慢性患者也不宜从事重体力活动。

2.饮食

进食清淡富含营养的食物,补充多种维生素。多饮水,一般每天饮水量要在 2500mL 以上,并督促患者每 2h 排尿一次,以冲洗细菌和炎症物质,减少炎症对膀胱和尿道的刺激。

3.体温过高的护理

给予物理降温,必要时遵医嘱给予药物降温。

4.疼痛护理

卧床休息,采用屈曲位,避免站立或坐位,以减轻疼痛。

5.用药护理

遵医嘱给予抗生素,教育患者按医嘱坚持完成疗程。注意药物的不良反应,诺氟沙星、环丙沙星可引起轻度消化道反应、皮肤瘙痒等;氨基糖苷类抗生素对肾脏和听神经有毒性作用,可引起耳鸣、听力下降,甚至耳聋;磺胺类药物服用期间要多饮水和同服碳酸氢钠以碱化尿液,增强疗效和减少磺胺结晶的形成。

6.清洁中段尿培养标本的采集

①留取标本前用肥皂水清洗外阴部,不宜用消毒剂;②宜在用抗生素前或停药 5 天后收集

标本,不宜多饮水,并保证尿液在膀胱内停留 6～8h,以提高阳性率;③指导患者留取中段尿在无菌容器内,于 1h 内送检,以防杂菌生长。

(八)健康教育

(1)加强体质锻炼,提高机体抵抗力。

(2)避免劳累、便秘和不必要的导尿。

(3)平时多饮水,勤排尿,以冲洗膀胱和尿道,排尿应彻底。

(4)注意个人卫生,尤其会阴部及肛周的清洁,女性患者忌盆浴,注意经期、妊娠期、产褥期卫生,性生活后宜立即排尿和行高锰酸钾坐浴。

(5)女婴应勤换尿布,避免粪便污染尿道。

(6)育龄期女性患者,急性期治愈后 1 年内应避免妊娠。

(7)慢性肾盂肾炎患者要定期门诊随访,监测肾功能变化。

四、慢性肾衰竭护理

(一)概述

慢性肾衰竭(简称慢性肾衰)是各种肾脏疾病发展到晚期,造成肾实质广泛性损害,肾脏不能维持其基本功能,出现以代谢产物潴留、水电解质紊乱和酸碱平衡失调为主要表现的临床综合征。临床分为三期:

1.肾功能不全代偿期

内生肌酐清楚率下降,但在 50mL/min 以上,血尿素氮、肌酐正常,临床除原发疾病表现外,无其他症状。

2.肾功能不全失代偿期

当内生肌酐清除率下降至 50～25mL/min 时,临床出现夜尿多、乏力、食欲减退和贫血,血肌酐>178μmol/L,血尿素氮>9mmol/L,又称氮质血症期。

3.肾功能衰竭期

当内生肌酐清除率下降至 25mL/min 以下时,血肌酐>445μmol/L,血尿素氮>20mmol/L,临床出现水、电解质、酸碱平衡紊乱和明显的各系统症状,又称为尿毒症期。在这一时期,当内生肌酐清除率降至 10mL/min 以下时,即达到肾功能衰竭的极期,又称为尿毒症晚期或终末期。

(二)临床表现

1.代谢产物潴留所致毒性症状

(1)消化系统:为本病最常见和最早期的症状。初有厌食、上腹饱胀、恶心、呕吐、腹泻等,晚期可有口腔氨臭味、消化道出血等。

(2)精神、神经系统:早期多有乏力、失眠、记忆力下降、头痛、头晕;晚期出现性格改变、抑郁,尿毒症时出现谵妄、抽搐和昏迷等。还可以有周围神经病变,以下肢多见,表现为肢体麻木、烧灼或疼痛,感觉丧失,可能与尿素潴留有关。

(3)心血管系统:高血压为最常见,其次为心力衰竭。尿毒症后期可发生尿毒症性心包炎,是病情危重的征兆。

(4)血液系统:贫血是尿毒症必有的症状,为正色素正细胞型贫血,主要原因是肾脏分泌促红细胞生成素减少,其次为代谢产物抑制骨髓造血、红细胞寿命缩短、铁及叶酸缺乏等。除贫血外,还常有出血现象,如鼻出血,严重时呕血、便血,这是因尿毒症时血小板容易破坏所致。

(5)呼吸系统:酸中毒时呼吸深而稍快,后期可出现尿毒症性肺炎、胸膜炎,甚至有胸腔积液。

(6)骨骼系统:慢性肾衰可引起骨营养不良症,又称肾性骨病。患者可有骨酸痛、行走不便等。肾性骨病是由于缺乏活性维生素 D_3、继发性甲状旁腺功能亢进、营养不良等因素引起。

(7)皮肤表现:常见皮肤瘙痒,由尿素霜刺激皮肤引起,有时也与甲状旁腺功能亢进引起的钙沉积于皮肤有关。面部肤色常较深并萎黄,有轻度浮肿感,称为尿毒症面容,与贫血、尿素沉着于皮肤有关。

(8)性功能障碍:女性患者月经不规则,甚至闭经。男性患者常有阳痿现象。

(9)代谢紊乱:尿毒症的毒素可干扰胰岛素的作用,且加强外周组织对胰岛素的抵抗性,故可表现空腹血糖轻度升高,糖耐量异常。因长期恶心、呕吐使蛋白质摄入不足,出现负氮平衡及低蛋白血症。

(10)继发感染:尿毒症患者免疫系统功能低下,易伴发感染,以肺部及泌尿系统感染多见,且不易控制,多为主要死亡原因之一。

2.水、电解质和酸碱平衡失调

(1)脱水或水肿:因肾对尿的浓缩功能减退而致尿量增多,突出的表现为夜尿多,加上厌食、呕吐、腹泻等,易引起脱水。另一方面,肾排水能力差,多饮水或补液过多、过快,则引起水潴留,出现水肿、高血压,甚至产生心衰。容易发生脱水和水肿是尿毒症常见的特点。

(2)低钠血症或高钠血症:可因水潴留出现稀释性低钠血症,或长期低盐饮食、呕吐、腹泻和利尿作用造成低钠血症。表现为极度乏力、表情淡漠、恶心、肌肉痉挛、抽搐、昏迷等。若钠盐摄入量增加,肾脏不能相应增加排钠,则引起高钠血症,加重水肿、高血压及心力衰竭。

(3)高钾血症或低钾血症:少尿、无尿时钾的排除减少,保钾利尿剂的应用以及高分解代谢等,极易发生高钾血症。酸中毒、输血或摄入钾增加(包括含钾食物及药物)均可加重高钾血症。高钾血症可导致严重心律失常,甚至突发心跳骤停。由于利尿、呕吐、腹泻、摄入不足等可致低钾血症。

(4)低钙血症与高磷血症:慢性肾衰时,尿磷排出减少,血磷升高,为维持钙、磷平衡,血钙下降,患者可出现肌肉抽搐或痉挛。机体为调整高磷低钙使甲状旁腺激素分泌增加,导致骨质脱钙,引起肾性骨病。

(5)酸中毒:尿毒症患者都有不同程度的代谢性酸中毒,表现为乏力、嗜睡、恶心、呕吐,呼吸深而稍快,虚弱无力、头痛、躁动不安,严重者因呼吸中枢和血管运动中枢麻痹而死亡。

(三)有关检查

1.血常规

血红蛋白常低于 $80g/L$,最低可达 $20g/L$。白细胞、血小板偏低或正常。

2.尿常规

尿比重低,大多在 1.018 以下,严重时固定在 1.010～1.012 之间;尿蛋白＋～＋＋＋,于后期反而减少;尿沉渣可有红细胞、白细胞,若数量增多表示病情活动或有感染,蜡样管型对诊断有意义。

3.血生化检查

血肌酐、尿素氮增高,肌酐清除率多在 30mL/min 以下,血清清蛋白和总蛋白常降低,血钙低,血磷增高,血钾和钠可正常、降低或增高,血二氧化碳结合力降低。

4.其他

B 超检查示双肾体积缩小,肾图示双肾功能明显受损。

(四)诊断要点

根据慢性肾脏病病史,慢性肾衰的临床表现及肾功能损害的指标,即可诊断。

(五)治疗原则

1.治疗原则

治疗原发病和纠正肾衰可逆因素是治疗慢性肾衰的关键。

2.一般治疗

注意休息和饮食,见护理部分。

3.对症治疗

(1)高血压:容量依赖型高血压患者,限水钠、配合利尿及降压药等综合治疗;对肾素依赖型高血压患者,应首选血管紧张素转换酶抑制剂。用药过程中注意药物不良反应。

(2)感染:慢性肾衰出现感染时,应积极控制感染,避免使用肾毒性药物,病情需要用药时可根据肌酐清除率、药物半衰期来调整药物剂量。

(3)代谢性酸中毒:轻度酸中毒可口服碳酸氢钠。当有明显酸中毒(二氧化碳结合力＜13.5mmol/L)时,应静脉补碱性溶液。在纠正酸中毒过程中同时补钙,防止低钙引起的手足抽搐。

(4)贫血:重组人红细胞生成素是治疗肾性贫血的特效药,同时应补充造血原料(铁剂、叶酸),严重贫血可适当输新鲜血。

(5)肾性骨病:骨化三醇提高血钙,对骨软化症疗效甚佳,甲状旁腺次全切除对纤维性骨炎、转移性钙化有效。

4.降低血尿素氮治疗

(1)必需氨基酸疗法:必需氨基酸有口服和静脉滴注剂,静滴应缓慢,过快可引起恶心、呕吐、头晕和发热等副反应,严重酸中毒者不能使用。

(2)胃肠吸附疗法:服氧化淀粉可从肠腔吸附氨和氮质,使其从粪便中排出,降低血尿素氮。服药后可有头晕、恶心、腹泻等不良反应,应观察患者能否耐受。

(3)透析疗法:可清除血液中某些代谢产物、有毒物质、多余的水分,纠正电解质和酸碱平衡紊乱。

5.肾移植

将同种异体的健康肾脏移植给尿毒症患者是一种理想的治疗方法。主要适用于终末期尿毒症,年龄在50岁以下,主要器官无重要病变,亦无对使用激素和免疫抑制剂有禁忌的患者。

(六)护理诊断/问题

1.营养失调,低于机体需要量

与肾功能不全代谢产物潴留有关。

2.体液过多

与肾功能衰竭有关。

3.有体液不足的危险

与肾脏对水的调节功能障碍、呕吐、腹泻、使用利尿剂和体液摄入不足等有关。

4.有感染的危险

与免疫功能低下、低蛋白血症、透析治疗等有关。

5.有皮肤完整性受损的危险

与水肿及皮肤瘙痒有关。

6.活动无耐力

与营养不良、各系统受损致全身衰竭有关。

7.焦虑

与病情反复发作、预后不良有关。

(七)护理措施

1.合理膳食

①尽早采用优质低蛋白饮食,要求60%以上的蛋白质必须是富含人体必需氨基酸的动物蛋白,如瘦肉、鸡蛋和牛奶等;尽量少摄入植物蛋白,米面中所含的植物蛋白也要设法去除,如采用麦淀粉作为主食;②保证足够热量的供给,以使低蛋白饮食的氮得到充分利用,减少自体蛋白质分解,热量每日约需125kJ/kg,糖占总热量的2/3,其余由脂肪(植物油)供给;对伴有高代谢或长期热量摄入不足的患者,可经胃肠道外补充热量;③饮食宜清淡、易消化,富含维生素B、维生素C、叶酸和钙质等,以满足机体需要。

2.调整水盐摄入,维持体内平衡

①严格控制饮水量和输液量,准确记录24h出入量,按时测量体重;②有水肿、高血压和少尿时,应限制钠盐摄入,结合病情调整摄入钠量;③高血钾时,停止使用含钾药物和限制含钾量高的食物(如橘子、西瓜、葡萄等),及时纠正酸中毒,禁止输库存血。

3.合理安排休息与活动

慢性肾衰患者应卧床休息,避免劳累,如病情允许活动,也应以不出现心慌、气短、疲乏为度。

4.皮肤护理

应保持皮肤清洁,勤用清水擦洗,勤换衣裤,忌用肥皂和乙醇擦身。严重水肿患者,尤应做好皮肤护理。

5.预防感染

多见呼吸道和尿路感染,其次是皮肤和消化道感染。注意保暖和室内清洁消毒,减少探视,避免与呼吸道感染者接触,注意观察有无体温变化、咳嗽、咳痰、尿路刺激征和尿液改变等感染征象。

6.心理支持

向患者和家属解释病情和治疗措施,鼓励患者正确对待疾病,积极参与治疗和护理。指导家庭成员参与护理,给患者以感情支持。

(八)健康教育

(1)介绍慢性肾衰的基本知识,避免加重病情的各种因素,延缓病情进展,提高生命质量。

(2)教会制订选用优质低蛋白、低磷、高热量食谱的方法。教会记录液体出入量及控制水盐的方法。

(3)指导合理休息与活动,监测血压。

(4)指导合理、准确用药。

(5)指导自我保健,预防感染。

(6)需透析患者坚持透析,定期复查。

第十一章 血液及造血系统疾病护理

一、贫血护理

(一)贫血分类

1.按病因和发病机制分类

(1)红细胞生成减少性贫血

1)造血物质缺乏:如缺铁性贫血、巨幼细胞性贫血。

2)骨髓造血功能障碍:如再生障碍性贫血、骨髓被异常组织浸润伴发的贫血常见于白血病、淋巴瘤、多发性骨髓瘤等,某些慢性疾病伴发的贫血如慢性感染、尿毒症、垂体或甲状腺功能低下、严重肝病、系统性红斑狼疮等。

(2)红细胞破坏过多性贫血

1)红细胞内在缺陷:红细胞膜异常如遗传性球形红细胞增多症;红细胞酶异常如葡萄糖6-磷酸脱氢酶缺乏症;珠蛋白合成异常如地中海贫血。

2)红细胞外来因素:如免疫性溶血性贫血及物理、化学、生物因素引起的溶血性贫血。

(3)失血性贫血

常见各种原因引起的急性及慢性失血。

2.按红细胞形态学分类

根据红细胞平均体积(MCV)、红细胞平均血红蛋白浓度(MCHC)、红细胞平均血红蛋白(MCH),将贫血分成三类。

(1)大细胞性贫血:MCV>100fl,MCH>32pg,MCHC 32%～35%。此类常见巨幼细胞性贫血。

(2)正常细胞性贫血:MCV80～100fl,MCH26～32pg,MCHC32%～35%。此类常见再生障碍性贫血、急性失血性贫血、溶血性贫血等。

(3)小细胞低色素性贫血:MCV<80fl,MCH<26pg,MCHC<32%。常见缺铁性贫血、铁粒幼细胞性贫血、地中海贫血等。

(二)缺铁性贫血护理

缺铁性贫血是最常见的一种贫血。是由于体内储存铁缺乏,导致血红蛋白合成减少所引起的一种小细胞低色素性贫血,各年龄组均可发生,以育龄妇女和婴幼儿更多见。

1.铁代谢

(1)铁的来源:正常人所需铁的大部分来源于衰老红细胞破坏释放的铁,成年人每天从食物中只需摄取1～2mg铁即可满足需要。含铁量丰富的食物有肝、瘦肉、蛋黄、豆类、紫菜、海带、香菇、黑木耳等,而谷类、多数蔬菜、水果含铁量较低,乳类(如牛奶)含铁量最低。

(2)铁的吸收:铁的主要吸收部位在十二指肠及空肠上段。铁的吸收受体内储存铁控制,当铁贮备量充足时,铁吸收就减少,相反则增加。胃酸可将铁游离化、维生素C等还原物质可将高铁变成亚铁而利于吸收。

(3)铁的转运:经肠黏膜吸收入血的铁大部分被氧化为高铁与血浆转铁蛋白结合成为转铁蛋白复合体,将铁运送到骨髓和其他组织中。血浆转铁蛋白能结合的铁总量称为总铁结合力,正常情况男性为 $2490\sim3870\mu g/L$,女性为 $2040\sim4290\mu g/L$。正常血清铁男性为 $760\sim1580\mu g/L$,女性为 $600\sim1730\mu g/L$。转铁蛋白饱和度=血清铁/总铁结合力×100%,正常值为 33%~35%。

(4)铁的储存及排泄:正常成人血红蛋白铁约占 67%,储存铁约占 29%。储存铁主要以铁蛋白和含铁血黄素形式储存在肝、脾和骨髓等器官的单核—巨噬细胞系统中。正常男性的储存铁为 1000mg,女性仅为 300~400mg。正常男性每天排泄铁不超过 1mg,女性每天排泄铁1~1.5mg。

2.临床表现

缺铁性贫血除有一般贫血的表现外,还有一些特殊的表现。组织缺铁,表现为皮肤干燥皱缩,毛发无光泽易脱落,指(趾)甲扁平,甚至呈"反甲"或"匙状甲"。黏膜损害,表现为舌炎、口角炎、舌乳头萎缩,可有食欲不振、吞咽困难或梗阻感。神经精神系统异常,小儿表现较明显,可出现神经痛和末梢神经炎、行为异常、烦躁、注意力不集中。部分患者有异食癖,喜欢吃生米、冰块、泥土、石子等。

3.有关检查

(1)血常规:呈小细胞低色素性贫血,血红蛋白降低。

(2)骨髓象:中度增生,主要是中、晚幼红细胞增生活跃。

(3)铁代谢的生化检查:血清铁和血清铁蛋白降低;总铁结合力升高。血清铁蛋白检查作为早期诊断储存铁缺乏的一个常用指标,准确性高,敏感性强。

4.诊断要点

根据病史、临床表现及相关的实验室检查结果为小细胞低色素性贫血,血清铁及铁蛋白降低、总铁结合力增高,骨髓象以中、晚幼红细胞增生为主,可以诊断为缺铁性贫血。

5.治疗原则

(1)病因治疗:是根治缺铁性贫血的关键所在。查明贫血原因后积极治疗,纠正病因后贫血才能彻底痊愈而不再复发。

(2)补充铁剂:是纠正缺铁性贫血的有效措施。包括含铁丰富的食物和药物。药物首选口服铁剂,以硫酸亚铁最常用,力蜚能和速力菲为新型口服铁剂,胃肠道反应小,易于吸收。口服铁剂时可同服维生素C,以促进铁吸收。胃酸缺乏者可同服稀盐酸促进铁吸收。对口服铁剂不能耐受或病情要求迅速纠正贫血等时,可使用注射铁剂。常用右旋糖酐铁深部肌内注射,应严格掌握剂量,避免过量导致铁中毒。

6.护理诊断/问题

(1)活动无耐力:与贫血引起全身组织缺氧有关。

(2)营养失调,低于机体需要量:与体内铁不足有关。

(3)有感染的危险:与严重贫血引起营养缺乏和衰弱有关。

(4)知识缺乏:缺乏缺铁性贫血预防知识。

(5)口腔黏膜损害:与贫血引起口腔炎、舌炎有关。

7.护理措施

(1)合理休息:根据贫血程度合理安排休息与活动,活动量以不感到疲劳、不加重症状为度。重度贫血者要卧床休息。

(2)合理饮食:给予高热量、高蛋白、高维生素、含铁丰富、易消化的食物。

(3)铁剂治疗:①铁剂应用 1 周后血红蛋白开始上升,8～10 周可达正常,但仍需继续服 3～6 个月以补足体内储存铁,以免复发;②铁剂饭后或餐中服用可减轻胃肠道反应,与维生素 C 同服利于铁吸收;③避免与咖啡、茶、蛋类、牛奶、植物纤维同时服用,否则不利于铁的吸收;④服用液体铁剂时应用吸管,以免牙齿染黑;⑤向患者解释服用铁剂时出现黑便属正常现象;⑥注射铁剂应深层肌内注射并经常更换部位,以减轻疼痛和避免硬结形成;⑦注射铁剂可引起局部疼痛、淋巴结肿痛、过敏反应,严重者可发生过敏性休克,注射后 10min 至 6h 内注意观察不良反应。

8.健康教育

开展预防缺铁性贫血的卫生宣教,强调高危人群食物铁或口服铁剂的预防性补充,如青少年、妊娠期和哺乳期妇女应通过食物补充铁剂,必要时应用铁剂。介绍疾病基本知识,指导患者均衡饮食,荤素结合。注意相关疾病的预防和治疗。教会患者进行自我监测病情。

(三)再生障碍性贫血护理

1.再生障碍性贫血

再生障碍性贫血简称再障,是由多种因素导致造血干细胞数量减少和(或)功能障碍所引起的一类贫血。临床表现为进行性贫血、出血、感染及外周血中全血细胞减少。

2.临床表现

临床上以进行性贫血、出血和继发感染为主要表现,但多无肝、脾、淋巴结肿大。

(1)急性再障:起病急,进展快,以出血、感染为主要表现,贫血进行性加重。出血部位广泛,除皮肤黏膜外,常有内脏出血,半数以上有颅内出血而危及生命。感染不易控制,常引起脓毒症。半数以上患者在数月至 1 年内死亡,死亡原因为脑出血及严重感染。

(2)慢性再障:此型多见,起病缓,进展慢,以贫血为主要表现。出血较轻,主要见于皮肤及黏膜,除女性有子宫出血外,很少有内脏出血。感染以呼吸道多见,合并严重感染者少。少数病例病情恶化可演变为急性再障,预后极差。

3.有关检查

(1)外周血常规:全血细胞减少,但红细胞、白细胞、血小板减少的程度不同。淋巴细胞比例相对增高,网织红细胞绝对值低于正常。

(2)骨髓象:为诊断再障的主要依据。急性型骨髓增生低下,红系、粒系及巨核细胞显著减少,淋巴细胞、浆细胞分类值增高;慢性型骨髓增生不良,三系均降低。

4.诊断要点

依据患者有进行性贫血、出血和感染,无肝、脾、淋巴结肿大;全血细胞减少,网织红细胞比例或绝对值低于正常,骨髓增生低下,即可诊断。

5.治疗原则

(1)对症治疗:纠正贫血、控制止血和控制感染。

(2)慢性再障治疗:首选用药为雄激素,作用机制为刺激肾脏产生促红细胞生成激素,直接作用于骨髓,促进红细胞生成。常用丙酸睾酮,50~100mg 肌注,每天或隔天一次,需治疗3~6个月,判断疗效指标为网织红细胞或血红蛋白升高。

(3)急性再障治疗:可用免疫抑制剂,或进行骨髓移植。

6.护理诊断/问题

(1)有感染的危险:与白细胞减少有关。

(2)活动无耐力:与贫血导致机体组织缺氧有关。

(3)出血:与血小板减少有关。

(4)自我形象紊乱:与雄激素不良反应有关。

(5)焦虑或恐惧:与病情不断恶化,预后不良有关。

7.护理措施

(1)合理休息与活动:急性再障患者需绝对卧床以减少出血。慢性再障轻、中度贫血者适当休息,避免劳累,如活动中出现心悸、气短应立即停止活动;重度贫血者要以卧床休息为主。

(2)出血及感染的护理:详见血液病常见症状护理。

(3)颅内出血护理:血小板低于 20×10^9/L,应卧床休息,禁止头部剧烈活动,以防颅内出血。观察神志、意识、瞳孔及生命体征的变化,一旦患者突然出现头痛、呕吐、视力模糊、意识障碍等颅内出血征兆,立即与医师联系。置患者于平卧位,头部置冰袋或冰帽,给予高流量吸氧,保持呼吸道通畅,建立静脉通路,按医嘱用药。输注新鲜血、浓缩血小板悬液,止血效果好。

(4)用药护理:雄激素治疗需3~6个月后见效,应鼓励患者坚持治疗,注意观察其不良反应,如须毛增多、痤疮、女性闭经、肝损害、浮肿等。此外,注射时需深部缓慢分层注射,以便于吸收,并注意更换注射部位。

(5)心理护理:针对急慢型再障患者的不同的心理状态做好解释工作,鼓励患者正确面对疾病;鼓励家属参与治疗和护理,消除患者的不良情绪,主动配合治疗和护理。

8.健康教育

(1)对长期接触对骨髓造血有害物质的工作者,加强健康教育,提高对工作环境危害的认识,增强自我保健意识,自觉遵守规章制度,加强劳动防护。定期检查血常规,发现异常及时处理。

(2)教育人们不滥用药物,对氯霉素、磺胺药、解热镇痛药等,要在医生指导下正确使用。

(3)再障患者出院后要坚持治疗,注意预防出血、感染,定期门诊复查。学会自我病情监测,如有异常变化立即与医生联系。

二、特发性血小板减少性紫癜护理

(一)概述

特发性血小板减少性紫癜(ITP)又称自身免疫性血小板减少性紫癜,是一种由于血小板受到免疫性破坏,导致外周血中血小板数目减少的出血性疾病。临床主要表现为自发性皮肤、黏膜甚至内脏出血。临床上分为急性和慢性两型。急性型多见于儿童,有自限性,预后良好;慢性型多见于青年女性,治疗后多数仍有复发。

(二)临床表现

1.急性型

多见于儿童,起病前1～2周常有上呼吸道或病毒感染史。起病急,常有畏寒、发热及全身广泛出血。出血表现为皮肤、黏膜瘀点、瘀斑,甚至血肿或血疱,可有鼻腔、牙龈、消化道、泌尿道、阴道出血,颅内出血可危及生命,也是本病致死的主要原因。病程多在4～6周恢复。

2.慢性型

常见于40岁以下的成年女性。起病缓慢,一般无前驱症状。出血症状较轻,表现为反复发作的皮肤及黏膜瘀点、瘀斑,牙龈出血或鼻出血,女性患者月经过多也较常见,长期月经过多可出现与出血严重程度相一致的贫血。反复发作者可伴轻度脾脏肿大。

(三)有关检查

1.血常规

血小板计数减少,急性型常低于$20\times10^9/L$,慢性型多为$(30\sim80)\times10^9/L$。出血多者可有红细胞和血红蛋白不同程度的减少,白细胞计数多正常。

2.骨髓象

巨核细胞数正常或增加,巨核细胞呈现成熟障碍。

3.其他

出血时间延长,毛细血管脆性试验阳性,血小板生存时间缩短,血块收缩不良,凝血酶原消耗不良,凝血时间正常。血小板相关免疫球蛋白(PAIgG)和血小板相关补体(PAC_3)增高。

(四)诊断要点

根据临床表现及血小板减少,骨髓内巨核细胞增多或正常,排除继发性血小板减少性紫癜,诊断即可成立。

(五)治疗原则

1.一般治疗

血小板明显减少、出血严重者应卧床休息,防止创伤,避免应用降低血小板数量及抑制血小板功能的药物;感染时应使用抗生素。

2.糖皮质激素

为首选治疗用药。该类药物可以抑制血小板与抗体结合及阻止单核—吞噬细胞吞噬破坏血小板,并降低血管壁通透性。一般口服泼尼松,常用量为30～60mg/d,待血小板接近正常可逐渐减量,以小剂量(5~10mg/d)维持 3~6 个月。病情重者可静脉点滴氢化可的松或地塞米松。一般用药后症状即可改善,但不能根治,停药后易复发。

3.脾脏切除

可减少血小板破坏及血小板抗体的产生。切除脾脏有效率约为 70%。主要适应证为糖皮质激素治疗 3~6 个月无效;出血明显,危及生命者;泼尼松有效,但维持剂量必须大于 30mg/d 者;不宜用糖皮质激素者。

4.免疫抑制剂

一般不做首选。用于以上治疗无效、疗效差或不能切除脾脏者,可加用免疫抑制剂,或单独使用免疫抑制剂。主要药物有长春新碱、环磷酰胺、硫唑嘌呤、环孢素等。

5.输血或输血小板

适用于严重出血者、血小板低于 $20×10^9/L$ 者、脾脏切除术前准备。输新鲜血或浓缩血小板悬液有较好的止血效果,但反复多次输血易产生同种抗体,引起血小板破坏加速。

6.其他

达那唑也可用于难治性 ITP,与糖皮质激素有协同作用。还可应用血管性止血药如安络血。

(六)护理诊断/问题

1.有损伤的危险

出血与血小板减少有关。

2.有感染的危险

与长期服用糖皮质激素治疗有关。

3.焦虑

与病情反复发作有关。

4.潜在并发症

颅内出血。

(七)护理措施

1.病情观察

注意出血部位、范围、出血量及出血是否停止,有无内脏出血。定期检查血小板计数。

2.预防、处理出血

密切观察生命体征及神志变化,注意出血部位、范围及出血量,有无内脏及颅内出血的症状、体征,及时发现皮肤、黏膜新发出血或内脏出血。注意治疗后出血情况、血小板计数等检查结果。

3.心理护理

加强心理疏导,消除不良情绪。鼓励患者说出所关心的问题,给予耐心解释,消除顾虑。

4.用药护理

①观察糖皮质激素的疗效及不良反应,如痤疮、多毛等;并向患者说明长期用药易合并感染、高血压、糖尿病,用药期间应定期检查血压、尿糖、血糖及血白细胞计数;②应用免疫抑制剂要注意骨髓造血功能抑制、末梢神经炎、出血性膀胱炎等不良反应,必要时停药。

(八)健康教育

(1)介绍本病基本知识,指导患者坚持服药,定期检查血压、尿糖、白细胞和血小板。

(2)避免使用阿司匹林等影响血小板功能的药物。

(3)避免外伤,预防出血;注意保暖,预防感染。

(4)血小板在 $50×10^9$/L 以下时,不得做剧烈的体力活动。

(5)女性患者应注意避孕,妊娠期发病者应及早就医。

(6)服用糖皮质激素者,须按医嘱按时、按剂量、按疗程用药,不可自行停药或减量。

三、白血病护理

(一)概述

白血病是造血系统的恶性肿瘤,其特征为骨髓或其他造血组织中白血病细胞大量异常增生,并进入外周血液中浸润、破坏机体其他器官或组织,产生症状和体征。白血病细胞大多是未成熟和形态异常的白细胞,正常造血功能受抑制。临床上以进行性贫血、持续发热或反复感染、出血和组织器官浸润等为表现,外周血液中出现幼稚细胞为特征。

(二)白血病的分类

1.根据白血病细胞的成熟程度和自然病程分类

分为急性和慢性两大类。急性白血病起病急,骨髓及外周血中多为原始及幼稚细胞,病情发展迅速,预后差,自然病程仅数月。慢性白血病起病缓慢,白血病细胞多为成熟和较成熟的细胞,病情发展亦缓慢,自然病程可达数年。

2.根据受累的细胞系列分类

将急性白血病又分为急性淋巴细胞白血病和急性非淋巴细胞白血病。慢性白血病又分为慢性粒细胞性白血病和慢性淋巴细胞性白血病。

我国急性白血病比慢性白血病多见,成年人以急性粒细胞白血病最多见,儿童以急性淋巴细胞白血病多见。男性略多于女性。

(三)急性白血病护理

1.临床表现

(1)贫血:常为首发症状,呈进行性加重,主要原因是由于骨髓中白血病细胞极度增生与干扰,造成正常红细胞生成减少。此外,无效红细胞生成、溶血、出血等也是影响因素。

(2)发热:是急性白血病最常见的症状。大多数发热由继发感染所致,但白血病本身也能引起发热。

1)继发感染:是导致白血病患者死亡最常见的原因之一。主要表现为持续高热甚至超高热,常伴有畏寒、寒战及出汗。感染的主要原因是正常粒细胞缺乏或功能缺陷,化疗药物及糖皮质激素的应用,白血病细胞的浸润使黏膜屏障破坏,各种穿刺及插管时间过长等因素。感染可发生于机体任何部位,以口腔黏膜、牙龈、咽峡部最多见,呼吸道、泌尿道感染及肛周脓肿亦较常见,严重时可致脓毒症,是致死原因之一。致病菌以革兰染色阴性菌为主。疾病后期常伴有真菌感染,与长期应用广谱抗生素、糖皮质激素、细胞毒类化疗药物有关。

2)肿瘤性发热:与白血病细胞的高代谢状态及其内源性致热物质的产生有关。主要表现为持续低至中度发热,抗生素治疗无效。

(3)出血:几乎所有的急性白血病患者都有不同程度的出血。主要原因为血小板减少、血小板功能异常、凝血因子减少、白血病细胞浸润、感染等。出血可发生于任何部位,以皮肤、牙龈、鼻出血和子宫出血多见,颅内出血是白血病致死的主要原因之一,可表现为头痛、呕吐、瞳孔不等大、瘫痪,甚至昏迷或突然死亡。

(4)器官和组织浸润表现

1)骨骼和关节:四肢关节和骨骼疼痛,胸骨下段压痛对白血病的诊断有一定价值。

2)肝、脾、淋巴结:急淋白血病多有肝、脾和淋巴结肿大。

3)口腔及皮肤:口腔浸润表现为牙龈可增生、肿胀,皮肤浸润表现为弥漫性斑丘疹、皮下结节、多形红斑等。

4)中枢神经系统白血病:常发生在缓解期,以急淋最常见。白血病细胞可浸润脑膜或中枢神经系统,出现头痛、头晕、重者可有呕吐、视乳头水肿、视力模糊、颈项强直、抽搐、昏迷等症状。

2.有关检查

(1)血常规:多数患者白细胞总数增高,多在$(10\sim50)\times10^9/L$,甚至$>100\times10^9/L$,血涂片分类计数可见原始细胞或幼稚细胞占$30\%\sim90\%$。患者常有不同程度的正常细胞性贫血,可见红细胞大小不等。约60%的患者血小板减少,常低于$60\times10^9/L$,晚期血小板极度减少。

(2)骨髓象:是诊断白血病的重要依据。多数患者的骨髓象呈增生明显活跃或极度活跃,以有关系列的原始细胞和(或)幼稚细胞为主,而较成熟中间阶段的细胞缺如,形成所谓的"裂孔"现象。若原始细胞占全部骨髓有核细胞的30%以上,则可做出急性白血病的诊断。

(3)其他:细胞化学检查、免疫学检查、染色体和基因检查、血清尿酸浓度检查等。

3.诊断要点

根据临床表现有贫血、出血、感染及骨骼关节疼痛、肝、脾和淋巴结肿大等特征,辅以血常规和骨髓象检查可诊断,但需进一步检查确定急性白血病的类型。

4.治疗原则

(1)对症治疗:感染、出血是白血病最主要的致死原因,要积极治疗。

1)感染:及时查明感染部位和查找病原菌,做咽拭子或血培养选择敏感抗生素。有条件可输注浓缩粒细胞。

2)出血:血小板计数少于$20\times10^9/L$应输浓缩血小板悬液或新鲜血液。并发DIC时,给予相应处理。

3)贫血:严重贫血者给予吸氧,输浓缩红细胞或全血,维持血红蛋白在$80g/L$以上。

4)预防尿酸性肾病:大量白血病细胞破坏可产生尿酸结石,引起肾小管阻塞,严重者致肾功能衰竭。应多饮水,碱化尿液并给予别嘌醇口服,以促进尿酸排泄和抑制尿酸结晶合成。

(2)化学治疗

1)常用化疗药物(见表11-1)

表 11-1　治疗急性白血病常用化疗药物

种类	药名	缩写	药理作用	主要不良反应
抗叶酸代谢	甲氨蝶呤	MTX	干扰 DNA 合成	口腔胃肠道黏膜溃疡、肝损害、骨髓抑制
抗嘌呤代谢	巯嘌呤	6-MP	阻碍 DNA 合成	骨髓抑制、胃肠反应、肝损害
	氟达拉滨	FLU	同上	神经毒性、骨骼抑制、自身免疫现象
抗嘧啶代谢	阿糖胞苷	Ara-C	同上	消化道反应、肝功能异常、骨髓抑制
	环胞苷	Cy	同上	同上
烷化剂	环磷酰胺	CTX	破坏 DNA	骨髓抑制、恶心呕吐、脱发出血性膀胱炎
	苯丁酸氮芥	CLB	同上	
	白消安	BUS	同上	骨髓抑制、胃肠反应
生物碱类	长春新碱	VCR	抑制有丝分裂	皮肤色素沉着、精液缺乏、停经
	高三尖杉酯碱	HHT	同上	末梢神经炎、腹痛、脱发、便秘
	依托泊苷	VP-16	干扰 DNA、RNA 合成	骨髓抑制、心脏损害、消化道反应
抗生素类	柔红霉素	DNR	抑制 DNA、RNA 合成	骨髓抑制、脱发、消化道反应
	去甲氧柔红霉素	IDA	同上	骨髓抑制、心脏损害、消化道反应 同上

2)化疗方法

急性白血病的化疗过程分为诱导缓解和巩固强化两个阶段。

①诱导缓解。是指从化疗开始到完全缓解阶段。其目的是迅速大量地杀灭白血病细胞,恢复机体正常造血,患者症状体征消失,血常规和骨髓象恢复正常,即达到完全缓解。目前多采用联合化疗,可提高疗效及延缓抗药性的产生。常用的联合化疗方案见 11-2。

②巩固强化。目的是继续消灭体内残存的白血病细胞,防止复发,延长缓解期,争取治愈。可用原诱导方案或轮换使用多种药物。急淋白血病共计治疗 3~4 年,急非淋白血病共计治疗 1~2 年。

表 11-2　急性白血病常用的联合化疗方案

治疗方案	药物剂量(mg)	用法	完全缓解率
急淋			
VP	VCR 1~2	第 1 天每周 1 次静注	儿童 88%,成人 50%
	P 40~60	每日分次口服	
VLDP	VCR 1~2	第 1 天每 2 周 3 次静注	儿童 92%,成人 77.8%
	DAUN 45	第 1~3 天每周 3 次静注	
	L-ASP 5000~10 000U	第 16 天开始每日 1 次静注	
	P 40~60	每日分次口服共 35 天	
MVLD	MTX 50~100	第 1 天 1 次静注	对难治性及复发性病例为 79%
	VCR 1~2	每 2 天 1 次静注	
	L-ASP 20 000U	每 2 天 1 次静注	
	DXM 6.75	每日分次口服共 10 天	
急非淋			
DA	DAUN 40	第 1~3 天每日 1 次静注	35%~85%
	Ara-C 150	第 1~7 天每日 1 次静注	
HVAP	H 4~6	第 1~7 天每日 1 次静注	60%左右
	VCR 2	第 1 天静注	
	Ara-C 150	第 1~7 天每日 1 次静注	
	P 40~60	每日分次口服	

（3）中枢神经系统白血病的防治

中枢神经系统白血病的患者，需进行药物鞘内注射治疗或脑脊髓放疗。常选用的药物是甲氨蝶呤、阿糖胞苷，可同时注入地塞米松以减轻药物刺激引起的蛛网膜炎。

（4）骨髓移植

原理是先用全身放疗和免疫抑制剂尽量将患者体内白血病细胞最大可能全部杀灭，同时充分抑制患者免疫功能，然后植入正常人的骨髓或造血干细胞，以使患者恢复正常造血功能。目前主张在第一次完全缓解时进行移植，患者年龄控制在 50 岁以下。

（5）细胞因子治疗

具有促进造血细胞增殖作用。粒细胞集落刺激因子和粒—单集落刺激因子与化疗同时应用或化疗后应用，可以减轻化疗所致的粒细胞缺乏，缩短粒细胞恢复时间，提高患者对化疗的耐受能力。

5.护理诊断/问题

（1）有损伤的危险：出血与血小板减少有关。

（2）有感染的危险：与白细胞减少有关。

（3）潜在并发症：化疗药物不良反应。

（4）活动无耐力：与贫血、组织缺氧及感染发热消耗增多有关。

（5）预感性悲哀：与白血病治疗效果差，预后不良有关。

（6）体温过高：与继发细菌感染及肿瘤细胞代谢亢进有关。

（7）知识缺乏：缺乏对急性白血病的相关知识。

6.护理措施

（1）休息：急性期卧床休息，适当活动；缓解期可照常工作，但避免劳累。

（2）饮食：应给予高热量、高蛋白、高维生素饮食。向患者及家属说明化疗期间保证足够营养可有助于化疗顺利进行。

（3）病情观察：询问患者有无恶心、呕吐及进食情况，疲乏无力感有无改善。观察体温、脉率、口腔、鼻腔、皮肤有无出血，注意血常规、骨髓象变化，准确记录出入量。

（4）化疗药物不良反应的护理：

1）局部血管反应：某些化疗药物如柔红霉素、长春新碱、阿霉素等多次静脉注射可引起静脉炎。此外，化疗药物外渗还可引起局部组织坏死。为防止局部血管反应，应将药物用适当的溶媒稀释至规定的浓度。注射药物前，先用盐水冲管，确定针头在静脉内后，边抽回血边推药。注射药物后，用 10～20mL 生理盐水冲洗静脉后，再拔针。要两侧轮换、由远及近地使用静脉。一旦发现药液溢出血管外，应立即停止注射，边回抽边退针，局部注射解毒药物、利多卡因或地塞米松等，以防局部组织坏死。出现血栓性静脉炎时，应停止相应血管给药，做对症处理。

2）骨髓抑制：是化疗最严重的并发症。化疗期间应定期查血常规、骨髓象，以便观察疗效及骨髓受抑制情况。同时应避免使用其他抑制骨髓的药物。当白细胞低于 $3 \times 10^9/L$ 或血小板低于 $80 \times 10^9/L$ 时，应协助处理。

3)消化道反应:常见症状为恶心、呕吐、口腔溃疡等。恶心、呕吐多出现在用药后1～3h,持续数小时至24h。应为患者提供良好的休息和进餐环境,选择合适的进餐时间,嘱患者避免在化疗前后2h进食。必要时,在治疗前1～2h给予止吐药物。做好口腔护理,每天2次;口腔溃疡严重者,可于进食前用普鲁卡因稀释液漱口,以减轻进食时疼痛,保证进食量。患者宜少量多餐、细嚼慢咽、防止粗糙、带刺或刺激性食物。进食后取坐位或半坐位,避免饭后立即平卧。

4)其他:长春新碱能引起末梢神经炎、手足麻木感,停药后可逐渐消失。柔红霉素、三尖杉碱类药物可引起心肌及心脏传导损害,用药时要缓慢静滴,注意监测心率、心律,复查心电图。氨甲蝶呤可引起口腔黏膜溃疡,可遵医嘱用亚叶酸钙对抗其毒性作用。环磷酰胺可引起脱发及出血性膀胱炎致血尿,嘱患者多饮水,有血尿必须停药。

(5)心理护理:观察患者情绪反应,向患者说明长期情绪低落可造成内环境失衡,引起食欲低下、免疫功能低下,反过来加重病情;指导患者进行自我心理调节,鼓励家属参与护理过程,使患者感受到家人的爱与支持,增强战胜病魔的信心。

(6)贫血、出血、感染的护理。

7.健康教育

避免接触各种致病的理化因素;注意休息,加强营养,保持乐观情绪;注意个人卫生,保护皮肤黏膜免受损伤,预防感染、出血;坚持缓解期巩固维持治疗,指导患者按医嘱用药,定期复查血常规。

(四)慢性白血病护理

慢性白血病按细胞类型分为粒细胞、淋巴细胞、单核细胞三型,我国以慢性粒细胞白血病(简称慢粒)多见。慢粒多见于中年人,男性多于女性。慢淋多见于50岁以后,男性略多于女性。

1.临床表现

自然病程可分为慢性期、加速期和急变期。起病缓慢,早期常无症状,随着病情的发展出现乏力、低热、多汗或盗汗、体重减轻等代谢亢进的表现。大多数患者有胸骨中下段压痛。脾脏肿大为最突出的体征,可达脐水平以下,甚至可伸入盆腔,质硬无压痛。半数患者肝脏中度肿大,浅表淋巴结一般无肿大。慢性期持续1～4年后,70%患者进入加速期,表现为原因不明高热、虚弱、脾脏迅速肿大及贫血、出血等;几个月到1～2年进入急变期,表现同急性白血病。

2.有关检查

(1)血常规:慢粒白细胞计数明显增多,可达$100×10^9/L$以上,以中、晚幼粒细胞为主,原始及早幼粒细胞<10%。慢淋以小淋巴细胞为主。

(2)骨髓象:呈现细胞增生明显至极度活跃,以较成熟的细胞为主。

3.诊断要点

不明原因的持续性白细胞数增高,根据典型的血常规、骨髓象改变、脾大等即可做出诊断。

4.治疗原则

(1)化学治疗:化疗药物有白消安、羟基脲、高三尖杉酯碱、阿糖胞苷、靛玉红、巯嘌呤等,其中首选羟基脲,其次为白消安。

1)羟基脲:是目前治疗慢粒的首选化疗药物。较白消安药效作用迅速,持续时间短,常用剂量每日 3g,分 3 次口服,用药后 2～3 天细胞数下降,停药后又很快回升。用药期间需查血常规以调节药量,该药需长期维持治疗。该药治疗慢粒中位数生存期比白消安治疗者为长,且急性变率低。

2)白消安:又称马利兰,起效较羟基脲慢,但持续时间长。始用剂量为每日 4～6mg,口服,缓解率在 95％以上。待白细胞数稳定后改用小剂量维持,每 1～3 天给药 2mg,连续服用2～3 个月。白消安的毒不良反应主要是骨髓抑制,还可引起皮肤色素沉着、阳痿或停经等。

3)靛玉红:从青黛中提取的主要成分,剂量 150～300mg/d,分 3 次口服,对慢粒有效率为87.3％,用药约 2 个月白细胞可降到正常范围,本药的不良反应有腹泻、腹痛、便血等症状。

(2)α-干扰素:α-干扰素与羟基脲或小剂量阿糖胞苷联合应用,可提高疗效。用量300 万～500 万 U/(m^2·d),皮下或肌注,每周 3～7 次,约 70％患者可获缓解。该药起效慢,需使用数月。不良反应有发热、恶心、纳差、血小板减少及肝功能异常。

(3)骨髓移植:异基因骨髓移植需在慢粒慢性期缓解后尽早进行,移植成功者可获得长期生存或治愈。

(4)其他治疗:脾肿大明显而化疗效果不佳时,可做脾区放射治疗。服用别嘌呤醇且每日饮水 1500mL 以上,可以预防化疗期间细胞破坏过多过速引起的高尿酸血症肾病。

(5)慢粒急性变的治疗:按急性白血病的化疗方法治疗。

5.护理诊断/问题

(1)有感染的危险:与慢粒正常粒细胞减少有关。

(2)活动无耐力:与慢粒贫血有关。

(3)知识缺乏:缺乏慢粒疾病知识。

(4)潜在并发症:慢粒急性变。

6.护理措施

(1)休息与活动:治疗期间要注意休息,尤其贫血较重患者(血红蛋白 60g/L 以下),以休息为主,不可过劳。慢性期病情稳定后可从事学习和工作。

(2)饮食:应进食高蛋白、高热量、高维生素、易消化吸收的饮食,如瘦肉、鸡肉、新鲜蔬菜及水果,每日饮水 1500mL 以上。

(3)症状护理:定期洗澡,注意口腔卫生,少去人多的地方,以预防感染。脾大显著者,易引起左上腹不适,可采取左侧卧位。

(4)药物护理:遵医嘱给患者服用白消安或羟基脲,定期复查血常规,以指导调整剂量。白消安可引起骨髓抑制、皮肤色素沉着、阳痿、停经等,应向患者说明的情况,使之心中有数,能坚持治疗。

(5)病情观察:观察患者有无原因不明的发热、骨痛、贫血、出血加重及脾脏迅速肿大,如有变化应及时通知医生,以便得到及时的治疗。

7.健康教育

向患者及家属讲解疾病知识,便于积极主动自我护理;帮助患者建立长期养病生活方式,缓解后可以工作或学习,但不可过劳;要安排好休息、锻炼、饮食,按时服药、定期门诊复查;保持情绪稳定,家庭应给予患者精神、物质多方面支持;学会自我监测病情变化,出现贫血、出血加重、发热、脾脏增大时,要及时去医院检查,以便及时得到治疗。

8.预后

本病治疗中位数生存时间为 3~4 年,5 年生存率 25%~35%。个别可生存 10~20 年。起病后 1~4 年 70%慢粒患者可进入加速期至急性变期,急性变疗效差,多数患者于几周或几个月内死亡。

第十二章　内分泌与代谢性疾病护理

一、甲状腺功能亢进症护理

(一)概述

甲状腺功能亢进症简称甲亢,是指由多种病因导致甲状腺激素分泌过多引起的临床综合征。临床上以高代谢综合征及甲状腺肿大为其特征。最常见的甲亢是弥漫性毒性甲状腺肿(Graves病)。

(二)临床表现

女性多见,多数起病缓慢,少数在精神创伤或感染等应激后急性起病。典型表现有高代谢症群、甲状腺肿及眼征。

1.甲状腺激素分泌过多综合征

(1)高代谢症群:患者常有疲乏无力、怕热多汗、低热多食、消瘦、皮肤温暖而湿润等表现。

(2)精神、神经系统:神经过敏、多言好动、焦躁易怒、失眠等,有时有幻觉甚至精神分裂症表现。可有手、眼睑和舌震颤、腱反射亢进。

(3)心血管系统:表现为心悸、胸闷、气短、严重者可发生甲亢性心脏病。常见体征有心动过速,静息或睡眠时心率仍增快。严重者可有心律失常,甚至发生心力衰竭;收缩压增高,舒张压降低致脉压差增大,可出现周围血管征。

(4)消化系统:食欲亢进、多食消瘦。老年患者可有食欲减退、畏食、排便次数增多。

(5)肌肉骨骼系统:部分患者有甲亢性肌病、肌无力及肌萎缩。周期性瘫痪多见于青年男性,原因不明,可伴发重症肌无力。

(6)血液系统:白细胞计数偏低,可伴血小板减少性紫癜,部分患者出现轻度贫血。

(7)生殖系统:女性常有月经减少或闭经。男性有阳痿,偶有乳房发育。

2.甲状腺肿

多呈弥散性、对称性甲状腺肿大,随吞咽动作上下移动;质软、无压痛,久病者较韧;肿大程度与甲亢轻重无明显关系;左右叶上下极可触及震颤、闻及血管杂音。

3.眼征

可分为非浸润性突眼和浸润性突眼。

(1)非浸润性突眼:①眼球向前突出,突眼度一般不超过18mm;②瞬目减少;③上眼睑挛缩,睑裂增宽;④双眼向下看时,上眼睑不能随眼球下落;⑤向上看时,前额皮肤不能皱起;⑥两眼看近物时,眼球辐辏不良。

(2)浸润性突眼:约占5%,多发生于成年患者。

4.甲状腺危象

是甲亢急性恶化的严重表现。

(1)主要诱因:应激状态,如感染、手术、放射性碘治疗等;严重躯体疾病;严重精神创伤;口服过量 TH 制剂;手术中过度挤压甲状腺等。

(2)主要表现:早期表现为原有甲亢症状加重,继而出现高热(体温>39℃);心率快(140~240 次/min);畏食、呕吐、腹泻、大汗淋漓、呼吸急促、虚脱、休克;烦躁、嗜睡、谵妄或昏迷。实验室检查可见白细胞总数及中性粒细胞升高,血 T_3、T_4 升高。

(三)有关检查

1.血清甲状腺激素测定

(1)血清游离 T_3、T_4(FT_3、FT_4):反映甲状腺功能状态。

(2)血清总 T_3、T_4(TT_3、TT_4):是判定甲状腺功能最基本的筛选指标。

2.促甲状腺激素(TSH)测定

明显降低有助甲亢诊断。

3.甲状腺摄^{131}I 率

本法诊断甲亢的符合率达 90%,不能反映病情严重程度与治疗中的病情变化,但可鉴别不同病因的甲亢。正常甲状腺 24h 摄^{131}I 率为 30%~40%,高峰在 24h 出现。甲亢时摄^{131}I 率增高,且高峰前移。

4.其他

促甲状腺激素释放激素(TRH)兴奋试验、T_3抑制试验、甲状腺自身抗体测定等可作为诊断甲亢的指标之一。

5.影像学检查

超声、放射性核素扫描、CT、MRI 等有助于甲状腺、异位甲状腺肿和球后病变性质的诊断,可根据需要选用。

(四)诊断要点

根据典型的高代谢症群、甲状腺肿及眼征表现,结合血清甲状腺激素测定,即可确诊。早期轻症、小儿及老年人表现为不典型甲亢,则有赖于甲状腺功能检查和其他必要的特殊检查方可诊断。

(五)治疗原则

1.一般治疗

适当休息,补充足够热量和营养,以纠正本病引起的消耗;精神紧张或失眠者可给镇静剂。

2.抗甲状腺药物治疗

常用药物有硫脲类(甲硫氧嘧啶、丙硫氧嘧啶)、咪唑类(他巴唑、甲亢平)。适用于病情较轻、甲状腺轻度至中度肿大者及孕妇或合并严重心、肝、肾疾病等而不宜手术者等。主要不良反应为粒细胞减少和药疹。注意疗程中除非有较严重反应,一般不宜中断,并定期随访疗效。其他药物有复方碘口服溶液,仅用于术前准备和甲状腺危象。β受体阻滞剂,用于改善甲亢初治期的症状,近期疗效好,可与碘剂合用于术前准备,也可用于^{131}I 治疗前后及甲状腺危象时。

3.放射性^{131}I 治疗

适应证:抗甲状腺药物长期治疗无效,或治疗后复发者;合并心、肝、肾等疾病不宜手术或术后复发者。禁忌证:妊娠、哺乳期妇女,严重心、肝、肾功能衰竭或活动性肺结核者;重症浸润性突眼症;甲状腺危象;甲状腺不能摄碘者等。放射性碘治疗可致甲状腺功能减退。

4.手术治疗

手术适应证:①继发性甲亢或高功能腺瘤;②中度以上的原发性甲亢;③腺体较大,伴有压迫症状,或胸骨后甲状腺肿等类型的甲亢;④抗甲状腺药物或^{131}I治疗后复发者或坚持长期用药困难者。此外,甲亢对妊娠可造成不良影响(流产、早产等),而妊娠又可能加重甲亢,故妊娠早、中期的甲亢患者凡具有上述指征者仍应考虑手术治疗。

手术禁忌证:①青少年患者;②症状较轻者;③老年患者或有严重器质性疾病不能耐受手术治疗者。

5.甲状腺危象的防治

去除诱因,积极治疗甲亢是预防甲状腺危象的关键,尤其是防治感染和充分做好术前准备至关重要。

(六)护理诊断/问题

1.营养失调,低于机体需要量

与代谢率增高导致代谢需求大于摄入有关。

2.活动无耐力

与蛋白质分解增加、甲亢性心脏病、肌无力等有关。

3.个人应对无效

与性格及情绪改变有关。

4.有组织完整性受损的危险

与浸润性突眼有关。

5.潜在并发症

甲状腺危象。

(七)护理措施

1.生活护理

对病情较重的患者,安置其卧床休息,保证充足的睡眠,避免强光、减少噪音。对病情较轻者,告之可适当工作、学习,但不宜紧张和劳累。给予高热量、高蛋白、高脂肪、高维生素饮食,每日饮水 2000~3000mL。禁止摄入刺激性的食物及饮料,以免引起患者精神兴奋。勿进食增加肠蠕动及导致腹泻的食物,如高纤维食物。

2.病情观察

监测体温、脉搏、心率(律)、呼吸改变,出汗、大便次数、突眼症状、甲状腺肿大等情况,定期测量体重。若出现高热、心率超过 140 次/min、呕吐、腹泻、烦躁、嗜睡,应考虑甲状腺危象。

3.用药护理

指导患者正确用药,不可自行减量或停药,并密切观察药物不良反应,及时处理。如外周血白细胞低于 3×10^9/L 或中性粒细胞低于 1.5×10^9/L,应考虑停药,并给予促进白细胞增生药。

4.甲状腺危象的护理

①将患者安置于重症监护病房,密切观察病情,绝对卧床休息,烦躁不安者,按医嘱给予适量镇静剂;②给予低流量吸氧,物理或药物降温;③遵医嘱静脉补液,补充维生素;④遵医嘱给予大剂量丙硫氧嘧啶、复方碘溶液、普萘洛尔、氢化可的松等药物治疗;⑤有条件者可行血液透析或血浆置换等。

5.放射性碘治疗的护理

遵医嘱给予空腹口服^{131}I治疗,2h内不吃固体食物,以免引起呕吐而造成^{131}I的丢失;服药前后2~4周避免用碘剂及其他含碘食物或药物,服药后第1周应避免挤压甲状腺、精神刺激或感染;服药后2~3日,嘱患者饮水2000~3000mL/d,以增加排^{131}I的排出。

6.心理护理

理解和同情患者,限制探视时间,避免各种不良刺激,使患者保持心情平静,情绪安宁。

(八)健康教育

1.生活指导

嘱患者合理安排生活,保证足够的营养,避免过度劳累和精神刺激,保持身心愉快。

2.疾病知识指导

向患者宣教有关甲亢的疾病知识和眼睛的保护方法,使患者学会自我护理。上衣领宜宽松,避免压迫甲状腺,严禁用手挤压甲状腺以免甲状腺激素分泌过多,加重病情。

3.用药指导

嘱患者坚持长期服药,并按时按量服用,不可随意减量和停药。用药期间每周查一次血常规,每隔1~2个月做甲状腺功能测定。若出现高热、恶心、呕吐、腹泻、突眼加重等警惕甲状腺危象可能,应及时就诊。

4.妊娠期甲亢患者的指导

嘱避免能对母亲及胎儿造成影响的因素。宜用抗甲状腺药物控制甲亢,禁用^{131}I治疗,慎用普奈洛尔。产后如需继续服药,则不宜哺乳。

二、糖尿病护理

(一)概述

糖尿病是由多种原因引起胰岛素分泌或作用的缺陷,引起以慢性高血糖为特征的代谢紊乱疾病。除糖代谢紊乱外,尚有蛋白质、脂肪代谢紊乱和继发性水、电解质代谢紊乱。临床特征为多尿、多饮、多食,消瘦乏力。长期患病可引起多系统损害,如眼、肾、神经、心脏、血管等组织的慢性进行性病变,出现功能缺陷及衰竭。糖尿病分为四大类型,即1型糖尿病、2型糖尿病、其他特殊类型糖尿病和妊娠期糖尿病。

(二)临床表现

1.代谢紊乱综合征

典型表现为"三多一少"症状。①多尿(尿量可达2~3L/d)、烦渴、多饮;②善饥多食;③消瘦、体重减轻、疲乏无力。

2.糖尿病慢性并发症

(1)大血管病变:有冠心病、出血性或缺血性脑病、肾动脉硬化、肢体动脉硬化(下肢动脉病变为主,表现为下肢疼痛,感觉异常和间歇性跛行,严重供血不足可导致肢体坏疽)。

(2)微血管病变:糖尿病肾病指毛细血管间肾小球硬化症,是糖尿病主要的微血管病变之一,多见于糖尿病病史超过10年者,是1型糖尿病患者的主要死亡原因。

(3)神经病变:糖尿病神经病变可累及中枢神经及周围神经,后者尤为常见,通常为对称性,下肢较上肢严重。

(4)眼部病变:糖尿病性视网膜病变也是糖尿病微血管病变的重要表现,多发生于病程超过10年者,是糖尿病患者失明的主要原因之一。

(5)糖尿病足:糖尿病患者因末梢神经病变,下肢动脉供血不足以及细菌感染等各种因素,引起足部疼痛、皮肤深溃疡、肢端坏疽等病变,统称为糖尿病足。

(6)感染:常见疖、痈等皮肤化脓性感染,可反复发生。泌尿系感染多见于女性,常反复发作,多转为慢性肾盂肾炎。肺结核发病率高,进展快,易形成空洞。

3.糖尿病急性并发症

糖尿病酮症酸中毒最常见。常见的诱因有感染、胰岛素剂量不足或治疗中断、饮食不当、妊娠和分娩、创伤、精神紧张或严重刺激引起应激状态等。早期酮症阶段仅多尿、多饮、疲乏等;当酸中毒出现时则表现为食欲减退、恶心、呕吐,常伴头痛、嗜睡、呼吸深快有烂苹果味(丙酮味)。病情进一步发展出现严重失水、尿量减少、皮肤干燥、眼球下陷、脉细速、血压下降、甚至休克、昏迷。实验室检查尿糖、尿酮体强阳性。血糖多明显升高可达 $16.7 \sim 33.3 mmol/L$ 以上。血酮体升高,CO_2 结合力降低。高渗性非酮症糖尿病昏迷是糖尿病急性代谢紊乱的另一临床类型。

(三)有关检查

1.尿糖测定

尿糖阳性为诊断糖尿病的重要线索。

2.血糖测定

空腹及餐后2h血糖升高是诊断糖尿病的主要依据。

3.口服葡萄糖耐量试验(OGTT)

适用于疑有糖尿病而空腹或餐后血糖未达到诊断标准者。WHO推荐成人口服75g葡萄糖;儿童为 1.75g/kg,总量不超过 75g。

4.糖化血红蛋白测定

糖化血红蛋白 A_1(GHbA$_1$)测定可反映取血前 $4 \sim 12$ 周血糖的总水平,可以补充空腹血糖只反映瞬时血糖值的不足,成为糖尿病控制情况的监测指标之一。

5.其他

可有高甘油三酯血症、高胆固醇血症、高密度脂蛋白胆固醇降低。

(四)诊断要点

有明显"三多一少"症状,连续2次空腹血糖≥7.8mmol/L(140mg/dL)或任意一次血糖≥

11.1mmol/L(200mg/dL)，即可诊断糖尿病。轻者、无症状者主要依据实验室检查结果。

(五)治疗原则

糖尿病应坚持早期、长期、综合治疗及治疗方法个体化的原则。

1.饮食治疗

是各种类型及各种程度糖尿病的最基本治疗措施。目的在于减轻胰岛负担，维持标准体重。以控制总热量为原则，给予低糖、低脂、适量蛋白质、高纤维素、高维生素。饮食治疗特别强调定时定量，严格执行饮食计划并长期坚持。

2.运动治疗

可促进糖的利用，减轻胰岛负担，使血糖下降，为本病有效疗法之一。

3.口服药物治疗

主要包括磺脲类和双胍类降糖药。磺脲类药物有格列本脲(优降糖)和格列喹酮等，适用轻中度糖尿病，治疗应从小剂量开始，根据尿糖和血糖测定结果确定用量。双胍类常用药物有甲福明(二甲双胍)，它是肥胖或超重的2型糖尿病患者第一线药物。

4.胰岛素治疗

是一种替代疗法。

(1)适应证：1型糖尿病、糖尿病酮症酸中毒、2型糖尿病经饮食及口服降糖药治疗未获得良好控制、糖尿病合并应激及其他情况等。

(2)制剂类型：胰岛素制剂可分为速效(普通胰岛素)、中效和长(慢)效三类。

(3)使用原则和剂量调节：胰岛素个人剂量差异很大，需严格个体化。一般初始先用速效制剂，小量开始，逐渐增加，根据血糖和尿糖结果来调整，直至达到满意控制。给药时间每天早、中、晚餐前半小时或加上睡前分别皮下注射。

5.糖尿病酮症酸中毒的处理

(1)胰岛素治疗：通常采用小剂量速效胰岛素加入生理盐水中持续静滴，每2h根据血糖调节胰岛素剂量。

(2)输液：输液是抢救糖尿病酮症酸中毒首要的、极其关键的措施。迅速补充大量液体，纠正严重脱水。

(3)纠正电解质及酸碱平衡失调：根据治疗前血钾水平及尿量决定补钾时机、补钾量及速度。轻、中度酸中毒经充分静脉补液及胰岛素治疗后即可纠正，无须补碱，pH<7.1的严重酸中毒者予碳酸氢钠静脉滴注。

(4)防治诱因和处理并发症：包括休克、严重感染、心力衰竭、心律失常、肾衰竭、脑水肿等。

(六)护理诊断/问题

1.营养失调，低于或高于机体需要量

与患者胰岛素分泌减少或作用缺陷引起糖、蛋白质、脂肪代谢紊乱有关。

2.有感染的危险

与血糖增高、脂代谢紊乱、营养不良、微循环障碍等因素有关。

3.潜在并发症

药物不良反应。

(七)护理措施

1.饮食护理

合适的饮食护理有利于减轻体重,控制高血糖和防止低血糖,改善脂代谢紊乱和高血压。

(1)制订总热量:根据患者理想体重和工作性质计算每日所需总热量。成人每日每公斤体重休息状态下给予热量 105～125.5kJ(25～30kcal),轻体力劳动 125.5～146kJ(30～35kcal),中度体力劳动 146～167kJ(35～40kcal),重体力劳动 167kJ(40kcal)以上。

(2)食物营养成分分配:碳水化合物占饮食总热量的 50%～60%;蛋白质约占总热量的15%,成人每日每公斤理想体重 0.8～1.2g;脂肪占总热量 25%～30%,每日每公斤体重 0.6～1.0g。

(3)每餐热量合理分配:每日三餐分配为 1/5、2/5、2/5 或 1/3、1/3、1/3;也可按四餐分为1/7、2/7、2/7、2/7。

(4)饮食注意事项:①严格定时进食;②控制总热量,是控制饮食的关键,保持总热量不变的原则下,凡增加一种食物时应同时减去另一种食物,以保证饮食平衡;③严格限制各种甜食;④进行体育锻炼时不宜空腹,防止低血糖;⑤保持大便通畅,每日饮食中食用纤维含量>40g为宜;⑥每周定期测量体重一次,如果体重改变>2kg,应报告医师。

2.运动指导

根据年龄、体力、病情及有无并发症指导患者循序渐进、长期坚持,尤其对 2 型肥胖患者应鼓励运动、适当体力劳动。强调因人而异、循序渐进,相对定时、定量,适可而止。

3.用药护理

(1)口服降糖药:除了了解各类降糖药物的作用、剂量、用法外,还应注意药物的不良反应和注意事项,指导患者正确服用,及时纠正不良反应。磺脲类药物主要不良反应是低血糖反应,双胍类药物不良反应有腹部不适、口中金属味、恶心、畏食、腹泻等,偶有过敏反应。

(2)胰岛素治疗的护理

1)胰岛素不良反应及处理:①低血糖反应,是最主要的不良反应,与剂量过大或(和)饮食失调有关,应及时检测血糖,根据病情进食糖果、含糖饮料或静注 50%葡萄糖液 20～30mL;②胰岛素过敏,表现为注射部位瘙痒,继而出现荨麻疹样皮疹;③注射部位皮下脂肪萎缩或增生,停止该部位注射后可缓慢自然恢复。

2)使用胰岛素注意事项:①剂量准确;②按时注射,普通胰岛素于饭前 30min 皮下注射,鱼精蛋白锌胰岛素在早餐前 1h 皮下注射;③注射部位应选皮肤松软处,如上臂外侧、臀部、大腿前及外侧、腰部、腹部均可,且要按顺序轮流选择;④混合注射胰岛素时,先抽普通胰岛素,再抽中、长效胰岛素。

4.糖尿病酮症酸中毒的护理

(1)病情观察:①监测生命体征及神志变化,尤其注意血压、体温、呼吸及呼气味;②观察尿量的变化,记录出入量;③监测血、尿糖,血、尿酮体,电解质,肾功能及血气分析。

(2)遵医嘱补液,给予胰岛素,纠正水电解质及酸碱平衡紊乱。

(3)昏迷护理:对于昏迷者应加强口腔、皮肤护理,保持呼吸道通畅,预防呼吸系统、泌尿系统感染,防止血栓性静脉炎及肌肉萎缩,防止患者坠床等。

(八)健康教育

教会患者血糖、尿糖的测定技术,掌握糖尿病控制良好的标准。掌握口服降糖药的应用方法和不良反应,注射胰岛素的方法及低血糖反应的观察和处理。掌握饮食治疗的具体要求和措施。掌握体育锻炼的具体方法及注意事项。指导患者定期复诊,一般每2～3个月复检糖化血红蛋白,以了解病情控制情况,及时调整用药剂量。每年定期全身检查,以便尽早防治慢性并发症。

第三篇　外科护理

第十三章　外科患者代谢失调的护理

一、水和钠代谢失调的护理

(一)脱水与缺钠

1.护理评估

(1)高渗性缺水:又称原发性脱水。失水多于失钠,细胞外液呈高渗状态。临床最常见。

1)病因:①水分摄入不足,如长期禁食、上消化道梗阻等;②水分丢失过多,如高热大汗、气管切开、利尿等。

2)病理生理:失水多于失钠,细胞外液形成高渗,此时,细胞内液渗透压相对较低,导致细胞内液外移到细胞外,使细胞内脱水。

3)临床表现:①轻度,只有口渴,失水量为体重的 2%～4%;②中度,除口渴加重之外,还有唇舌干燥、皮肤弹性下降、眼窝凹陷等,失水量为体重的 4%～6%;③重度,除以上症状外,出现中枢神经系统功能障碍,可有烦躁不安、躁狂、幻觉、昏迷等,尿量少,尿比重明显增高,失水量为体重的 6% 以上。实验室检查血清钠高于 150mmol/L,即可确定诊断。

4)治疗原则:补充水分,饮水是安全可靠的措施。如不能饮水,可给静脉补液,常用 5% 葡萄糖液或 0.45% 氯化钠溶液,补至一定程度要注意补充等渗盐水,以免由高渗转成了低渗。

(2)低渗性脱水:又称继发性脱水、慢性脱水。失钠多于失水,细胞外液呈低渗状态。

1)病因:慢性呕吐、腹泻、肠瘘、长期胃肠减压、烧伤创面慢性渗液等,尤其是补水忽略了盐的补充,少数的可由限制盐的摄入引起。

2)病理生理:失钠为主,细胞外液形成低渗,水转入细胞内可引起细胞水肿。同时细胞外液低渗,使利尿激素分泌减少,尿量并不减少或反而增多,由此加剧了细胞外液的丢失,故后期血容量下降,醛固酮和抗利尿激素分泌增加而尿量减少。

3)临床表现:①轻度,血清钠在 135mmol/L 以下,失钠 0.5g/kg,乏力、头晕、手足麻木,无口渴,尿量变化不大,正常或偏多,尿比重低;②中度,血清钠在 130mmol/L 以下,失钠0.50～0.75g/kg,除以上表现外,还有脉搏细弱、血压下降、站立性晕倒、恶心、呕吐、皮肤弹性下降、尿量减少、比重低等;③重度,血清钠在 120mmol/L 以下,失钠 0.75～1.25g/kg,除以上表现加重外,还出现抽搐、休克、昏迷等。

4)治疗原则:对低渗性脱水以静脉补充等渗盐水为主,严重需补充 3%～5% 氯化钠和胶体溶液。同样要注意,补到一定程度要给葡萄糖液,以免形成高渗。

(3)等渗性脱水:又称急性脱水、混合性脱水。是外科最常见的脱水。钠与水成比例丢失,细胞外液渗透压基本正常。

1)病因:急性腹膜炎、肠梗阻、肠瘘、大量呕吐,大面积烧伤等引起的水钠丢失。

2)病理生理:水钠丢失等比例,体液均表现为等渗,细胞内外液均有不足,而早期主要表现为细胞外液丢失,血容量不足,以后细胞内液也明显减少。

3)临床表现:具备上两类脱水的表现,既有脱水症状,又有失钠的表现。可有口渴、恶心、呕吐、尿少、皮肤弹性下降、血压不稳、血压下降等。

4)治疗原则:补充生理盐水和葡萄糖补液。

2.护理措施

(1)消除病因:去除引起缺水缺钠的原因,可防止脱水进一步恶化,并使脱水易于得到纠正。

(2)液体疗法:首先制订补液计划,要明确三个问题。

1)补多少:①生理需要量,一般以 2000～2500mL 计算,其中等渗盐水为 500～1000mL;②累积损失量,即从发病到就诊时总的损失液体量,估算后第一日只补给 1/2,其余在第二日酌情补给;③继续损失量,是在治疗开始后又丢失的体液量,如呕吐、腹泻、胃肠减压、高热出汗等,此量应如数补充,即丢多少补多少。前三日的补液量应是:第一日补液量＝生理需要量＋1/2 累积损失量;第二日补液量＝生理需要量＋前一日的继续损失量＋1/2 累计损失量;第三日以后基本上是生理需要量＋前一日继续损失量。

2)补什么:原则上是缺什么补什么:①生理需要量可补给 5％葡萄糖等渗盐水 500～1000mL,5％～10％葡萄糖液 1500mL,10％氯化钾 30mL;②累计损失量可依据临床表现及辅助检查,确定脱水的性质,缺什么补什么;③继续损失液可根据出入量记录不同,如出汗,气管切开失液主要补充 5％葡萄糖液;呕吐、腹泻丢失的消化液主要补充平衡液;频繁剧烈呕吐,胃液丢失过多易引起低钾、低氯,应补充氯化钾、氯化钠溶液。

3)如何补:补液以口服液最方便、安全,但脱水患者往往口服困难,常需静脉补液,静脉补液原则是:先盐后糖、先晶后胶、先快后慢、尿畅补钾、交替输注、宁少勿多。更重要的是依据病情、脱水性质、患者耐受能力灵活掌握,如高渗性缺水不宜先盐后糖。

4)补液观察与监测:①精神状况,安静、清醒、合作,表示病情稳定;反之表示病情加重;②脱水征象,观察口渴、皮肤弹性改变、浅表静脉充盈程度等有无好转;③血压、脉搏、呼吸,若各项指标平稳,提示病情好转,补液恰当;④尿量,为简单而有效的指标,尿量由少而多,表示补液有效;否则要考虑液量不足或出现肾衰竭,应测尿比重及肾功能;⑤中心静脉压测定,正常值为 0.49～0.98kPa(5～10mmHg),如中心静脉压低、血压也低,提示血容量不足,应加快补液;中心静脉压高、血压低,提示心功能不全,应停止输液,必要时应用强心药物;中心静脉压低、血压正常,血容量偏低,适当补液;中心静脉压正常、血压低,需补液试验来确定;⑥心电监测;⑦其他,如血生化等。

(二)水中毒

人为因素或病理原因,使体内水分进入过多或排出减少,形成稀释性低钠血症。细胞外液向细胞内渗入引起细胞水肿。急性者主要表现出脑水肿、肺水肿等症状。

护理要点:①严密观察病情,尤其警惕脑水肿、肺水肿;②严格限制水的入量,每日控制在700～1000mL;③遵医嘱给予脱水剂和利尿剂;④病因治疗,对肾衰竭者进行透析疗法。

二、钾代谢失调的护理

(一)低钾血症

1.护理评估

(1)致病因素:①入量不足,如长期禁食或因疾病不能进食者;②排出过多,如频繁严重的呕吐、腹泻、长期胃肠减压或使用利尿剂者;③分布异常,机体碱中毒时,氢离子转出细胞外,钾离子转入细胞内,使细胞外液低钾;当输注葡萄糖加胰岛素时,钾转入细胞内参与糖原合成,可使血清钾降低。

(2)临床表现:①神经肌肉兴奋性降低,软弱无力是最早的症状,重者抬头翻身费力,软瘫,腱反射降低;②腹胀、肠鸣音减弱或消失;③心功能障碍,表现心律不齐、心动过速、异位心律、心室纤颤;④表情淡漠、定向力差,甚至昏迷。

(3)辅助检查:①血清钾低于 3.5mmol/L;②心电图早期 T 波低平、倒置,之后 S-T 段降低;③Q-T 间期延长,如有 U 波出现,则可确诊。

2.护理措施

(1)控制病因:尽早治疗原发病。

(2)补钾:能口服的尽早口服 10%氯化钾溶液,不能口服的静脉补钾。静脉补钾注意四点:①尿少不补钾,成人尿量不得少于 30mL/h,这是第一位重要的;②浓度不过高,不得高于0.3%;③滴速不过快,滴速控制在 60～80 滴/min;④总量不过多,每日补钾量一般不高于 6～8g。

(二)高钾血症

1.护理评估

(1)致病因素:①入量过多,如钾用量过多、浓度过大、滴速过快等;②排出障碍,临床常见于急性肾衰少尿期;③酸中毒,钾自细胞内转至细胞外;④钾自细胞内转出,如溶血反应、严重损伤、感染等。

(2)临床表现:高钾对神经肌肉和心血管的毒害作用严重。①无力,手足麻木,腱反射消失,重者软瘫,甚至呼吸肌麻痹窒息;②表情淡漠,神志恍惚,甚至昏迷;③面色苍白,四肢厥冷,肌肉酸痛;④心脏慢弱,心律不齐,甚至心跳骤停在舒张期。

(3)辅助检查:①血清钾高于 5.5mmol/L;②心电图改变,T 波高尖,QRS 波增宽,Q-T 间期延长等。

2.护理措施

(1)积极治疗原发病。

(2)对高钾处理,做到以下四点:①禁钾,禁止给予含钾药物、食物、饮料等,禁用库血;②抗钾,钙剂可对抗钾对心肌的抑制作用,可用 10%葡萄糖酸钙或 5%氯化钙静脉慢注;③转钾,可应用葡萄糖加胰岛素促进糖原合成,使钾转入细胞内;也可应用碱性液,碱化细胞外液,使钾转入细胞内,暂时缓解高钾;④排钾,最有效的措施是透析治疗;也可采用阳离子交换树脂,经消化道排钾。

三、酸碱平衡失调

(一)代谢性酸中毒

1.护理评估

(1)致病因素:①体内产酸过多,如高热、脱水、缺氧、休克等,导致体内产生和积存大量酸性产物;②排酸减少,如肾衰竭时大量酸性物排不出;③碱性物丢失过多,如肠梗阻、肠瘘、腹泻等,使碱性消化液大量丢失。

(2)临床表现:①呼吸改变,呼吸深而快,呼气有酮体味;②口唇樱红(小儿明显),心率快而弱,血压下降;③精神萎靡、头痛、头晕、嗜睡等中枢神经抑制表现。

(3)辅助检查:血 pH 低于 7.35,CO_2CP 降低、BE 减低、尿液强酸性。

2.护理措施

(1)控制原发病。

(2)纠正酸中毒:轻度酸中毒,在脱水纠正后会自然好转。重度酸中毒,应使用碱性溶液纠正,常用 5% 碳酸氢钠溶液。计算公式为:①5%$NaHCO_3$(mL)=(50-患者 CO_2CP 测定的容积值)×体重(kg)×0.5;②5% $NaHCO_3$(mL)=(27-患者 CO_2CP 值)(mmol/L)×体重(kg)×0.3。计算之后首次用 1/2 量。酸中毒纠正后有可能出现低钾、低钙,要注意补充。

(二)代谢性碱中毒

1.护理评估

(1)致病因素:①碱性物质入量大,常见于医源性输入碱性液过多引起;②酸性物丢失过多,如幽门梗阻、急性胃扩张、高位肠梗阻、长期胃肠减压等。

(2)临床表现:①呼吸中枢受到抑制,呼吸浅而慢;②血红蛋白氧离曲线左移,脑细胞缺氧,头晕、嗜睡、谵妄、昏迷等;③血离子化钙减少,手足抽搐,腱反射亢进等。

(3)辅助检查:血 pH 高于 7.45,CO_2CP 增高,BE 升高。

2.护理措施

(1)配合病因治疗。

(2)纠正碱中毒:轻度代谢性碱中毒补充等渗盐水和氯化钾即可改善,重症需用氯化铵或盐酸等酸性液纠正。

(3)有手足抽搐者:用 10% 葡萄糖酸钙 20mL 静脉慢注。

(三)呼吸性酸中毒

多见于呼吸中枢抑制、呼吸肌麻痹、术后肺不张、肺炎等呼气功能低下时。护理时应去除病因,改善呼气功能,必要时辅助呼吸,严重的可静脉点滴三羟甲基氨基甲烷(THAM)。

(四)呼吸性碱中毒

由于过度呼气,CO_2 排出过多,血中 H_2CO_3 减少引起。护理时主要治疗原发病,限制换气,可用纸罩在罩住口鼻。有条件时可吸入含 5%CO_2 的氧气。

四、外科患者营养疗法护理

(一)护理评估

1.健康史

有无进食不足或不能进食的病史,如食道癌、幽门梗阻、肠梗阻等;有无高代谢状态,如大面积烧伤、严重损伤、重度感染、大手术前后等;有无慢性消耗性疾病,如肠瘘、慢性腹泻、恶性肿瘤等。

2.临床表现

①体重下降,较理想体重降低 10%以上;②贫血;③水肿;④其他指标,如三头肌皮皱厚度下降。

3.辅助检查

①血浆蛋白低于 35g/L,严重营养不良可低于 21g/L;②血清转铁蛋白低于 2.0g/L,重度营养不良可低于 1.6g/L;③淋巴细胞计数低于 $2×10^9$/L 等。

(二)护理措施

1.肠内营养

(1)适应证:①吞咽或咀嚼困难者;②意识障碍,无进食能力者;③消化道疾病稳定期,如肠瘘、短肠综合征、炎性肠疾疾、胰腺炎者;④高分解代谢状态,如严重感染、烧伤、创伤或大手术者;⑤慢性消耗性疾病者。

(2)常用营养制剂:①大分子聚合物,包括自制匀浆膳和大分子聚合物制剂;可经喂养管注入,适用于胃肠功能完全正常或基本正常者;②要素膳,其具有化学成分明确,无需消化,可直接被胃肠道吸收利用,无渣的特点,适用于胃肠功能减弱者;③特殊配方制剂,是在常用配方中增加或去除某种营养素,适用于肝、肾衰竭患者,具有营养支持和治疗脏器衰竭双重作用;④调节性制剂,添加某些营养素、ω-3 脂肪酸、核苷酸、锌和精氨酸等,对免疫系统有正性调节作用。

(3)投给方法:①分次投给,适用于放置鼻胃管,胃功能良好者;包括分次推注和分次输注,每次投给 100～300mL,间隔 3～4h 1 次;②连续输注,适用于放置鼻十二指肠管、鼻空肠管或空肠穿刺置管,胃肠道耐受性较差者,通常借助输液泵做 24h 连续输注。

(4)护理措施

1)营养液需在无菌条件下配制,暂存 4℃冰箱中,使用时从冰箱取出,在室温下复温后使用,并在 24h 内用完。

2)营养液的用量、浓度、低速应由低到高,逐渐增加。

3)滴注营养液的温度,应保持在 38～40℃。

4)保持滴注管道通畅、清洁,每日上、下午各冲洗 1 次。

5)保持口腔、鼻腔或造口清洁,一般管饲导管 3～5 天更换 1 次,营养液的容器和导管每日更换。

6)准确记录出入量,定期监测营养指标。

7)预防和处理误吸:经鼻胃管灌注时,应确定喂养管在胃内,安置患者半卧位。每次灌注前抽吸次胃管,若胃内残留量在 $100\sim150mL$ 以上,应延迟或暂停输注,可遵医嘱加用胃动力药物,以防胃潴留引起反流而致误吸。

8)观察不良反应,如恶心、呕吐、腹痛、腹泻等;注意有无氮质血症、高血糖、高渗性非酮性昏迷等代谢并发症。

2.肠外营养

(1)适应证:①营养不良,不能经口进食者;②胃肠道梗阻或功能障碍者;③因疾病或治疗限制不能经胃肠道摄食或摄入不足者;④高分解代谢状态,如严重感染、烧伤、创伤或大手术等,不能进食者;⑤抗肿瘤治疗期间频繁呕吐者。

(2)常用营养制剂

1)葡萄糖:常用制剂为 25%、50% 葡萄糖。是肠外营养的主要非蛋质能源之一。成人的代谢能力为 $4\sim5g/(kg\cdot d)$,故每日共给葡萄糖的总量不超过 $300\sim400g$,约总能量的$50\%\sim60\%$。为促进合成代谢和葡萄糖的利用,应按比例加入胰岛素。

2)脂肪:常用制剂脂肪乳剂。脂肪乳剂的供给量占总能量的 $20\%\sim30\%$,成人 $1\sim2g/(kg\cdot d)$;当脂肪与葡萄糖共同构成非蛋白氮能量时更符合生理,二者比例为 $1:2\sim2:3$。

3)氨基酸:常用复方结晶氨基酸溶液。氨基酸的供给量成人 $1\sim1.5g/(kg\cdot d)$,占总能量的 $15\%\sim20\%$。

4)电解质:常用溶液生理盐水、氯化钾、硫酸镁、葡萄糖酸钙等。

5)维生素:常用制剂有水乐维他、维他利匹特、维生素 C 注射液、维生素 B_1 注射液等。

(3)投给途径和方法

常用途径有二:①浅静脉营养,适用于不超过 2 周的短期补给,浅静脉营养操作简单,但浓度、速度受到限制;②深静脉营养,适用于长期补给营养的患者,但并发症较多如气胸、空气栓塞、导管脓毒症等。经外周静脉穿刺中心静脉置管(PICC),具有护理方便、使用时间长、并发症少的优点,已为临床所常用。

1)全营养混合输注:又称"全合一"输注,即遵医嘱将每日所需的营养物质,在超净工作台内按次序混合,并装入由聚合材料制成的输液配制袋(常用 3L 袋)内再输注。这种方法以较好的热氮比和多种营养素同时进入体内增加节氮效果,简化输注过程节省护理时间,降低代谢性并发症的发生率,减少污染的机会。

2)单瓶输注:在无条件以"全合一"方式输注时,可采用单瓶输注。这种方法由于各种营养素非同步输入可造成某些营养素的浪费;若单瓶输注葡萄糖或脂肪乳剂,可因单位时间内进入体内的葡萄糖或脂肪酸较多而增加代谢负荷,甚至并发代谢性并发症。因此,单瓶输注时,氨基酸与非蛋白质能量溶液应合理间隔输注。

(4)护理措施

1)营养液的配制要在无菌环境下操作,配制的营养液 24h 内用完。

2)做好静脉导管的护理,静脉导管专用营养液输注,不得用于输液、输血或采集血液标本;输注完毕用肝素盐水封管。

3）每日更换输液管和输液瓶。

4）观察插管部位有无红肿等感染征象，每日更换敷料。

5）输注营养液的速度要恒定，最好适用输液泵控制滴速。

6）观察有无发热等导管感染表现，一旦出现导管感染，应拔管，并剪下导管头端送细菌培养。

7）准确记录出入量，定期测量体重，测定电解质、血糖、尿素氮、血浆蛋白、肝功能、血常规、尿糖等。

8）观察有无气胸、空气栓塞、血栓性静脉炎、非酮性高渗性高血糖性昏迷、低血糖性休克、高脂血症、肝胆系统损害等并发症。

第十四章　休克护理

一、休克概述

(一)概念

休克是指机体受到有害因素的强烈刺激后,出现的一种危急综合征。其特点是有效循环血量锐减,组织灌流不足,细胞代谢紊乱和器官功能受损。

(二)维持有效循环的必备条件

有效循环血量的维持依靠三方面因素:①充足的血容量;②有效的心搏出量;③适宜的外周血管张力。其中任何一项失常均可引起有效循环血量的锐减,导致休克的发生。

(三)治疗原则

1.一般紧急治疗

采用上半身及下肢各抬高10°~30°体位,以利于血液回流;常规吸氧(6~8L/min)、保暖、镇痛。穿休克裤能在短时间内发挥自体输血(750~1000mL)作用,还可压迫下肢伤口,减少出血,是抢救休克的紧急措施之一。

2.补充血容量

是治疗休克的关键,也是基本措施。根据患者液体丢失的种类、数量采用相应的液体补充,以迅速恢复有效的循环血容量。

3.积极治疗原发病

病因治疗是根本治疗,如内脏破裂出血、急性梗阻性化脓性胆管炎、绞窄性肠梗阻等,应及时进行手术治疗。

4.纠正酸碱平衡失调

休克时组织灌流不足,细胞缺氧,发生酸中毒,同时由于组织缺氧,心、肺、肾等功能障碍,酸性物质排出困难,酸性物质体内潴留,加剧了酸中毒。休克早期加强扩容可能使酸中毒得到纠正,但休克加剧,酸中毒严重时要用碱性液纠正。

5.维护重要脏器功能

休克时由于全身各个脏器灌流不足,可引起心、肺、肾、肝、脑及胃肠道等功能衰竭。必要时应用强心药物;并注意在快速扩容中维护心、肺功能,防止心衰和肺水肿;肾脏功能维护要增加肾的灌流,同时避免使用对肾脏、肝脏有毒性的药物。

6.血管活性药物应用

①血管收缩剂,常用的有去甲肾上腺素、间羟胺等,血管收缩剂在休克早期除过敏性休克、神经源性休克外,一般不用,因为休克早期正是微循环的痉挛期,应用血管收缩剂加剧了组织缺血、缺氧;②血管扩张剂,常用的有阿托品、酚妥拉明等,血管扩张剂的应用要在充分补充血容量的基础上才能使用,否则血管床急剧加大,血压迅速下降。

7.肾上腺皮质激素

在抗休克时应用肾上腺皮质激素具有以下作用:①兴奋心肌,增加心排血量;②降低细胞及血管壁的通透性;③扩张外周血管;④提高机体抗炎能力;⑤促进糖原异生,使乳酸转化为葡萄糖,减轻酸中毒。适用于感染性休克或严重休克患者。提倡足量、短期应用,常用氢化可的松、地塞米松静脉滴注。

二、休克护理

(一)护理评估

1.外科常见休克

(1)低血容量性休克:休克的起动环节在于血容量下降,其中包括失血性休克和失液性休克。如内脏破裂出血、大面积烧伤创面渗液引起的休克。

(2)创伤性休克:由于损伤刺激神经系统,引起疼痛和神经内分泌系统反应,影响心血管功能;损伤引起出血,使有效循环血量锐减而发生休克。如挤压综合征、股骨干骨折导致的休克。

(3)感染性休克:在严重感染时,细菌的内、外毒素及坏死组织对机体产生毒害作用,尤其是革兰阴性杆菌感染,其内毒素可引起血管痉挛并损伤血管内皮细胞,促使人体组胺等炎性介质释放引起全身炎症反应;毒素还可造成心肌损害、细胞的损害等,从而导致休克。如急性化脓性梗阻性胆管炎、急性腹膜炎引起的休克。

2.休克分期及表现特点

(1)休克早期:相当于微循环痉挛期,属于代偿期。表现特点是精神紧张,烦躁不安,面色苍白,四肢冰冷,脉搏细速,收缩压变化不大,舒张压升高,脉压缩小,尿量减少等。此期如能及时抢救,可较快好转。

(2)休克期:相当于微循环的扩张期。表现特点是表情淡漠,反应迟钝,皮肤黏膜由苍白转为青紫,四肢厥冷,脉弱,表浅静脉瘪陷,血压下降,呼吸急促,尿量进一步减少等。此期病情严重,如能积极抢救,仍可救治。

(3)休克晚期:相当于微循环衰竭期。表现特点昏迷,脉搏极弱或无脉,血压测不到,无尿,全身出血倾向,有皮肤黏膜下的瘀血点、咯血、呕血、便血、尿血等广泛出血,可并发多系统器官功能衰竭。此期救治困难,可死于多器官功能衰竭综合征。

3.辅助检查

(1)实验室检查:①测定血红细胞计数、血红蛋白和红细胞体积,了解失血及失血程度;②动脉血气分析,了解缺氧和酸中毒情况;③血尿素氮、肌酐;④尿常规;⑤血清钾、钠、氯等电解质;⑥血小板计数、凝血酶原时间、纤维蛋白原定量及鱼精蛋白副凝试验等,可判断有无DIC。

(2)特殊检查:①中心静脉压测定,反映右心房及胸腔内腔静脉的压力,正常值为0.49~0.98kPa(5~10mmHg),结合血压可判断右心功能和血容量状况;②肺动脉楔压测定,反映肺循环及左心房压力,正常值为0.8~2kPa(6~15mmHg);③心电图。

(二)护理诊断/问题

1.体液不足

与失血、失液、体液重新分配有关。

2.组织灌流改变

与微循环痉挛、扩张和衰竭有关。

3.气体交换受损

与肺微循环改变、肺不张、肺炎等有关。

4.有受伤的危险

与休克脑血灌流障碍、昏迷、躁动等有关。

5.潜在并发症

感染、多系统器官功能衰竭。

(三)护理措施

1.观察病情

(1)意识:意识改变,反映脑部血液灌流及供氧情况。在休克早期,脑部轻度灌流障碍,表现为烦躁不安,当休克进一步恶化,脑部灌流严重障碍,表现为抑制、反应迟钝、昏迷等。

(2)生命体征

1)体温:一般偏低,感染性休克体温升高;当体温突然升高到 40℃ 或突然降至正常体温以下,要警惕病情恶化。

2)血压:休克早期收缩压无明显变化,而脉压差缩小。当进入休克期,血压明显下降,休克晚期血压测不到。血压变化是休克的重要的体征之一,当收缩压低于 10.7kPa 时,提示已经进入休克期。

3)脉搏:脉率变化较早,常在血压变化之前就出现脉搏加快,当脉率恢复,血压虽然还较低,常提示休克有好转趋向。脉率/收缩压(mmHg)为休克指数,用以判断休克程度。指数0.5表示无休克,1.0～1.5 表示休克,大于 2.0 提示休克严重。

4)呼吸:休克时呼吸急促,过度换气。如出现进行性呼吸困难,一般吸氧无效,结合动脉血气分析,应考虑成人呼吸窘迫综合征,这是休克患者的主要死因之一。

(3)皮肤温度与色泽:是体表微循环灌注情况的标志。皮肤色泽由苍白转为青紫,或由青紫转为花斑,甚至有瘀点、瘀斑,提示休克在加剧,病情在恶化。反之,若皮肤温暖干燥,轻压指甲或口唇局部暂时苍白,按压后色泽迅速转为红润,表示微循环好转,休克减轻。

(4)尿量:尿量反映肾脏功能,是判断休克病情变化的简便而有效的指标。对疑有休克患者留置尿管,尿量逐渐减少或转为无尿,表示休克加重;尿量由少尿或无尿转为有尿或尿量增加表示休克好转。成人尿量 30mL/h 以上,可视为正常。

(5)中心静脉压:监测中心静脉压对判断扩容是否合适、心脏功能是否正常有重要意义(表14-1)。

2.体位

安置仰卧中凹体位或平卧位。

3.给氧

应常规高流量(6～8L/min)给氧。

4.扩容

①迅速开放两条静脉通道,一条用于快速扩容,一条用于匀速滴入药物;②扩容时,一方面要保证速度;一方面要防止心、肺功能障碍,结合中心静脉压和血压变化来调整输液。

表 14-1　中心静脉压与血压监测的临床意义

CVP	BP	原因	处理原则
低	低	血容量不足	加速补液
高	低	心功能不全	减慢或停止输液、并应用强心剂
高	正常	血管过度收缩	应用扩血管药
低	正常	血容量相对不足	适当补液
正常	低	血容量不足或心功能不全	补液试验确定*

＊补液试验:将 250mL 等渗盐水,于 5～10min 内静脉滴入观察,如血压升高,中心静脉压仍正常,提示血容量不足,应继续补液;如中心静脉压升高,血压不变,提示心功能不全,应停止补液,使用强心剂。

5.遵医嘱给药

遵医嘱给予血管收缩剂、血管扩张剂、糖皮质激素、抗生素、肝素等,并观察药物的不良反应。

6.维护脏器功能

(1)维持心脏功能:休克时心脏功能受损,或因补液过多过快均可导致心功能不全,因此要严密监测心脏功能,心功能不全时应用强心剂。

(2)维持呼吸功能:休克时肺的病理变化使肺呼吸功能受损,对出现成人呼吸窘迫综合征者,要迅速采取措施。

(3)维护肾功能:休克早期肾血管开始痉挛,加上血容量的不足,早期肾脏缺血,易诱发急性肾功能衰竭,因此,在治疗休克中注意补液,同时,要注意尿量的改变,适当使用血管扩张剂和利尿剂,并避免应用对肾有毒害的药物。

7.配合治疗原发病

需要手术治疗者,做好手术前准备。

8.全身支持疗法

纠正水、电解质酸碱平衡失衡,维持患者营养状况。

第十五章　麻醉与护理

一、概述

(一)麻醉的意义

麻醉是将麻醉药物通过各种途径作用于机体,暂时性地抑制痛觉或痛觉传导,以保证手术能顺利进行的一项措施。理想的麻醉不仅要无痛,更重要的是安全,还应依据手术的需要使肌肉松弛,便于手术的操作。

(二)麻醉的分类

依麻醉范围分为全身麻醉和部位麻醉两大类。全身麻醉分为吸入麻醉和非吸入麻醉剂;部位麻醉分为局部麻醉和椎管内麻醉。局部麻醉又分为表面麻醉、区域阻滞、神经阻滞、局部浸润等;椎管内麻醉又分为蛛网膜下隙麻醉和硬膜外麻醉。

二、麻醉前准备

(一)麻醉方法的选择

麻醉方法的选择,应以手术部位和患者的具体情况为重要依据,同时考虑麻醉师的习惯、经验和医院的条件等。

(二)评估患者对麻醉和手术的耐受力

在麻醉前麻醉医师和护士应访视患者,了解其全身状况,尤其注意各重要脏器功能,并要根据具体情况做相应的处理。

(三)心理护理

麻醉前患者会有担心麻醉的痛苦与安全、手术成功的可能性、术后并发症等,应根据具体情况做好心理护理。

(四)饮食护理

除门诊小手术外,麻醉前应常规禁食12h,禁饮4~6h,以防麻醉过程中出现呕吐,引起误吸和窒息。

(五)麻醉前用药

1.用药目的

减轻患者的焦虑和恐惧;控制手术前疼痛;减少麻醉药物用量和局麻药物中毒反应;抑制呼吸道分泌物,保持呼吸道通畅;抑制迷走神经反射,预防麻醉意外。

2.常用药物

(1)巴比妥类:有镇静、催眠和抗惊厥作用,并能防止和减轻局麻中毒反应。常用的有苯巴比妥钠0.1g,麻醉前半小时肌注。

(2)镇痛类:提高痛阈,强化麻醉效果,减少麻药用量和减轻内脏牵拉反应,常用的有吗啡、哌替啶,吗啡5~10mg皮下注射,哌替啶50~100mg肌内注射。此类药物对呼吸中枢有抑制作用,吗啡作用更强,小儿、老人慎用,孕妇产前禁用。

(3)抗胆碱类:抑制呼吸道和口腔腺体分泌,保持呼吸道通畅,用于全麻;还能抑制迷走神经反射,从而防止心动过缓和心搏骤停,用于椎管内麻醉。常用药物有阿托品 0.5mg、东莨菪碱 0.3mg,麻醉前半小时肌注,由于该类药能抑制汗腺分泌和增快心率,故对甲亢、高热、心动过速患者不宜使用。

(4)安定类:可使情绪稳定,抗焦虑,抗惊厥,并有中枢性肌肉松弛作用,还有一定的抗局麻药中毒作用。常用的有地西泮 5～10mg、氟哌啶 5mg,术前半小时肌注。

三、全身麻醉及护理

(一)全身麻醉

1.概述

将麻醉药物通过吸入或注射作用于大脑,使意识、感觉消失、反射抑制、肌肉松弛的方法称全身麻醉。

2.分类

(1)吸入麻醉:通过呼吸道给药并吸收,使用药物为气体麻醉剂或可挥发性的液体麻醉剂。常用的方法为密闭式吸入(特制面罩和气管内插管),便于保持呼吸道通畅,控制呼吸,是开胸手术必须采用的方法。常用药物有氧化亚氮、异氟醚、氟烷、乙醚等。

(2)静脉麻醉

1)硫喷妥钠:为一超短效的巴比妥类药物,作用发生快、消失也快,应小量反复给药,醒后无任何不适。不良反应有喉痉挛,麻醉前给阿托品可有一定作用,对咽、喉等处手术不宜使用;另一不良反应抑制呼吸中枢,注药不宜过快。目前常用于短小不需肌肉松弛的手术和静脉快速诱导。

2)氯胺酮:特点是意识抑制浅而感觉消失深,因此又称为分离麻醉。另外可兴奋交感神经,引起心律快、血压高,因此对高血压、心脏病、颅内压增高、青光眼等忌用。无肌肉松弛作用,醒后常有幻觉等精神障碍。

(3)基础麻醉:又称辅助麻醉。通过肌注硫喷妥钠或氯胺酮,使患者深睡,再配合其他麻醉进行手术。

(4)复合麻醉:凡是两种麻醉剂或两种麻醉方法配合使用的为复合麻醉。其优点是用药量小、效果好、不良反应少。目前应用广,方法很多,其中普鲁卡因静脉复合麻醉最常用,此法安全、肌肉松弛好、苏醒快、并发症少。适用于呼吸道功能较差又需全麻的人,但心、肝、肾功能不全者忌用。

(二)全麻的护理

1.麻醉前护理

①特别注意呼吸道状况和呼吸功能;②有呼吸道疾病的应首先治疗;③严格麻醉前用药、禁饮食。

2.麻醉中护理

巡回护士协助麻醉师观察病情,执行医嘱,注意麻醉意外的预防和抢救。

3.全麻苏醒期的护理

(1)密切观察:有专人护理,酌情每15～30min测一次血压、脉搏、呼吸,直至稳定、患者清醒。

(2)维持呼吸功能:取侧卧或去枕平卧头转向一侧,有呕吐物及时吸出,以防误吸和窒息。出现鼾声时,提示舌后坠,应托起下颌或应用口咽、鼻咽通气导管;出现尖锐的喉鸣音时,提示喉痉挛,应立即去除诱因,加压给氧,必要时环甲膜穿刺给氧。

(3)维持循环功能:做好血压、脉搏、心律、心电图等监测,如血压过低,应查找原因,如有无输液量不足或术后出血等。

(4)保持正常体温:体温过低者,应做好保暖,必要时可用热水袋;体温过高者,采用物理或药物降温措施。

(5)防止意外损伤:在麻醉的恢复过程中,可能出现躁动、幻觉等,应有专人守护,防止拔出各种导管、静脉输液针头,也应防止坠床。

(6)饮食管理:清醒后,非消化道手术如无呕吐、腹胀,可在术后4～6h开始少量饮水,次日开始饮食。

四、椎管内麻醉及护理

(一)概述

将麻醉药物注入椎管内,阻止神经传导,使之所支配的区域产生麻醉,称为椎管内麻醉。

(二)蛛网膜下隙麻醉及护理

1.适应证

适用于脐以下部位的手术。

2.禁忌证

中枢神经系统疾病、身体状况极差或休克、穿刺部位感染或严重畸形者为禁忌证。老年人,尤其高血压、心脏病者,应慎用。

3.护理

①穿刺时协助患者侧卧在手术台边缘,取低头、弯腰、抱膝的姿势;②麻醉中,备好麻醉包,帮助患者固定体位,观察和保护患者,配合输液及用药;观察有无呼吸抑制、血压下降、心动过缓等并发症表现;③手术后,安置去枕平卧6～8h,以预防腰麻后头痛;出现尿潴留时,应根据具体原因,给予处理。

(三)硬膜外麻醉及护理

1.适应证

比腰麻广泛,最常用于膈以下各种腹部、腰部和下肢手术,尤其更适应于上腹部手术。由于穿刺后留有导管可间歇地给药,可用于时间较长的手术。

2.禁忌证

高血压、心脏病、严重贫血、休克、穿刺部位有感染或严重畸形者。

3.护理

①穿刺时协助患者侧卧在手术台边缘,取低头、弯腰、抱膝的姿势;②麻醉中备好麻醉包、固定好患者体位;③观察有无全脊髓麻醉(最严重的并发症)、血压下降、心动过缓、呼吸抑制等

并发症表现；④手术后，安置平卧位 6～8h，头偏向一侧；观察肢体活动、感觉情况，以判断有无脊神经损伤等并发症。

五、局部麻醉及护理

(一)常用药物及方法

1.常用药物

(1)普鲁卡因：是一种弱效、短时效，较为安全的常用局麻药物。因其毒性小、麻醉效能较弱、黏膜穿透力很差，适用于局部浸润麻醉和细小的神经阻滞，也可用于蛛网膜下隙阻滞。成人一次限量为 1000mg。

(2)丁卡因：是一种强效、长时效的局麻药物。因其毒性大、黏膜穿透力强，适用于表面麻醉、神经阻滞、蛛网膜下隙阻滞和硬脊膜外隙阻滞，不用于局部浸润麻醉。成人一次限量表面麻醉为 40mg，神经阻滞为 80mg。

(3)利多卡因：是一种中效、中时效的局麻药物。因其组织弥散性能和黏膜的穿透性能均很强，在不同浓度下适用于不同的局麻方法。成人一次限量表面麻醉为 100mg，局部浸润和神经阻滞为 400mg。

(4)布比卡因：是一种强效、长时效的局麻药物。因其毒性较大、麻醉效能强，多用于神经阻滞、蛛网膜下隙阻滞和硬膜外隙阻滞，很少用于局部浸润麻醉。成人一次限量 150mg。

(5)罗哌卡因：是一种新的酰胺类局麻药物，作用强度类似布比卡因，但其心脏毒性较低，多用于神经阻滞和硬膜外隙阻滞。成人一次限量150mg。

2.常用方法

①表面麻醉，麻醉黏膜的浅表神经末梢；②局部浸润麻醉，由浅而深按层次注入药物，以阻止神经末梢的传导；③区域阻滞麻醉，将麻醉药物注入病灶周围及深层，以阻滞该区域神经末梢传导；④神经阻滞麻醉，将局麻药物注入神经干或神经丛周围，以阻断神经的传导。

(二)局部麻药中毒及护理

1.中毒的表现和急救

(1)表现：①兴奋型，表现为多语、不安、紧张、呼吸及心率加快、血压增高、严重的谵妄、惊厥；②抑制型，表现为嗜睡、呼吸及心率减慢、血压下降、昏迷，甚至心跳呼吸骤停；抑制型较少见，多数为先兴奋后抑制。

(2)急救：一旦发现局麻药中毒，应立即停用药、输液、给氧，维持呼吸和循环。兴奋型，肌注苯巴比妥钠或地西泮，重症有惊厥者静脉缓慢注射 2.5％硫喷妥钠 6～8mL。抑制型，应酌情使用升压药、阿托品等，呼吸心跳停止者立即复苏。中毒经抢救恢复以后，也要密切观察。

2.中毒的原因和预防

(1)原因：①用量过大；②浓度过高；③药物入血过快，如直接穿刺注入血管或在血循环丰富部位麻醉；④患者体质差，对局麻药耐受能力低下；⑤药物之间的相互影响。

(2)预防：预防措施包括：限量使用；使用前配制之要求的浓度；麻醉时要边回抽边注射，防止注入血管内，在血循环丰富部位应加入适量肾上腺素［但高血压、心脏病、甲亢、老年及指(趾)端手术例外］；对年老、体弱及对麻醉药耐受力差的患者，更要小心谨慎。

第十六章　外科围手术期护理

一、概述

(一)围手术期的概念

围手术期是指术前、术中和术后三个时期。护理的重点是协助患者建立对手术治疗的良好心理适应,提高患者机体对手术的耐受性,减少或避免手术前后并发症发生。

(二)手术分类及其特点

1.按手术时期

(1)择期手术:手术早与晚对患者无影响,可以充分地做好术前护理。

(2)限期手术:手术时间虽可选择,但有一定时限,不可拖得过长以免延误治疗。

(3)急症手术:短时间内必须手术,否则可能带来严重后果,如肝、脾破裂。

2.按手术的彻底程度

(1)根治性手术:完全切除肿瘤和区域淋巴结。

(2)姑息性手术:一般指对晚期癌症已不能根治,为延长患者的寿命或减少痛苦,适当提高生活质量而做的手术。

3.按术中细菌接触的情况

(1)无菌手术:手术的全过程都在无菌条件下进行,如疝修补术。

(2)污染手术:操作中很难避免细菌污染的手术,如结肠切除术。

(3)感染手术:针对感染病灶进行的手术,如脓肿切开引流术、急性腹膜炎剖腹探查术。

二、手术前期及护理

(一)概述

手术前期指从决定手术开始到进入手术室为止的这段时期。

(二)护理评估

1.心理状况

患者手术前的心理状态主要是焦虑或恐惧。为此,应评估焦虑、恐惧的原因和程度,以及应对焦虑或恐惧的具体措施及实际效果。

2.对疾病和手术治疗的理解程度

根据患者的性格、职业、文化程度等,通过交谈、观察和调查,了解对手术、麻醉及预后等知识的了解和认知水平。

3.手术前机体的功能状态

通过病史、护理体检和辅助检查,了解患者各系统脏器功能状态。

4.手术前后可能发生的并发症

根据患者既往健康史、疾病性质与程度、手术种类、部位和范围等进行综合分析,估计可能性发生的并发症。

(三)护理措施

1.心理护理

根据患者身心和社会特点,进行有针对性的护理,以使患者保持稳定的情绪,提高对手术治疗的心身适应能力。

2.健康指导

主要是术前戒烟、手术体位的训练、卧位床上排便训练等。

3.提高对手术的耐受力

(1)纠正营养不良及代谢失调:①纠正水、电解质及酸碱平衡紊乱;②贫血者适量输血,使血红蛋白在 90g/L 以上;③低蛋白血症者,给予高蛋白、高热量、高维生素饮食,必要时行静脉营养、输注人血白蛋白,使白蛋白在 35g/L 以上。

(2)保证睡眠和休息:保持安静舒适的病房环境。如有失眠,可遵医嘱应用镇静剂。

(3)保证和维持重要器官功能:对患有心、肺、肾疾病者及老年人,应采取相应的护理措施。如血压超过 160/100mmHg 者,应给予降压药物,使血压适当降低,但不要求降低到正常水平,以防术中发生心脑血管并发症;糖尿病者,应使用降糖药物,使血糖维持在 5.6~11.2mmol/L、尿糖在＋~＋＋,以防术中、术后出现并发症;术前半年内连续使用糖皮质激素超过 2 周者,应给予糖皮质激素,以防发生肾上腺皮质不全。

4.术前常规准备

(1)胃肠道准备:①一般患者手术前 12h 禁食,4~6h 禁饮,以免术中和术后呕吐,导致误吸、窒息;②胃肠道手术前 1~2 日进流质饮食,椎管内麻醉或全麻者,术前 1 日晚肥皂水灌肠或用缓泻剂,以免术后腹胀和便秘;③结肠或直肠手术,术前 3 日口服肠道不吸收的抗生素(甲硝唑、新霉素)及缓泻药,并作清洁灌肠等,以防止感染。

(2)呼吸道准备:吸烟者术前 1~2 周应戒烟;对痰液黏稠者给予超声雾化吸入;指导患者做深呼吸和有效的咳嗽练习;有支气管哮喘者,给予糖皮质激素;有呼吸道感染者,给予抗生素治疗,待炎症控制后再手术。

(3)配血:根据手术需要做好必要的准备。

(4)药物过敏试验:遵医嘱术前 1 日作普鲁卡因、青霉素等药物过敏试验。

(5)手术区皮肤准备:简称备皮。术前 1 日理发、洗澡、更换清洁的衣裤,做手术区皮肤准备,即去除手术区毛发、皮脂和污垢,以预防切口感染。

1)备皮范围:各种手术均有规定的剃毛及清洁范围,原则上应超出切口范围四周各 20cm 以上,一般不剃除眉毛,小儿不剃毛。

2)备皮方法:在治疗室进行,若在病房应用屏风遮挡。向患者说明备皮目的,在备皮区涂上肥皂液,一手用纱布绷紧皮肤,另一手用保险刀剃去毛发,再用温水和毛巾清洗干净。脐部污垢,可用棉签蘸汽油洗去。

3)特殊部位备皮:骨科手术,应术前 3 天开始备皮,第 1、2 天先用肥皂水洗净,70％酒精消毒,无菌巾包裹;第 3 天剃毛,清洗,消毒包裹;术日晨再次消毒后无菌巾包裹。颅脑手术,术前 3 日剃头,每日洗头 1 次(急诊例外),术前 2h 再次剃净头发,洗头后戴清洁帽子。面部手术,不剃眉毛。阴囊阴茎手术,术前每日用温水浸泡,肥皂水洗净局部,术前 1 日剃毛。

(6)手术日晨护理:

1)检查手术前的准备工作是否齐全.注意患者精神状态,测 T、P、R、BP,如有感冒、月经来潮或不明原因的发热等,应及时与主管医师联系,必要时暂缓手术。

2)给患者更换清洁衣裤、女患者取下发夹,如有活动义齿亦应取下,贵重物品交家属或护士长保管。

3)根据不同手术需要,遵医嘱灌肠、插胃管、插导尿管,并给麻醉前用药。

4)临去手术室前,嘱患者排尿,如已用过镇静剂,应防跌伤。向手术室人员介绍患者,并交接病历、X 线片及手术所需其他物品。

5)患者去手术室后,按手术大小,麻醉方法,准备好单元床及其他必需的专科用物和应急物品。

5.急诊手术前准备

密切观察病情变化,注意心理护理。争取时间,作好手术前必要的辅助检查。嘱患者禁饮食,输液,应用抗生素,备皮,备血,做药物过敏试验,给麻醉前用药等。术前不灌肠,不用泻剂。有休克者尽快抢救,边抢救休克,边准备手术。在可能情况下,向患者家属简要介绍病情及治疗方案。

三、手术期及护理

(一)概述

手术期指患者入手术室至手术完毕返回病房为止的这段时间。

(二)手术室概况

1.建筑要求

手术室应设于建筑物的高层,以保持环境安静、清洁、少交叉感染,同时应靠近手术治疗病区的中心或附近,并与某些辅助科室(血库、病理室、检验室)相距较近。手术间面积一般为 24～40 平方米。室内温度 20～25℃,湿度 45%～60%,并有完善的空气调节设备。

2.设备

手术间基本设备有多功能手术床、吊式活动母子无影灯、器械台、器械托盘、麻醉机、麻醉桌、X 线观片灯、输液架、敷料桶、手术用凳及踏脚凳、计时钟、心电监护设备、吸引及氧气设备、药品柜等。

3.分区

手术室内部应划分三个区:①非限制区,属污染区,设在最外侧;②半限制区,设在中间;③限制区,即清洁区,设在最内侧,包括手术间、刷手间、无菌敷料室等。手术间又分无菌手术间(靠内侧)和污染手术间(靠外侧)。

(三)手术室管理

1.手术室管理

目的是:①保证手术室无菌环境;②保证手术顺利进行,杜绝差错与事故;③保证重危患者及意外事故的抢救。

2.手术室规则

①参观制度;②接送患者制度;③清洁消毒制度;④分工负责制度。

(四)手术护士工作

1.手术前准备

①手术前1天,了解病情,根据手术种类和范围准备手术器械敷料;②手术开始前30min洗手,将器械台整理就绪;手术开始前与巡回护士共同清点并记录器械、敷料、缝针等;③协助手术者作手术区皮肤消毒和铺巾;④监督手术人员严格执行无菌操作规程。

2.手术中配合

(1)手术中的无菌原则:①手术者肩以上、腰以下、背部和手术台平面以下均视为污染区;②不可在手术人员背后传递器械和手术用品;③手套破损时立即更换,肘部或上肢其他部位触碰到有菌区(物)应更换无菌手术衣,或加戴无菌袖套,凡手术野或器械台无菌巾浸湿立即重新加盖;④已取出的无菌物品,虽未被使用也不能再放回无菌包或容器内;⑤术中被肠内容物、脓液等污染的器械,应另放于弯盘内不得再放回无菌区;⑥切开皮肤前或缝合皮肤前,均用70%乙醇再涂擦皮肤一次,胃肠切开前垫好纱布垫防止内容物造成腹腔污染。

(2)传递与管理器械:①密切注视手术进展步骤,手术中传递器械要及时、准确、灵活、方法正确;②器械用过后,擦净血迹,迅速放回至器械台,保持器械托盘及器械台干燥、整洁。

(3)手术切下的组织器官或病理标本应置容器内妥善保存,术后送检。

(4)胸、腹腔及深部手术在关闭切口产前,与巡回护士再次清点器械、敷料、缝针等是否如数,以防遗留在体内。

3.手术后整理

①协助包扎伤口;②将器械在流水下刷洗清洁,置电烤箱中烘干或煮沸消毒后揩干,涂液状石蜡,分类放入器械柜中或打包;③感染手术后,器械敷料应按一定程序处理;特殊感染的敷料要集中焚毁,布类打包注明感染。

(五)巡回护士工作

1.手术前准备

①检查手术室内各种用品是否齐全,设施设备是否完善;②接患者时必须核对患者姓名、性别、年龄、住院号、诊断、手术名称、手术部位、麻醉方式等;③协助麻醉建立静脉输液通道;④按手术要求安置手术体位,无论取何种手术体位,其要求是便于手术操作,手术区显露充分,不影响呼吸和循环功能,避免肢体神经和血管受压,尽量使患者舒适安全;⑤协助手术者作患者皮肤消毒;帮助手术人员穿好手术衣;与手术护士共同清点器械、敷料、缝针等,并作记录、签名。

2.手术中配合

①监督各类人员遵守无菌规则和管理制度;②密切观察手术进展情况,及时供应台上需用物品,执行口头医嘱并记录,协助麻醉师观察病情,配合抢救,保证输液、输血;③关闭体腔前,与手术护士共同清点器械、敷料、缝针等。

3.手术后整理

①协助手术人员包扎伤口,清点患者随身带来的物品;②与麻醉者一起送患者回病房、交班;③整理手术间,室内物品归原处,进行日常清洁消毒工作。

四、手术后期及护理

(一)护理评估

1.手术对患者机体生命活动的影响程度

详细了解麻醉种类、手术方式、手术过程以及术中输液、输血和用药等对患者的影响程度。

2.术后患者水、电解质平衡情况和营养状态。

3.术后患者的不适和可能出现的并发症。

4.心理反应

了解对术后护理和康复知识的认知程度。

(二)护理措施

1.患者的搬移

①一般中小手术的患者可送回病房;全麻或大手术患者应送重症监护病房;②搬运患者要平稳,保护好手术部位、输液管道及各种引流管等。

2.病情观察

①生命体征,对施行大手术、全麻患者及危重患者,应每 15～30min 测量一次脉搏、呼吸、血压及瞳孔、神志等,待病情稳定后可改 2～4h 测量一次或按医嘱;②体温变化,术后 3 日内可有轻度体温升高,一般不超过 38.5℃,为手术破坏组织及渗血、渗液吸收所致,可自然恢复,称为手术热;若术后即有高热应考虑肺不张;若 3 日后仍有发热应考虑感染等;③观察伤口有无渗血、渗液,敷料是否脱落等;④观察有无并发症的表现。

3.术后卧位

根据手术部位、麻醉方式而定。①全麻未清醒患者,应去枕平卧头偏向一侧至清醒;②蛛网膜下隙麻醉患者应去枕平卧 6～8h,硬脊膜外麻醉患者应平卧 6～8h;③麻醉作用消失、血压平稳后,颈、胸、腹部手术患者可取半卧位,有利于血液循环,并增加肺潮气量,减轻腹部张力使患者舒适,可使腹腔渗血渗液流注盆腔,便于引流,避免形成膈下脓肿;颅脑手术后,可取头高斜坡卧位,即抬高床头 15°～30°,有利于头部静脉回流;骨科手术后应平卧于硬板床。

4.饮食和输液

①非胃肠道手术、局麻或小手术后,饮食不必限制;椎管内手术患者如无恶心,呕吐,4～6h 后可饮水或进流质,以后可改半流质或普食;全麻手术后宜在次日进食;②胃肠道手术后,一般术后 2～3 日内禁饮食,待胃肠道功能恢复、肛门排气后可进流质饮食,以后逐渐改为半流

质以至普食;③输液,在禁食或饮食不足期间,需静脉补液;对贫血、营养不良的患者可适量输血或血浆等;长期禁食或不能进食者,可给予肠外营养或管饲饮食。

5.活动与起床

早期活动可促进机体功能的恢复,有利于增加肺通气量,减少肺部并发症的发生;促进血液循环,防止静脉血栓的形成;促进肠蠕动及早恢复,减轻腹胀或便秘;促进排尿功能的恢复,解除尿潴留。①卧床活动,麻醉作用消失后,可在床上进行深呼吸运动,有效的咳痰练习,翻身及四肢屈伸等;②离床活动,手术后次日若无禁忌,协助患者半卧位或床边坐,随后可沿床边走动,观察患者情况,逐渐增加活动量;③病重或衰弱者(如休克、内出血、严重感染、开胸术后、颅脑术后等)及某些手术要求限制活动者(如断肢再植、脊柱手术、肝或肾损伤术后、疝修补术后等)不宜过早离床活动。

6.引流管护理

各类引流管护理要点:①妥善固定,防止移位和脱落;②保持引流通畅,防止折曲、压迫、阻塞,如有阻塞应以无菌等渗盐水缓慢冲洗;③观察记录引流液的量和性状,如有异常及时通知医师;④无菌操作,每天更换接管及引流瓶 1 次;⑤熟悉各类引流管的所放部位、目的及拔管时间。

7.其他

做好口腔、皮肤等基础护理。

(三)手术后不适的护理

1.切口疼痛

发生在术后 1~2 日内,术后 24h 内最明显,以后逐渐减轻。护理措施:①解释伤口疼痛的规律,取得患者配合;②分散患者的注意力,降低机体对疼痛的感受性,如听音乐、与人交谈等;③遵医嘱给予镇静、止痛剂如地西泮、布桂嗪(强痛定)、哌替啶等药物。

2.恶心呕吐

常见的原因是麻醉反应,麻醉作用消失后即可恢复。护理措施:①可行针灸治疗或遵医嘱给予止吐药物、镇静药物及解痉药物;②若持续不止,应查明原因,注意有无水、电解质紊乱、急性胃扩张、胃肠道梗阻等。呕吐时,应防止呕吐物误吸,呕吐后及时清理呕吐物,并提供漱口水帮助患者清洁口腔。

3.腹胀

腹部手术后因胃肠蠕动抑制,使空气滞留在胃肠道内而引起。一般手术后 24~48h,蠕动逐渐恢复后腹胀即可减轻。护理措施:①胃肠减压,肛管排气;②协助患者多翻身,下床活动;③腹部热敷;④如无胃肠吻合口,可给予新斯的明肌注;⑤如伴持续恶心、呕吐,应查找原因,做对因处理。

4.尿潴留

尿潴留多发生在腰麻以及盆腔、肛门、会阴部手术后。护理措施:①采用诱导排尿法,变换体位,下腹部热敷或按摩等;②遵医嘱采用针灸、电兴奋治疗,促进膀胱功能的恢复;③必要时在无菌操作下导尿。

(四)术后并发症的护理

1.术后出血

常发生在术后1～2日内。护理措施:①严密观察生命体征、手术切口及引流液的情况,如有明显异常,及时通知医师;②安置平卧位、吸氧,遵医嘱输液、输血,使用止血药物等;③积极做好再次手术止血准备。

2.肺部感染

常发生在胸部、腹部大手术后。护理措施:①术后鼓励患者有效咳嗽、咳痰,协助翻身、拍背;取半卧位,病情允许时,鼓励尽早下床活动;②保持病室适宜温度、湿度,维持每日液体摄入量;③痰液黏稠可给予雾化吸入;④遵医嘱应用抗生素及祛痰药物。

3.消化道并发症

主要为急性胃扩张、肠梗阻等。护理措施:①胃肠道手术前灌肠、放胃管;②保持水、电解质平衡;③术后禁食、胃肠减压;④取半卧位;⑤早下床活动;⑥必要时做好手术治疗准备。

4.泌尿系统并发症

术后长期卧床排尿不畅可引起泌尿系统的感染和结石。护理措施:①术前训练床上排尿;②因疼痛引起排尿不畅适当止痛;③鼓励多饮水,以利于冲洗尿路;④导尿或留置导尿,要严格无菌操作;⑤观察尿液,并及时送检;⑥遵医嘱应用抗生素。

5.深静脉血栓形成及血栓性静脉炎

多因术后长期卧床、静脉多次输注高渗液体和刺激性药物等引起。护理措施:①鼓励早期活动,尤其早期下床走路;②停止在有炎症的静脉上输液;③抬高患肢,局部硫酸镁湿热敷,配合理疗和全身性抗生素治疗;④禁忌局部按摩,以防血栓脱落。

6.切口并发症

(1)切口感染:常发生在术后3～5日。感染初起时有局部红肿、压痛或体温升高等表现。护理措施:①观察手术切口情况,保持敷料清洁、干燥;②局部理疗,必要时拆除缝线引流,定时换药;③遵医嘱使用抗生素。

(2)切口裂开:可发生在年老体弱、营养不良的腹部手术后患者,以术后1周左右多见。护理措施:①安慰患者;②部分裂开,用蝶形胶布固定伤口,并以腹带加压包扎;③全层裂开,用无菌生理盐水纱布覆盖切口,加腹带包扎,与医师联系立即送往手术室重新缝合;④肠管脱出切口外时,应妥善保护,不可将其回纳腹腔,以免引起腹腔感染。

第十七章　外科感染与护理

一、概述

(一)外科感染的特点及分类

外科感染是指需要手术治疗的感染性疾病及与手术或创伤有关的感染,包括有创检查和治疗、静脉置管后的感染。具有以下特点:①多与手术或创伤有关;②大部分是由几种细菌引起的混合感染;③常有明显而突出的局部症状;④病变常需要手术或换药处理。外科感染可分为非特异性感染和特异性感染,前者由化脓性细菌引起;后者有由结核杆菌、破伤风杆菌、产气荚膜梭菌等引起。

(二)常见的病菌

(1)金黄色葡萄球菌:革兰染色阳性,主要寄生地是咽、皮肤及其附属腺体,引起疖、痈、脓肿和全身化脓性感染。致病时产生溶血素、杀白细胞素和血浆凝固酶,感染易局限,脓液黏稠、浅黄色。

(2)化脓性链球菌:革兰染色阳性,主要寄生在口、鼻、咽部,引起急性蜂窝组织炎、淋巴管炎、脓毒症等。致病时产生溶血素、透明质酸酶、链激酶,感染易扩散,脓液稀薄、粉红色、量大。

(3)大肠埃希菌:革兰染色阴性,主要寄生在肠道内,常和厌氧菌一起引起腹腔内感染。混合感染时脓液有粪臭味。

(4)铜绿假单胞菌:革兰染色阴性,主要寄生在肠道内,对大多数抗生素不敏感,主要引起继发感染,常见于大面积烧伤感染,也可引脓毒症。脓液有特殊的甜腥味。

(5)脆弱拟杆菌:革兰染色阴性厌氧菌,主要寄生在口腔、肠道内,常与其他厌氧菌或需氧菌协同引起混合感染,是阑尾穿孔后腹膜炎和胃肠手术后感染的常见致病菌。脓液有恶臭味。

(6)变形杆菌:革兰染色阴性,主要寄生在肠道、尿道内,对常用抗生素有耐药性,为急性腹膜炎、尿路感染、烧伤创面感染的病菌之一。脓液有恶臭味。

(三)临床表现

1.局部症状

急性者,局部红、肿、热、痛、功能障碍,可伴病灶周围蜂窝组织炎、淋巴管炎和淋巴结炎;后期局部可形成脓肿,浅部脓肿波动试验阳性,深部脓肿穿刺可抽出脓液。慢性者,局部症状不明显。

2.全身症状

严重者,常有发热、头痛、脉快、乏力、食欲缺乏等中毒症状,甚至发生感染性休克。

3.实验室检查

①白细胞计数增高,中性粒细胞比值增高、有中毒颗粒,若白细胞不升高或降低,提示病情极重;②感染部位分泌物和血细菌培养,可培养出致病菌,同时做药敏试验;③做血培养时要在

应用抗生素之前采血,高热时一日数次取样,并分别作普通菌和厌氧菌培养。

(四)治疗原则

1.局部治疗

早期抬高患肢、制动、外敷药物、热敷、理疗,晚期脓肿形成时行切开引流。

2.全身治疗

包括使用抗菌药物、全身支持疗法和对症处理。

二、常见的非特异性感染

(一)软组织急性化脓性感染

1.疖

为单个毛囊及其所属皮脂腺的急性化脓性感染。

(1)表现特点:常见致病菌为金黄色葡萄球菌,好发于头、面、颈、腋、会阴等毛囊丰富部位。初起在毛囊根部形成一个红肿热痛小结节,之后逐渐变大而中心为锥形隆起,继之顶部形成小脓栓,然后脓栓脱落脓液排出,炎症逐渐消退而愈。一般无全身症状。面部"危险三角区"内的疖,受到挤压后,细菌可沿内眦静脉和眼静脉进入颅内,引起化脓性海绵状静脉窦炎,出现寒战、高热、眼部周围红肿疼痛,甚至昏迷而危及生命。

(2)治疗:局部治疗为主,可涂 2%碘酊、热敷、理疗、外敷鱼石脂软膏等,形成脓肿时作切开引流。感染严重者,全身使用抗生素。

2.痈

为多个相邻的毛囊及其所属皮脂腺或汗腺的急性化脓性感染。

(1)表现特点:常见致病菌为金黄色葡萄球菌,好发于皮肤韧厚的颈部、背部。局部一片红肿浸润,略隆起,质地坚韧,界限不清,中央有多个脓栓,溃破后可形成蜂窝状溃疡;常有附近淋巴结肿大;多伴全身症状。唇痈可引起化脓性海绵状静脉窦炎。

(2)治疗:局部治疗与疖同,但切开引流时做"++"字或"+"字状切口,皮肤缺损大时应植皮;唇痈禁忌手术。

3.急性蜂窝织炎

为皮下、筋膜下、肌间隙或深部疏松结缔组织的急性弥漫性化脓性感染。常见致病菌为化脓性链球菌,其次为金黄色葡萄球菌。

(1)表现特点:感染表浅者,局部红、肿、热、痛明显,与周围皮肤无明显界限,病变中央坏死;感染深在者,局部红不明显,但有水肿和深压痛;多有寒战、高热、头痛等全身症状。厌氧菌感染,全身症状严重,脓液恶臭,局部有捻发感。口底、颌下及颈部急性蜂窝组织炎,可引起喉头水肿或压迫气管,导致呼吸困难,甚至窒息。

(2)治疗:早期,局部抬高、制动、50%硫酸镁湿敷、理疗,全身使用抗生素。形成脓肿时切开引流,但口底、颌下及颈部急性蜂窝组织炎应及早切开。厌氧菌混合感染的蜂窝组织炎应尽早广泛多处切开,清除坏死组织并用双氧水冲洗或湿敷。

4.丹毒

是皮肤及其网状淋巴管的急性炎症。常见致病菌为 β-溶血性链球菌。

(1)表现特点:好发于小腿和面部。局部皮肤鲜红,中央淡,周围深,界限清楚,伴烧灼样疼痛,一般不化脓。有明显全身中毒症状。面部丹毒呈现蝴蝶样红斑,易引起颅内海绵状静脉窦炎。

(2)治疗:患肢抬高、制动、局部硫酸镁湿敷。全身使用足量、足疗程的青霉素,以防复发。因有接触传染性,应床边隔离。

5.急性淋巴管炎和淋巴结炎

细菌自原发感染灶进入淋巴管引起淋巴管炎,再扩散到淋巴结,引起急性淋巴结炎。常见致病菌为化脓性链球菌。

(1)表现特点:急性淋巴管炎分浅、深两种。浅层淋巴管炎,在原发感染灶近心端出现一条或多条"红线",硬而压痛;深层淋巴管炎无"红线",但有患肢肿胀,沿淋巴管压痛。急性淋巴结炎,轻者淋巴结肿大、压痛;重者皮肤红、肿、热、痛,可化脓或引起周围蜂窝组织炎,常有全身症状。

(2)治疗:治疗原发病灶。局部制动,抬高患肢、局部热敷、硫酸镁湿敷;淋巴结脓肿行切开引流。全身使用抗生素。

6.脓肿

急性感染后期,组织或器官内病灶坏死、液化后形成的局限性脓液积聚,并具有一完整的脓腔壁者,称脓肿。常见致病菌为金黄色葡萄球菌。

(1)表现特点:浅部脓肿,局部隆起,红、肿、热、痛,界限清楚,若有波动感,即可确诊;深部脓肿,皮肤红热不明显,但局部有疼痛、压痛和凹陷性水肿,有全身症状,若穿刺抽出脓液,即可确诊。

(2)治疗:一旦确诊,即应切开引流。全身症状严重者,使用抗生素。

(二)手部急性化脓性感染

1.甲沟炎

是甲沟或其周围组织的化脓性感染。可由轻微外伤,或撕倒刺等引起,致病菌多为金黄色葡萄球菌。

(1)表现特点:甲沟的一侧皮下组织红、肿、热、痛,并可蔓延到甲根或对侧,还可向甲下延伸形成甲下脓肿。

(2)治疗:早期热敷、敷药等,脓肿形成后切开引流,甲下脓肿应拔甲以免感染向深处蔓延,拔甲时要避免损伤甲床。

2.脓性指头炎

指手指末节掌面皮下组织的急性化脓性感染。

(1)表现特点:多因刺伤引起,常见致病菌为金黄色葡萄球菌。初期,患指有针刺样疼痛,继之肿胀、苍白,出现搏动性疼痛,夜间尤甚,手下垂时加重,伴有全身症状。若不及时处理,可并发末节指骨坏死和骨髓炎。

(2)治疗:早期,患手抬高、70%乙醇浸泡患指,应用抗生素。如无好转,应及早切开减压,以防末节指骨坏死和骨髓炎。

3.急性化脓性腱鞘炎和化脓性滑囊炎

为手指屈肌腱鞘的急性化脓性感染。

(1)表现特点:因刺伤所致。病情进展迅速,一般刺伤后 24h 即出现患指均匀性肿胀、疼痛、沿腱鞘明显压痛、半屈曲和拒伸等化脓性腱鞘炎表现,伴全身症状。若不及时处理,可发生肌腱缺血坏死。拇指和小指腱鞘炎能分别引起桡侧和尺侧滑囊炎,再向上蔓延会引起前臂肌间隙感染。

(2)治疗:早期,患手抬高、制动、理疗,全身应用大量抗生素。如短期内无好转,应及早切开引流。

4.手掌深部间隙感染

手掌深部间隙分为尺侧的掌中间隙和桡侧的鱼际间隙。掌中间隙感染多是中指和无名指的腱鞘炎蔓延而引起;鱼际间隙感染则因示指腱鞘感染后引起。

(1)表现特点:掌中间隙感染:①掌心凹陷消失;②局部肿胀明显;③手背部水肿明显;④中指、无名指、小指半屈曲状,被动伸指有剧痛;⑤伴有全身症状。鱼际间隙感染:①大鱼际和拇指指蹼明显肿胀和压痛;②拇指外展,示指半曲及拒伸;③伴有全身症状。

(2)治疗:休息、抬高患肢,制动,止痛,早期可作理疗,全身应用抗生素。如短期内无好转,应及早切开引流。

(三)全身化脓性感染

1.病因

①多有严重创伤后引起;②也见于局部化脓性感染后;③深静脉营养时留置导管,也是引起全身化脓性感染的原因之一。

2.临床表现

①发病急,进展快,病情严重;②寒战、高热、头痛、头晕、恶心、呕吐、出大汗、脉细数、神志淡漠、烦躁不安、谵妄和昏迷;③常伴有水、电解质失调、肝、肾损害;④易发生感染性休克和MODS。

3.实验室检查

①白细胞明显升高,有核左移和中毒颗粒;②可有不同程度的贫血,电解质和酸碱平衡失调,肝肾功能损害;③寒战高热时血液细菌培养常为阳性。

4.治疗原则

①及时处理原发病灶;②早期、大剂量使用有效的抗生素;③全身支持疗法;④对症处理,预防并发症。

(四)非特异性感染护理

1.护理评估

(1)健康史:了解有无开放性损伤、手术、营养不良、慢性消耗性疾病、使用免疫抑制剂等增加感染机会的危险因素。

(2)身体状况：了解感染的部位、性质、严重程度及有无并发症等,特殊部位感染要警惕可能带来的危险,如颅内感染、窒息等。

(3)心理状况：了解患者有无焦虑和恐惧心理。

(4)辅助检查：了解血常规、尿常规、血清电解质和血糖测定、肝肾功能测定等结果。必要时行 B 超、X 线或 CT 检查、做脓液和血液细菌培养。

2.护理措施

(1)局部疗法护理：①局部制动、休息,感染在颜面部应少说话,进软食,勿挤压,以防细菌进入颅内引起化脓性海绵状静脉窦炎;感染在肢体应抬高患肢并限制活动,以促进静脉回流,减轻肿胀和疼痛;②药物外敷,早期可用鱼石脂软膏或中药外敷,或 25％～50％硫酸镁溶液湿热敷;③物理疗法,红外线或超短波照射局部,以促进炎症吸收;④脓肿切开引流后,保持敷料清洁干燥,保持引流通畅,按时换药,以促进创口愈合。

(2)全身疗法护理

1)支持疗法：①维持水、电解质及酸碱平衡,供给足量维生素和热量;②对严重感染者可少量多次输注新鲜血液、血浆或血浆蛋白等;③中毒症状严重者,可应用激素治疗。

2)应用抗菌药物：作为控制感染的重要措施,应熟知以下几点：①使用原则,感染较轻可不用抗菌药物,感染严重,应早期、足量、联合、经静脉给予有效的抗生素;根据细菌培养结果和药物敏感试验,选择有效抗生素;联合用药时应考虑药物的治疗作用和毒不良反应;②给药方法,轻症患者可口服或肌内注射,严重症患者必须静脉注射,最好将当日用药总量分批、分次注入,以维持血中药物浓度;③用药期间观察患者的体温、脉搏、呼吸、血压、意识及局部感染情况,以判断治疗效果和有无并发症;观察药物不良反应,以便及早采取措施;④如需做血培养,最好在寒战发作时采血。

(3)对症护理：如高热者给予物理或药物降温,疼痛严重者遵医嘱给予镇静止痛药物等。

(4)健康教育：帮助患者树立保健和自护意识。告知面部疖肿忌挤压的道理、患肢抬高的意义、热敷和其他物理疗法的作用等;告知病情若有变化(如颈部蜂窝组织炎出现呼吸困难),及时通知医护人员;指导手部感染的患者进行功能锻炼等。

三、特异性感染

(一)破伤风

1.破伤风杆菌

破伤风杆菌是一种革兰染色阳性厌氧性梭状芽胞杆菌,通过伤口进入人体,在缺氧的环境中生长繁殖,产生毒素,经 6～10 日(最短 24h,最长可达数月)的潜伏期后引起临床症状。破伤风杆菌产生两种外毒素：①痉挛毒素,引起全身横纹肌紧张性收缩和阵发性痉挛;②溶血毒素,引起局部组织坏死和心肌损害。

2.临床表现

①前驱期,患者有乏力、头痛、咀嚼肌紧张和酸胀、烦躁不安等前驱症状;②发作期,按照如下顺序：咀嚼肌(张口困难,牙关紧闭)→面肌(苦笑面容)→颈肌(颈项强直)→胸、腹、背肌(角

弓反张)→四肢肌(握拳、屈肘、屈髋、屈膝)→肋间肌、膈肌(呼吸困难、呼吸停止);③在持续性肌肉收缩的基础上,任何轻微的刺激均可诱发强烈的阵发性痉挛、抽搐,持续数秒或数分钟,但意识始终清醒。可并发窒息、呼吸停止、骨折、关节脱位、脱水和酸中毒、营养不良、尿潴留和尿路感染、肺部感染等。

3.治疗原则

①消除毒素来源;②中和游离毒素;③控制和解除肌痉挛;④防治并发症。

4.护理措施

(1)一般护理:住单人隔离病室,按接触隔离制度要求。室内温度15～20℃,湿度60%左右,避光、安静,减少外界刺激。治疗和护理操作要轻巧,尽量集中完成,必要时操作前30min给予镇静剂。

(2)创口处理:对有伤口的患者,协助医生清创,彻底清除坏死组织和异物,用3%过氧化氢或1∶5000高锰酸钾溶液冲洗和湿敷。

(3)注射破伤风抗毒素(TAT):早期使用可中和游离的毒素。首次剂量2万～5万U加入5%葡萄糖溶液500～1000mL内静脉点滴,以后每日1万～2万U,共用3～6日。也可用破伤风免疫球蛋白3000～6000U,一般仅做一次深部肌内注射。

(4)镇静、解痉:是治疗破伤风的中心环节。轻者给予地西泮、苯巴比妥钠、10%水合氯醛;重者可用冬眠药物;必要时使用硫喷妥钠和肌肉松弛剂。

(5)保持呼吸道通畅:对病情较重者,及早行气管切开,并做好气管切开的护理。

(6)防止感染:常用青霉素,既可抑制破伤风杆菌,又能控制其他需氧菌感染。

(7)支持疗法:提供高热量、高维生素、高蛋白、易消化饮食。不能进食者,给予鼻饲或静脉营养。

(8)严格隔离消毒:患者需专人护理,护理人员应穿隔离衣;器械物品为患者专用,伤口敷料应焚烧,器械需经特殊处理后才能高压灭菌。

5.预防

(1)正确处理伤口:是预防破伤风的关键措施。

(2)预防注射:①主动免疫,按免疫计划注射破伤风类毒素;②被动免疫,伤后12h内,皮下或肌内注射TAT 1500U,伤口污染严重或受伤已超过12h,剂量可加倍。成人与儿童剂量相同。必要时可在2～3日后再注射1次。TAT是血清制剂,注射前必须常规作过敏试验,以免发生过敏反应。

(二)气性坏疽

1.概述

产气荚膜杆菌广泛存在于泥土和人畜粪便中。致病须具备3个条件:①细菌直接侵入伤口,尤其肌肉丰富的下肢和臀部;②侵入后创口内无氧环境,尤其深层组织,血供不良或应用止血带者;③人体抵抗力低下。这样致病菌在局部伤口生长繁殖,分泌多种外毒素和酶,引起溶血,并可损害心、肝、肾等器官。另外,一部分酶有较强的分解糖和蛋白质的作用,糖类分解可

· 176 ·

产生气体,积存于组织间隙引起肿胀;蛋白质分解可产生硫化氢而具有恶臭,坏死组织产物和毒素的吸收,可引起严重的毒血症。

2.临床表现

(1)局部表现:典型表现包括:①伤部剧痛,常为最早出现的症状,呈特殊的"胀裂性"剧痛,用一般镇痛药不能缓解;②患部肿胀明显,压痛剧烈;③伤口周围皮肤水肿、紧张、苍白、发亮,很快变为紫红、紫黑,并出现大小不等的水疱;④伤口内可流出带有恶臭的浆液性或血性液体;伤口内肌肉坏死,呈暗红或土灰色,失去弹性,刀割时不收缩,也不出血;⑤轻压伤口周围皮肤,可有捻发音,或见气泡从伤口内逸出。

(2)全身症状:高热可达 40℃以上、脉速、烦躁不安、呼吸急促、皮肤苍白、出冷汗、贫血等中毒症状。若感染不被控制,则可发展为感染性休克。

(3)实验室检查:由于溶血毒素作用,红细胞计数可迅速降至$(1.0\sim2.0)\times10^{12}$/L,血红蛋白降到 $30\sim40g$/L,白细胞计数一般不超过 15×10^{9}/L。伤口渗液涂片检查可见大量革兰阳性粗大梭菌,厌氧培养可见到产气荚膜杆菌。

3.治疗原则

(1)手术治疗:一经确诊,即应紧急手术。手术方法是在病变区作广泛、多处的纵深切开,彻底切除已坏死的肌肉组织,一直切至色泽正常、有弹性、易出血的正常肌肉组织。清除异物。伤口全部敞开、不缝合,并用 3%过氧化氢溶液冲洗和湿敷。若肢体广泛坏死已无法保留,或全身中毒症状严重,危及生命时,须行截肢术。

(2)高压氧疗法:患者在 3 个大气压的纯氧下,血内的氧要比平时增加 20 倍左右,可提高组织的氧含量,抑制产气荚膜梭菌的生长繁殖,因而可控制感染的扩散。

(3)应用抗生素:术前、术中及术后肌内注射或静滴抗生素。首选大剂量青霉素,如果对青霉素过敏,可改用红霉素。

(4)支持疗法:少量多次输血,纠正水、电解质失衡,给予高蛋白、高热量的饮食,镇静,止痛等。

4.护理措施

(1)隔离:立即执行接触隔离制度。患者用过的所有器械用具都必须进行高压蒸汽灭菌,敷料必须焚毁。为患者进行过手术的手术间应封闭,空气熏蒸消毒,48h 后开放。

(2)病情观察:对高热、烦躁、昏迷患者,应密切观察生命体征变化,注意有无感染性休克。如已发生感染性休克,按休克护理。

(3)心理护理:耐心解释各种治疗的必要性,使患者能积极配合治疗。

(4)预防:彻底清创是预防创伤后气性坏疽最可靠的方法。污染严重的伤口或战伤伤口,可用 3%过氧化氢或 1∶5000 高锰酸钾溶液冲洗和湿敷,并敞开引流,不做缝合。

第十八章　损伤护理

一、概述

外界致伤因素作用于人体,造成组织破坏和生理功能障碍称为损伤。

(一)分类

按致伤因素分为:①机械性损伤;②物理性损伤;③化学性损伤;④生物性损伤。

(二)影响伤口愈合的因素

1.全身因素

①营养不良,尤其是贫血、低蛋白血症;②慢性消耗性疾病,如糖尿病、肝硬化、肾炎;③药物,如使用糖皮质激素和免疫抑制剂;④供氧不足,如休克等。

2.局部因素

包括伤口内有异物、血肿或坏死组织、缝合技术错误及局部感染、血供不良等。

二、机械性损伤

(一)概述

1.分类

(1)闭合性损伤:损伤部位的皮肤黏膜完整无损。常见的有:①挫伤,系钝性暴力撞击所致的软组织损伤;②扭伤,关节异常扭转,超出其正常活动范围所造成的关节周围软组织的损伤;③挤压伤,较大重力持续作用于肌肉丰富部位所造成的损伤;④爆震伤,由爆炸产生的强烈冲击波而造成的损伤。

(2)开放性损伤:损伤部位的皮肤黏膜完整性破坏。常见的有:①擦伤,粗糙物摩擦皮肤所造成的损伤;②刺伤,尖锐器物戳刺造成的损伤;③切割伤,锐利器具切割引起的损伤;④裂伤,钝性暴力打击造成的软组织的裂开;⑤撕脱伤,旋转或牵拉外力造成的大块皮肤及深部组织的撕脱;⑥火器伤,枪弹或弹片所致的损伤。

2.临床表现

(1)局部表现:均有疼痛、肿胀、瘀斑、功能障碍。开放性损伤还可见伤口和出血。若合并血管、神经或内脏损伤,可出现相应的局部症状和体征。

(2)全身表现:轻者无全身表现。重者有发热、脉快、乏力、体重减轻等,甚至出现休克和内脏功能损害,甚至发生 MSOF 等。

3.治疗原则

(1)全身治疗:对损伤较重的患者要加强支持疗法,积极抗休克,保护器官功能。对开放伤,应使用有效的抗生素预防感染,并常规注射 TAT。对合并深部器官损伤者须及时进行专科处理。

(2)局部治疗:软组织闭合性损伤多不需特殊处理。开放性损伤应尽早施行清创术;若伤口已有明显感染,应加强换药。

(二)清创

清创术是使污染伤口转变成清洁或接近清洁伤口的方法,以防止感染,达到一期愈合。它包括清除伤口内的异物,切除失去活力和污染严重的组织,修整创缘,彻底止血,缝合伤口等步骤。

1.清创时机

伤后 6～8h 内是清创缝合的最佳时机。一般超过此时限或伤口污染严重,清创后暂不缝合。观察 2～3 日,如无感染再行延期缝合;若伤口污染较轻坏死组织少,局部血运丰富,早期已包扎并用抗生素或位于颜面、关节等特殊部位,时间限制可适当放宽。

2.清创原则

①抢救生命在先,清创在后;②严格无菌操作,彻底清除异物、无活力和污染严重的组织;③重要的神经、血管、肌腱、器官要尽可能保存,若已断裂破损应争取一期修复,无条件时也可择期二期修复;④严重污染的伤口,骨折不做内固定;皮肤可暂不缝合,观察 4～6 天无感染征象,再延期缝合。

(三)护理

1.护理评估

①详细询问受伤史;②观察局部和全身表现,尤其是头、胸、腹部损伤者,注意有无合并损伤及危及生命的紧急情况;③协助做好实验室检查、各种穿刺和必要的特殊检查。

2.护理措施

(1)现场急救:遵循保存生命第一,恢复功能第二,顾全解剖完整性第三的原则。首先救治心跳及呼吸骤停、窒息、大出血、开放性或张力性气胸、休克等危及生命的紧急情况。具体措施包括:①通气,清除口鼻分泌物、呕吐物、异物、血液等,保持呼吸道通畅;②止血,采取局部压迫、止血带、指压伤口近端血管等方法控制出血;③固定,采用夹板、木板等临时固定骨折,必要时用健肢固定伤肢,防止进一步加重损伤;④包扎,用无菌敷料或清洁的布单包扎伤口,防止伤口进一步污染;⑤转运,迅速而平稳地转运患者,运送时应患者头部在后,脚部在前,途中注意止痛、保暖、补充液体,并观察生命体体征。

(2)软组织闭合性损伤的护理:①局部用绷带或夹板制动,并抬高患肢;②早期冷敷,可减轻渗血和肿胀,后期热敷,以促进血肿吸收;③血肿较小的行加压包扎,较大的可抽吸后加压包扎;④病情稳定后,可按摩、理疗和功能锻炼。

(3)软组织开放性损伤的护理:做好必要的术前准备,如配血、抗休克等;配合医生行清创术,并应用抗生素和 TAT。

(4)深部器官损伤的护理:见胸部、腹部、泌尿系及颅脑损伤等护理。

三、烧伤

(一)概述

(1)休克期:大面积烧伤有大量血浆渗出,以伤后 6～8h 内渗出最快,48h 达到高峰,72h 后开始回吸收,故伤后 48h 内容易出现低血容量性休克,临床上称之为休克期。

(2)感染期:自烧伤渗液回吸收开始,感染即上升为主要矛盾。常有三个高峰时期:①早期感染,凶险,出现在烧伤后 3~7 天内,有效地抗休克治疗,可减少早期暴发型全身感染;②中期感染,多出现在伤后 2~4 周焦痂分离脱落时,为烧伤感染的主要阶段;早切痂、早植皮,可降低此期感染率;③后期感染,多出现在烧伤 1 个月后,与创面长期不愈合、患者免疫力极度低下有关;积极改善全身情况,早期植皮,常可避免。

(3)修复期:Ⅰ度烧伤,3~5 日内自行修复,无瘢痕。浅Ⅱ度烧伤,2 周愈合,局部留有色素沉着,无瘢痕。深Ⅱ度靠残存的上皮岛融合修复,3~4 周愈合,留有瘢痕。Ⅲ度愈合较慢,一般靠皮肤移植修复,留有瘢痕。

(二)护理

1.护理评估

(1)健康史:了解致伤原因、既往有无慢性疾病史以及患者和亲属的心理状况等。

(2)身体状况

1)烧伤面积估计:①手掌法,伤员五指并拢后一只手掌的面积为其体表总面积的 1%;②新九分法(表 18-1),即将人体的体表面积分成 11 个 9% 和 1 个 1%。

表 18-1　人体体表面积新九分法

	成人各部位面积(%)		小儿各部位面积(%)
头　颈	9×1=9	发部 3、面部 3、颈部 3	9+(12-年龄)
双上肢	9×2=18	双手 5、双前臂 6、双上臂 7	9×2
躯　干	9×3=27	腹侧 12、背侧 13、会阴 1	9×3
双下肢	9×5+1=46	双臀 5、双大腿 21、双小腿 13、双足 7	46-(12-年龄)

2)烧伤深度估计:采用国际通用的三度四分法(表 18-2)。

表 18-2　烧伤深度的估计

深度	临床体征	局部感觉
Ⅰ度(红斑)	轻度红肿、干燥、无水疱	灼痛
浅Ⅱ度(大水疱)	水疱较大、疱壁薄、基底潮湿、鲜红、水肿明显	剧痛、感觉过敏
深Ⅱ度(小水疱)	水疱较小、疱壁厚、基底苍白或红白相间、水肿、可见网状血管栓塞	迟钝
Ⅲ度(焦痂)	无水疱、焦黄、蜡白、炭化、坚韧、可见树枝状栓塞血管	消失

3)烧伤严重程度估计:按烧伤面积分为大面积烧伤和小面积烧伤,成人Ⅱ度面积在 15%(小儿 10%)以下,或Ⅲ度面积在 5% 以下,为小面积烧伤;超过上述范围即属大面积烧伤。Ⅰ度烧伤不必估计在内。按烧伤面积和深度分为轻度、中度、重度和特重度烧伤(表 18-3)。

表 18-3　烧伤严重程度的分度

	轻度	中度	重度	特重度
Ⅱ~Ⅲ度面积	<10%	10%~29%	30%~50%	>50%
Ⅲ度面积	散在	5%~9%	10%~20%	>20%

2.护理措施

(1)现场救护

1)消除致热源:指挥或救助伤员迅速脱离现场,并消除致热源。如火焰烧伤,灭火、就地打滚,切勿奔跑、喊叫或用双手扑打火焰;热液烫伤,置于冷水中浸泡20min;化学烧伤,脱去衣服,用大量清水冲洗。

2)保护创面:剪开衣服,创面用干净的被单或无菌敷料包扎,不涂任何药物。

3)预防休克:止痛、口服含盐饮料、现场输液、止血、固定骨折等,禁用吗啡等抑制呼吸的药物。

4)保持呼吸道通畅:清理口咽部、安置正确的体位;头面部烧伤应尽早行气管切开。

5)安全转送:应在休克、出血基本控制、呼吸道通畅的情况下转送患者。

(2)门诊小面积烧伤患者护理:主要是清创、指导患者护理创面、注射抗生素和TAT等。

(3)住院大面积烧伤患者护理

1)休克期护理:快速补液是防治烧伤休克的根本措施。应熟知以下四方面知识:

①补液量计算:伤后第一个24h,补充胶体和电解质溶液的量=烧伤面积(Ⅱ、Ⅲ度)×体重(kg)×1.5mL(儿童1.8mL、婴儿2.0mL),另加日需量2000mL(儿童70～100mL/kg,婴儿100～150mL/kg)。第二个24h,补充胶体与电解质溶液的量一般为第一个24h的一半,日需量不变。

②液体种类:胶体和电解质溶液的比例一般为0.5:1,严重烧伤应为1:1。胶体液以血浆为首选,面积大的深度烧伤应补给部分全血,也可酌情使用右旋糖酐等血浆代用品。电解质以平衡盐溶液为主。日需要量用5%或10%葡萄糖溶液。上述液体应交替输入。

③液体分配:烧伤后第一个8h渗出最快,故输入胶体和电解质溶液总量的1/2,余下的1/2在第二、三个8h内输入。日需量,三个8h内平均分配。

④观察指标:成人尿量应>30mL/h,有血红蛋白尿者需>50mL/h,但小儿、老年人、心血管疾病及呼吸道烧伤患者,可适当降低标准;收缩压>12kPa;脉搏<120次/min(小儿140次/min);心音强而有力;肢端温暖;CVP在正常范围。

2)创面护理:是预防和控制局部感染,促进创面愈合及预防脓毒症的关键。

①早期清创:应在休克纠正以后进行。顺序是头部→四肢→胸腹部→背部→会阴部。先用肥皂水清洗正常皮肤,再用1:1000苯扎溴铵或碘伏溶液消毒周围皮肤,清洗创面,大水疱抽去液体,疱皮已破者可去除疱皮,然后酌情采用暴露疗法或包扎疗法。

②包扎疗法的护理:适用于四肢、躯干等部位的小面积烧伤。清创后,创面敷贴一层油质纱布或药液纱布,再覆盖3cm厚的无菌敷料,以适当的压力包扎。包扎后将肢体抬高,观察肢端血运及有无高热、疼痛、臭味等感染征象。一般浅度烧伤在伤后1周,深度烧伤在伤后3～4日更换敷料,期间若外层敷料渗湿可加盖无菌敷料再包扎。但如有感染征象应及时换药;若为铜绿假单胞菌感染,应改暴露疗法。

③暴露疗法护理:适用于头颈部、会阴部烧伤及大面积烧伤或伤后严重感染的患者。护理

要求是保持创面干燥，促使创面结痂，并保持痂皮或焦痂完整。采取的措施是创面抹 1‰磺胺嘧啶银霜；随时用无菌敷料吸附渗液；定时变换体位；每日更换无菌垫单；接触创面时遵守无菌原则；发现痂下感染时去痂引流；大面积烧伤应使用翻身床。

④焦痂的处理：焦痂在早期具有暂时保护创面作用。但溶解脱落前，易引起脓毒症。因此，焦痂宜暴露，涂碘酒，保持干燥，防止受压。一旦脱痂，需及早植皮覆盖创面。

⑤特殊部位烧伤护理：头面部烧伤，注意眼、耳、鼻护理。呼吸道烧伤，应保持呼吸道通畅；常规准备气管切开包，及时吸出溶解脱落的坏死组织，以防窒息。会阴部烧伤，应将大腿外展，防止大小便污染创面，接触创面便器应清洁，便后清洁肛周。

3）烧伤脓毒症护理：对可疑脓毒症的患者，应取创面分泌物，抽血送细菌培养和药物敏感试验。早期足量联合应用有效抗生素；加强创面换药、全身支持疗法和加强基础护理等。

第十九章 换 药

一、换药室的管理

(一)清洁消毒制度

换药室应由专人管理,要求所有器具、物品应定位放置。室内空气应在每日湿式打扫后用紫外线消毒,并1~2周进行药物熏蒸消毒一次,每月抽样做细菌培养。保证换药用品供应充足,并保证物品的灭菌效果及在灭菌有效期内使用。

(二)常用的外用药物

1.药液类

70%乙醇、2%~3%碘酊、0.1%氯已定、0.5%PVP-碘、0.01%~0.05%苯扎溴铵、0.02%~0.05%氯已定、含氯石灰-硼酸溶液、0.1%依沙吖啶、0.02%呋喃西林、3%过氧化氢、0.02%~0.01%高锰酸钾、3%~5%氯化钠、0.9%氯化钠、5%~20%硝酸银等。

2.药膏类

10%~20%鱼石脂软膏、10%鱼肝油软膏。

二、换药方法

(一)换药前准备

1.环境准备

换药室内空气清洁,光线充足,温度适宜。病房换药应准备屏风。

2.患者准备

做好解释工作,安置合适、便于伤口暴露和操作的体位。严重损伤或大面积烧伤患者可先给予镇静止痛剂,以减轻换药痛苦。

3.操作人员准备

戴口罩、帽子、穿工作服,每次换药前后要洗手。根据伤口情况,准备用物。

4.用品准备

换药盘内备无菌治疗碗一只,无菌镊两把,弯盘一只,胶布、剪刀、汽油、棉签等物及酒精棉球和盐水棉球各数个,分置于治疗碗的两侧,不要混在一起,干纱布若干块。特殊伤口还应备引流物、血管钳、探针等。然后将另一空的治疗碗覆盖在盛有敷料的治疗碗上。

5.换药的原则

①无菌原则,分清有菌和无菌,接触伤口的一切物品必须灭菌;②时间原则,换药宜安排在晨间护理之前,换药前30min室内不可打扫,还应避开患者进餐、睡眠或探视时间;③顺序原则,先换清洁伤口,再换污染伤口,最后换感染伤口;特异性感染伤口应专人换药;④次数原则,手术切口,术后第3日换药一次,如无感染,直到拆线再换即可;感染伤口,若分泌物少,肉芽组织健康,可隔日换药,若脓液较多,应每日或一日数次换药。

(二)换药操作

1.揭除敷料

用手揭除外层敷料,污染面朝上放在弯盘中,再用镊子揭除内层敷料。如有分泌物干结黏着,可用盐水湿润后再揭除;如有渗血,用棉球压迫片刻即可。

2.清理伤口

用双手执镊法操作。右手执镊接触伤口,左手执镊从换药碗中夹取无菌物品递给右手镊子,两镊不可相互触碰。先以70%乙醇棉球自内向外消毒伤口周围皮肤,再用盐水棉球拭净创口分泌物,最后酌情敷以药液纱布或安放其他引流物。

3.覆盖敷料

无菌敷料覆盖伤口,胶布固定,胶布粘贴的方向应与肢体或躯干长轴垂直,必要时用绷带包扎固定。

4.不同伤口的处理

(1)缝合伤口:一般术后第3日换药一次,如无感染现象,可至拆线时再换药。如切口内放置引流物,外层纱布渗湿,应随时更换,一般术后24~48h将引流物拔除。拆线时间:一般头、面和颈部4~5日,四肢10~12日,其他部位7~8日,减张缝合14日。年老体弱或营养不良者,可适当推迟。缝合切口愈合记录:缝合切口分为清洁、可能污染和污染三类,分别用"Ⅰ、Ⅱ、Ⅲ"表示。愈合分为甲、乙、丙三级,分别用"甲、乙、丙"表示。如记为:Ⅰ/甲,则表示一类切口甲级愈合。

(2)缝合伤口异常情况的处理:①缝线反应,针眼稍有红肿,用70%乙醇湿敷;②针眼脓疱,用棉球沾去脓液,必要时提前拆去此针缝线;③切口感染,局部红肿范围大,并触到硬结,压痛明显,用红外线照射,必要时拆除缝线,放置引流物,按脓腔伤口换药。

(3)脓腔伤口:换药的关键是保持引流通畅。引流物应填塞到脓腔的底部,松紧适中,必要时可行脓腔冲洗。

(4)浅平肉芽组织创面:①健康肉芽,鲜红色、颗粒状、分泌物少、触之易出血,用等渗盐水或凡士林纱布敷贴;②水肿肉芽,淡红色、表面光滑、触之不易出血,用3%~5%氯化钠溶液湿敷;③生长过度肉芽,高出创缘,应予剪平或用10%~20%硝酸银烧灼;④创面脓液稀薄而量多,用0.1%依沙吖啶湿敷;⑤脓液稠厚而坏死组织多,且有臭味,可用硼酸溶液湿敷。

(三)换药后整理

换药完毕,安置患者于舒适体位,整理床单位。污染敷料倒入污物桶,器械、弯盘等用消毒液浸泡1~2h,清洗后高压蒸汽灭菌备用。特异性感染伤口敷料立即焚烧,器械单独灭菌处理。

三、绷带包扎法

(一)卷轴带包扎法

1.包扎要点

①选择宽度合适的卷轴带;②安置患者于舒适坐位或卧位,扶托肢体,并保持在功能位置;

③骨隆突处或凹陷处,应垫好衬垫;④自远心端向近心端包扎,指(趾)尽量外露;⑤开始先环绕2周,以后每一周应压住前周的 1/3～1/2,用力均匀、松紧适宜,包扎完毕时再环绕 2 周,用胶布粘贴固定或撕开带端在肢体侧方打结,避免将结打在伤口或骨隆突处;⑥出血伤口处,宜稍加压力,起止血作用;⑦脓腔伤口则不可太用力,以免引流不畅。

2.基本包扎法

①环形,在包扎原处环形缠绕,后一周完全盖住前一周;用于各种包扎的开始和结束,以及项、腕等处的包扎;②蛇形,作环绕包扎,每周互不遮盖;用于临时固定敷料或夹板;③螺旋形,螺旋状缠绕,后一周压住前一周的 1/3～1/2;用于包扎上臂、大腿、躯干及手指等周径相近的部位;④螺旋反折形,在螺旋形的基础上每周反折成等腰三角形,每次反折处应对齐;用于包扎径围不一致的小腿和前臂;⑤"8"字形,按"8"字的书写行径交叉缠绕;用于肩、肘、踝、膝等关节及腹股沟、手、足等部位的包扎;⑥回反形,从顶端正中开始,分别向两侧回反,直到顶端包没为止;用于头部和残肢的包扎。

(二)多头带包扎法

常用的有:①腹带,切口在上腹部时,自上向下包扎,切口在下腹部时,自下向上包扎;②胸带,用于胸部包扎,先放置两根竖带,再自下向上包扎;③四头带,用于包扎下颌、枕、额等部位;④丁字带,用于包扎会阴和肛门部位。

(三)三角巾包扎法

可包扎全身任何部位,多用于战地救护。

第二十章　颈部疾病护理

一、甲状腺功能亢进护理

(一)概述

甲状腺功能亢进简称甲亢,是各种因素致甲状腺功能增强,使甲状腺激素分泌过多而出现以全身代谢亢进为主要特征的内分泌疾病。

(二)本病系一种自身免疫性疾病

精神刺激、应激、感染可能为诱发因素。

(三)分类

①原发性甲亢,最多见,甲状腺弥漫性、对称肿大;②继发性甲亢,甲状腺肿大伴有结节,两侧不对称;③高功能腺瘤,是继发性甲亢的一种特殊类型,腺体内含高功能结节,周围腺组织有萎缩。

(四)外科治疗

1.手术适应症

①中度以上的原发性甲亢,应用抗甲状腺药物治疗无明显疗效;②继发性甲亢、高功能腺瘤,疑有恶变者;③甲状腺较大,伴压迫症状,及胸骨后甲状腺肿;甲状腺药物或[131]I治疗后复发。

2.手术禁忌

①症状较轻者;②青少年患者;③老年患者或有严重疾病不能耐受者。

(五)护理

1.护理评估

(1)临床表现:①可有乏力、多食、消瘦、怕热、多汗、心慌、急躁易怒、脉搏快而有力;②甲状腺肿大,可有震颤或血管杂音、突眼征、双手细速震颤等。

(2)社会、心理状态:几乎所有患者都有情绪改变,敏感、易激动,思维判断能力下降,人际关系紧张,部分老年患者可表现为抑郁、淡漠。

(3)实验室检查:甲状腺功能检查、基础代谢率、甲状腺摄[131]碘率均异常。

2.护理措施

(1)术前护理

1)一般护理:注意休息,保持环境舒适、安静,宜高枕侧卧;以高热量、高蛋白、富含维生素饮食为主,避免刺激性食物,戒烟、鼓励多饮水。指导患者进行头颈过伸练习,以适应术中体位。

2)心理护理:理解患者的情绪变化,多给予情感支持,讲解疾病基本知识,介绍手术方法及成功病例消除患者的焦虑、恐惧心理,帮助患者学会自我心理调节。

3)药物准备:降低基础代谢率、减轻甲状腺充血水肿是术前准备的重要环节。常用复方碘化钾溶液口服,从每日 3 次,每次 3 滴开始,依次逐日每次增加 1 滴至每次 16 滴为止,然后维持此量直至达到术前准备标准。复方碘化钾能抑制蛋白水解酶,减少甲状腺球蛋白的分解,从而减少甲状腺激素的释放,使大量的甲状腺激素储存于腺泡内,其不能抑制甲状腺素的合成,故对不准备手术的患者不要服用,以防停服后使甲亢症状加重或诱发甲状腺危象。对服碘后症状控制不满意者,可加用硫氧嘧啶类药物,但停药后仍需继续单独服用典剂 1～2 周,再行手术。对不能耐受服碘和抗甲状腺药物者,可使用普萘洛尔准备,每日 4 次,每次 20～60mg,连服 4～7 日,待脉率恢复正常后即可手术,普萘洛尔半衰期不足 8h,故最后一次给药应在术前1～2h。

4)术前准备标准:患者情绪稳定,睡眠良好,体重增加,脉率降到 90 次/min 以下,血压恢复正常,BMR 在＋20％以下,腺体缩小变硬。

5)突眼的保护:采用高枕卧位,限制钠盐摄入,平时戴深色眼镜,减少光线和灰尘的刺激眼睛,勿向上凝视,眼睑不能闭合者可戴眼罩,睡前涂抗生素眼膏。

(2)术后护理:

1)常规护理:①床旁放置放置气管切开包和无菌手套,以备紧急情况下使用;②麻醉作用消失后取半卧位;③术后 6h 如无呕吐,可进温凉流质饮食;④观察生命体征、颈部肿胀、发音等情况;⑤咳嗽时用手捂住切口,指导颈部活动方法;⑥观察切口及引流液情况,保持引流通畅,引流管一般术后 24～48h 拔除;⑦术后继续服用复方碘化钾溶液,从每日 3 次,每次 16 滴开始,逐日逐次减少 1 滴,至每次 3 滴为止;如术前用普萘洛尔,术后继服 4～7 日。

2)并发症的观察及护理:

①呼吸困难和窒息:是术后最严重的并发症。常见原因:切口内出血、喉头水肿、黏痰阻塞、气管塌陷及双侧喉返神经损伤。一旦出现,做对因处理,如切口内出血者,床旁拆除缝线,清除血肿;喉头水肿者应糖皮质激素;黏痰阻塞者吸痰;对上述方法无效或气管塌陷、双侧喉返神经损伤者,行气管切开术。

②喉返神经损伤:一侧喉返神经损伤可引起声音嘶哑,多在术后 3～6 个月恢复,无需特殊处理;两侧喉返神经损伤可引起失音或呼吸困难,甚至窒息,必要时做气管切开。

③喉上神经损伤:喉上神经外支损伤音调降低,内支损伤可因误咽而呛咳。呛咳时避免流质饮食,多数在数日后恢复,无需特殊处理。

④甲状旁腺损伤:可引起甲状旁腺功能不足,出现低血钙,使神经肌肉应激性增高,症状多在术后 1～2 日出现。发生低血钙后,应限制高磷食品如蛋黄、牛奶、瘦肉等,口服钙片,可同时加用维生素 D_2,最有效的方法是口服二氢速固醇(AT10),有提高血钙的特殊作用。搐搦发作时应立即静脉推注 10％葡萄糖酸钙或氯化钙 10～20mL。

⑤甲状腺危象:多由术前准备不充分所致。出现高热、脉快、烦燥、谵妄,甚至昏迷,并常有呕吐和腹泻。治疗措施:复方碘溶液 3～5mL 口服,紧急时可用 10％碘化钠 5～10mL 加入10％葡萄糖液 500mL 中静脉点滴;应用肾上腺糖皮质激素、镇静剂、利血平等;进行物理降温,

可配合冬眠药物;静脉输入大量葡萄糖液、维生素 C,以维持水、电解质平衡和能量供给;吸氧,以减轻组织的缺氧。

3)出院康复指导:充分休息,保持心情愉快;加强颈部功能锻炼;定期复查,按医嘱用药,注意有无甲亢复发或甲减症状。

二、甲状腺肿瘤护理

(一)概述

1.甲状腺良性肿瘤

主要为甲状腺腺瘤,以女性为多见,发病年龄多在 20～40 岁。肿块多为单个,呈圆形或卵圆形,局限于一侧腺体内,质地中等硬度,表面光滑,边界清楚,多无压痛,随吞咽上下活动,生长缓慢,大部分患者无症状。有时乳头状囊性腺瘤因囊壁血管破裂而引起囊内出血,瘤体可在短期内增大,局部出现胀痛。

2.甲状腺恶性肿瘤

常表现为甲状腺单发肿块,质地偏硬,表面高低不平,边界不清,吞咽时活动度差,晚期可侵犯、压迫邻近器官和有转移症状,此时多于颈部发现肿大、硬而固定的淋巴结。

(二)护理措施

(1)心理护理:向患者讲解甲状腺肿瘤相关知识,告诉患者大部分甲状腺肿瘤预后良好,并介绍成功病例,以帮助患者消除焦虑、恐惧心理。

(2)手术前后的护理:参照甲状腺功能亢进护理。

(3)服药指导:甲状腺全切患者为了满足机体对甲状腺素的需要,终生需要补充甲状腺素制剂,临床常用甲状腺素片、左旋甲状腺素片。应告知患者:①每天按时服药;②出现心慌、多汗、急躁等(甲状腺素过多表现)或畏寒、乏力、嗜睡、精神萎靡、食欲减退等(甲状腺素过少表现)应及时就诊,以便调整甲状腺素药物剂量;③不随意自行停药或改变服药剂量;④应坚持定期到医院复查。

第二十一章　乳房疾病护理

一、概述

(一)乳房的解剖

成年女性的乳房一般呈半球型,两侧对称,位于胸大肌的前方。乳房主要由腺体、导管、脂肪和解缔组织等构成,每一乳房有 15~20 个乳腺叶,每一腺叶有若干个乳腺小叶,每一腺小叶由 10~100 个腺泡组成,每一乳腺叶有各自汇总的大乳管,呈放射状向乳晕集中,开口于乳头。乳房腺叶间有许多条索状的纤维束,为乳房悬韧带(Cooper 韧带),对乳房有支持和固定作用。乳房的淋巴引流主要有四条途径:①外侧,占 70%,首先流至腋窝淋巴结,再到锁骨下淋巴结,继之达锁骨上淋巴结;②内侧,占 20%~25%,流向胸骨旁淋巴结,再流向锁骨上淋巴结;③对侧,一侧乳房淋巴液经两乳间皮下淋巴网流向对侧乳房;④下侧,乳房深部淋巴网与腹壁淋巴管相通,乳房淋巴液可借此流向肝脏。

(二)乳房的生理与病理

1.乳房的生理变化

在每一个月经周期中,随着卵巢内分泌激素的周期性变化,乳腺组织也发生着周而复始的增生与恢复的变化。妊娠期与哺乳期,乳腺明显增生,腺管伸长,腺泡分泌乳汁。绝经后,卵巢内分泌激素逐渐减少,乳腺日趋萎缩代以脂肪组织。

2.乳房的病理变化

包括乳腺的炎症、囊肿、增生和肿瘤等。

二、乳房的评估

(一)健康史

1.个人情况

患者的年龄、月经史、婚育史、哺乳史,并注意有无乳房外伤史,而饮食习惯、用药史也比较重要,特别应注意激素、避孕药的使用。

2.家族情况

家族中有乳癌或其他肿瘤患者。

3.局部症状

乳房有无疼痛、乳头有无溢液等。

4.自我检查情况

患者是否定期自我检查,有无发现肿块,发现时间,与月经的关系。

(二)乳房检查

乳房检查的最佳时间在月经干净后的 7~10 日,此时乳房质地最松软、腺体较薄,病变较易被查出。检查应在光线和隐秘性好的房间中进行,受检者取端坐位,双臂下垂,胸部自然放松,使两侧乳房充分显露,应先查健侧,后查患侧。

1.视诊

①两侧乳房的大小、外形和位置是否对称,有无局部隆起或凹陷;②双侧乳头高低、形状、位置是否一致,乳头有无内陷、溢液、溢血、糜烂、破溃,乳晕周围有无湿疹;③乳房皮肤有无红肿、破溃、糜烂和酒窝征、橘皮征,浅表静脉有无扩张。

2.触诊

①检查时五指并拢伸平,从乳房外上、外下、内下、内上、中央(乳头、乳晕)循序进行全面触诊。忌用手抓捏乳房,以免把正常腺体组织误认为肿块;②发现肿块应注意其位置、数目、大小、形状、质地、有无压痛、边缘是否清楚、表面是否光滑、与周围组织有无粘连、活动度等情况;③腋窝淋巴结应依次查中央组、胸肌组、肩胛下组、锁骨下和锁骨上组,应注意肿大淋巴结的大小、数目、硬度和活动度。

(三)特殊检查

1.影像学检查

①钼靶 X 线摄影:可发现 5mm 以上的肿块,是早期发现乳癌的最有效方法,目前广泛应用于乳癌的普查;②B 超检查:可判别乳腺肿块的性质为实性或囊性;③近红外线扫描:操作简便、迅速、图像直观,对人体无损伤、无痛苦,适合各年龄组女性进行乳腺普查,是目前乳腺肿瘤普查的理想方法;④CT:有利于发现乳房的小癌肿及有无区域淋巴结肿大;⑤乳腺导管造影:选用含碘造影剂行乳腺导管 X 线造影,对导管内病变和乳腺内肿块性质有一定价值;⑥乳管内视镜:是检查乳腺导管内病变的方法。

2.细胞学和活组织病理学检查

①乳头溢液涂片、细针穿刺肿块抽吸细胞,进行细胞学检查;②切取肿块组织做病理组织学检查,诊断准确率最高。

三、急性乳腺炎的护理

(一)概述

1.乳汁淤积

乳头发育不良、乳腺导管不畅、乳汁过多及吸出过少等均可导致乳汁淤积,为细菌的生长繁殖提供了有利条件。

2.细菌侵入

当乳头或乳晕存在糜烂、破损的情况下,细菌侵入乳房。

(二)治疗原则

1.一般治疗

停止患侧哺乳,用吸乳器吸净乳汁。

2.局部热敷或理疗

可用 25% 的硫酸镁湿敷,或中药外敷。

3.药物治疗

①全身抗感染,可选用青霉素;②局部封闭,可用抗生素、普鲁卡因在炎性肿块周围进行注

射以减轻炎症和疼痛;③有乳瘘时,给予乙烯雌酚或炒麦芽等回乳。

4.脓肿切开排脓

已形成脓肿,应及时切开引流,切口应够大,避免伤及乳腺导管,并做在脓肿的低位。乳房深部脓肿可做乳腺导管平行的辐轮状切口;乳腺后脓肿可做乳房下缘弧形切口;乳晕下脓肿可沿乳晕边缘做弧形切口。

(三)护理

1.护理评估

(1)健康史:多见于产后 3~4 周的哺乳期妇女,尤以初产妇多见。

(2)局部表现:初期乳房出现红、肿、热、痛,并有触痛性肿块,可出现患侧腋窝淋巴结肿大;继之炎性肿块软化形成脓肿,浅表的脓肿有波动感,深部的脓肿穿刺可抽出脓液。

(3)全身表现:可出现发热、寒战、脉搏加快和白细胞计数增高等,重者可并发脓毒症。

(4)心理状态:由于乳房疼痛不适和不能有效母乳喂养,患者常产生焦虑烦躁情绪。

4.护理措施

(1)预防为主:①对于乳头凹陷者,妊娠期应每日捏挤和提拉乳头,以纠正凹陷;②哺乳前后应清洗乳头,以保持乳头、乳晕的清洁;③防治乳头皲裂、破损,如有出现应暂停哺乳;④养成定时哺乳、婴儿不含乳头睡眠等良好习惯,注意婴儿口腔卫生;⑤每次哺乳尽量让婴儿吸净以防乳汁淤积,必要时用吸乳器帮助排除乳汁。

(2)炎症发生后的护理:①适当休息,加强营养,补充水分和维生素;②暂停患侧哺乳,用宽松的乳罩托起肿大的乳房,以减轻疼痛,同时用吸乳器吸净乳汁;③局部热敷、药物湿敷,以促进血液循环,有利于炎症吸收;④严密观察病情及血常规变化,注意用药反应,高热患者可给予物理降温;⑤脓肿切开引流后应保持引流通畅,注意手术部位的清洁,按时换药。

四、乳房良性肿瘤

(一)乳腺纤维腺瘤

(1)发病特点:可发生于青春期后的任何年龄的女性,但以 20 岁前后最多见。生长速度很慢,但在妊娠、哺乳时常急剧增大。有少数病例可发生恶性变。

(2)临床特点:以无痛性肿块为主要症状。肿块大多在无意中被发现,单发、圆形或椭圆形、表面光滑、边界清楚、质韧、无压痛、与周围组织无粘连、活动度良好。

(3)治疗原则:一旦诊断应早期手术切除,并进行病理检查。

(二)乳管内乳头状瘤

(1)发病特点:可见于任何年龄的成年女性,有 6%~8% 的病例可发生恶变。多发生在大乳管近乳头的 1/3 段膨大处,瘤体较小,血管丰富且壁薄而脆、极易出血。

(2)临床特点:主要表现为乳头血性溢液。可在乳晕区扪及数毫米大小、边界不清、质软、可推动的肿块或结节,轻压可有血性或浆液性液体溢出。一般无疼痛。乳腺导管造影、乳管内视镜常可显示肿瘤所在部位及大小。

(3)治疗原则:尽早手术治疗,切除标本需送病理检查,如有恶变应按乳癌处理。

五、乳腺癌护理

(一)概述

1.性激素紊乱

雌酮、雌二醇、催乳素已证实有致癌作用,在更年期长期服用雌激素可能增加乳腺癌的危险性。

2.遗传因素

在乳腺癌家庭史的女性,发病相对危险性较高。

3.乳房良性疾病

乳腺纤维腺瘤、乳管内乳头状瘤等可恶变。

(二)临床分期

1.分期

①一期,癌肿直径小于 3cm,与皮肤无粘连,完全位于乳房组织内,局部淋巴结无转移;②二期,癌肿直径在 3～5cm,与皮肤、胸肌有粘连,但尚内能推动,同侧腋窝有散在而活动的淋巴结;③三期,癌肿直径大于 5cm 与皮肤及胸肌广泛粘连,且皮肤常有溃疡,同侧腋窝或锁骨上、下有融合成团的淋巴结,但尚能推动;④四期,癌肿广泛扩散,与皮肤、胸壁、胸肌紧密粘连,同侧腋窝淋巴结融合固定,或有远处转移。

2.转移途径

①局部扩散,癌细胞可沿乳腺导管和筋膜间隙直接蔓延浸润皮肤、胸肌筋膜;②淋巴转移,为最主要的转移途径,尤以腋下淋巴结转移为最常见,且较早出现;③血行转移,最常见的远处转移为肺,其次为骨骼、肝脏、软组织等。

(三)护理评估

1.健康史

包括家族史、既往史、月经史、生育史、哺乳史等。

2.临床表现

(1)乳房肿块:为乳腺癌的首要表现,多见于乳房外上象限。单发、无痛、质硬、表面不光滑、与周围组织界限不清,多在无意中发现。

(2)乳房外形改变:①当癌细胞侵犯乳房悬韧带,致使皮肤凹陷"称酒窝征";②皮下淋巴回流受阻时,出现"橘皮样"改变;③晚期皮肤溃破形成溃疡或出现"卫星结节"。

(3)乳头改变:当癌细胞浸及乳管时,引起乳头内陷。外上象限癌肿会造成乳头抬高。

(4)疼痛:早期多无疼痛,仅部分患者可有不同程度的疼痛。

(5)区域淋巴结肿大:患侧腋窝淋巴结肿大,表现为少数、散在、质硬、无痛、可推动,逐渐增多融合成团,并固定。如大量癌细胞侵犯腋窝淋巴结,可使淋巴管受阻,引起患侧上肢水肿。

(6)血运转移症状:肺转移时可有咳嗽、胸痛、气急;骨骼转移时可出现骨痛、病理性骨折;肝转移时可出现肝大、黄疸。

（7）特殊乳癌表现

1）炎性乳癌：又称弥漫性乳癌，主要表现为乳房红肿和明显疼痛，一般无明显肿块，貌似急性炎症。癌肿发展迅速，转移出现早且广泛，恶性程度高，预后极差。

2）乳头湿疹样癌（Paget病）：临床表现类似慢性湿疹，刺痒、灼痛，乳头或乳晕皮损表现为淡红色、有鳞屑，并可有糜烂、溃疡，有些病例有乳头渗液。

3.特殊检查

针对可扪及肿块病例：首选细针吸取细胞学检查（FNA），次选空芯针活检（CNB），三选手术活检。针对临床不可扪及肿块病例：B超检查显示的病灶首选超声引导下FNA，次选超声引导下CNB或手术活检，三选手术活检；X线摄片显示的病灶首选X线引导下CNB，次选手术活检。

4.心理社会状况

应了解患者的年龄、职业、文化程度、婚姻状况、家庭及社会背景，以及个人、亲属对疾病相关知识的了解和对治疗、预后的支持程度。

（四）治疗

1.手术治疗

①乳癌根治术，治疗乳癌的基本手术方式，适用于一、二期及部分三期乳癌患者；②乳癌扩大根治术，适用于癌肿在中央及内侧者；③乳癌改良根治术，术后乳房外观效果较好，适用于临床一、二期的病例，目前是常用的手术方式；④单纯乳房切除术，适用于原位癌、微小癌和年老体弱不适合做根治术的患者，或乳癌已趋晚期但局部病灶尚能切除者；⑤保留乳房的乳癌切除术，适用于一、二期的乳癌患者。

2.化疗

是乳癌综合治疗的一个不可缺少的手段，可在术前、术中和术后进行全身性或区域性辅助治疗，但常在手术后2周开始。

3.放射治疗

是治疗乳癌的又一重要方法。术前为了降低和消灭癌细胞的活力，防止术中播散及使不能手术病例成为可手术病例可采用放疗方法，对手术时已有转移的患者均应在术后进行放疗，对晚期有转移者可采用姑息性放疗。

4.内分泌治疗

包括手术切除内分泌腺体、放射卵巢去势和内分泌药物治疗。

5.免疫疗法

有主动特异性免疫和非特异性免疫疗法。

（五）护理

1.护理诊断/问题

（1）恐惧、焦虑：对癌症的恐惧、对手术的惧怕及对器官缺失、外形的改变忧虑有关。

（2）潜在并发症：患侧上肢水肿、皮下积液、皮瓣坏死、感染。

(3)自我形象紊乱:与乳房切除有关。

(4)知识缺乏:缺乏术后患肢功能锻炼的知识。

2.护理措施

(1)术前护理:①一般护理,提供安静舒适的环境,保证其睡眠与休息,指导进食高营养易消化食物,并保持大便通畅;②心理护理;③术前准备,完善有关检查,做好手术区皮肤的准备。

(2)术后护理:①体位,手术结束后取平卧位,待生命体征平稳后可给予半卧位;②密切观察病情,包括生命体征、伤口渗血渗液、患侧肢体血运情况等;③预防术侧肢体水肿,适当抬高患肢,避免在术侧肢体行静脉穿刺、测血压;④伤口护理,注意包扎松紧度应是否合适;皮瓣下负压引流是否通畅,观测引流液性质;⑤功能锻炼,通常于术后24h指导患者开始患侧手指、手腕活动;3～5天后开始肘部活动;1周后可行肩部活动;10～12天可以进行全范围关节活动;⑥饮食护理,以高热量、高蛋白质、富含维生素的食物为主,以促进组织生长和伤口愈合。

(3)出院指导:向患者讲解合理饮食和康复知识,教会乳房自我检查方法,嘱其定期复诊、遵医嘱按时化疗、放疗及术后5年内应避免妊娠,并告诉家属注意患者心理及病情的变化,警惕肿瘤的复发。

第二十二章　腹外疝护理

一、概述

（一）腹股沟疝

腹股沟疝是指腹腔内脏器或组织通过腹股沟区的缺陷薄弱部位向体表突出所形成的疝。

1.临床特点

（1）腹股沟斜疝：

1）易复性疝：主要表现为腹股沟区反复出现一个梨形或椭圆形包块，腹内压增高时出现，平卧或用手按压时包块可消失。在疝块回纳时有气过水声，还纳后，压内环口，肿块不突出，指尖伸入腹股沟管外环，发现外环扩大，嘱患者咳嗽，指尖有冲击感，疝块并不出现。

2）难复性疝：主要临床表现为疝块不能完全回纳，并感局部疼痛和坠胀感加重。

3）嵌顿性疝：腹内压增高，疝块突然增大，并完全不能回纳，伴有局部明显疼痛，包块紧张发硬，且有明显触痛。如嵌顿为肠祥有急性肠梗阻表现。

4）绞窄性疝：在嵌顿疝的基础上，疝块出现红、肿、热、痛等急性炎症表现，并可有急性腹膜炎体征。

（2）腹股沟直疝：主要表现为站立时在腹股沟三角出现一半球形包块，不进入阴囊，平卧时可消失，多无疼痛及其他不适。由于直疝囊颈宽大，极少发生嵌顿。

2.治疗原则

对于较小的疝囊可将疝囊完全游离回纳，较大的疝囊应予横断，近端结扎，远端旷置。高位游离疝囊指游离达疝环水平，腹膜前补片修补需切开疝环口腹横筋膜到达腹膜外脂肪层。组织修补或因疝嵌顿绞窄等情况而不准备做疝修补术者，需要高位结扎疝囊。

（二）股疝

1.临床特点

当站立或腹内压增高时，腹股沟下方近大腿根部出现一半球形突起，内容多为大网膜，可回纳，但平卧多不易使疝块缩小或消失。股疝极易引起嵌顿。

2.治疗原则

由于股疝极易出现嵌顿和绞窄，所以一经诊断应尽早手术。

（三）脐疝

1.临床特点

①小儿脐疝为先天性，多发生于婴儿期，常在出生后数周、数月发病，表现为啼哭时在脐部出现一球形或半球形肿块，安静或指压后可消失，小儿脐疝极少发生嵌顿；②成人脐疝为后天性，较为少见，多发生于中年以上女性，由于疝环狭小，成人脐疝发生嵌顿或绞窄的机会增多。

2.治疗原则

绝大多数小儿脐疝可在一岁内自愈，因此2岁以前，除非嵌顿，可采用非手术治疗；2岁以后且疝环较大者,应采用手术治疗。成人脐疝因其不易自愈,并易嵌顿,应尽早实施手术治疗。

(四)切口疝

1.临床特点

主要表现是腹壁切口疤痕处出现柔软肿块。肿块通常在站立时明显,平卧时缩小或消失。

2.治疗原则

主要采取手术治疗方法。

二、护理

(一)护理诊断/问题

潜在并发症:肠坏死、术后阴囊血肿、术后感染。

(二)护理措施

1.术前护理

(1)心理护理:讲解手术治疗的必要性及方法,以减轻对手术的恐惧感。

(2)消除诱因:积极处理咳嗽、便秘、排尿困难等可引起腹内压增高的因素,指导患者戒烟、练习深呼吸、有效咳嗽、床上排便等。

(3)皮肤准备:严格备皮是防止切口感染,避免疝复发的重要措施。

(4)灌肠及排尿:灌肠可预防术后腹胀及便秘,排尿可预防术中误伤膀胱。

(5)嵌顿及绞窄性疝:除做好急诊手术的术前准备外,还应及时做好输液、抗感染、胃肠减压等护理。

2.术后护理

(1)体位:术后一般应平卧3天,膝下垫枕,使髋关节微曲,以减轻腹内压力和腹壁张力,有利于伤口愈合及减轻疼痛。

(2)活动:一般术后3~5天可下床活动,年老、体弱、复发疝者不宜过早下床活动。

(3)防治腹内压过高:术后注意保暖,以免受凉而引起咳嗽,如有咳嗽应及时治疗,并嘱患者在咳嗽时用手按压伤口。保持大小便通畅。

(4)预防感染:注意保持敷料清洁、干燥,避免污染。必要时应用抗生素。

(5)预防术后出血:腹股沟斜疝术后切口处可放置沙袋压迫12~24h,并可使用阴囊托或丁字带托起阴囊,以防发生阴囊血肿。

(6)出院指导:①3个月内避免参加重体力劳动或剧烈活动,以防疝复发;②保持大小便通畅,多饮水,多食高纤维饮食,养成定时大便习惯,若有便秘可用缓泻剂;③积极防治引起腹内压增高的相关疾病,如肺部疾患、前列腺增生等。

第二十三章　急性腹膜炎与损伤护理

一、急性腹膜炎

(一)解剖生理概要

1.解剖

腹膜是由间皮细胞组成的一层很薄的浆膜,面积很大,分壁层及脏层两部分。腹膜腔有两层腹膜共同围成。壁层腹膜受周围神经支配,痛觉敏感,定位准确,受到刺激时,可出现腹膜刺激征;脏层腹膜受内脏神经支配,痛觉不敏感,痛觉定位差,但对牵拉、膨胀、痉挛等刺激较为敏感。

2.生理

正常情况下,腹膜向腹膜腔渗出少量浆液,起润滑和减少脏器间摩擦的作用。急性炎症时,分泌大量渗出液,可以稀释毒素,减少刺激;腹膜具有强大的吸收功能,上部腹膜的吸收能力较下部强。

(二)疾病概要

1.分类

(1)原发性腹膜炎:是致病菌经血行、淋巴道或女性生殖道进入腹腔所致。

(2)继发性腹膜炎:最常见,是由腹腔内脏器穿孔、破裂、炎症或手术污染所引起。

2.临床表现

(1)腹痛:是最主要的症状。始于原发病变部位,呈持续性,活动时加重,以病变部位为中心向周围扩散可波及全腹,但始终以原发病处疼痛为重。

(2)恶心、呕吐:早期为反射性呕吐,晚期由于肠麻痹引起。

(3)中毒症状:高热、脉快、大汗等,严重者出现脱水、代谢性酸中毒和感染性休克。

(4)腹部体征:最重要的体征是腹膜刺激征,即腹部压痛、反跳痛和腹肌紧张;有明显腹胀;腹式呼吸减弱或消失;胃肠穿孔时肝浊音界缩小或消失;腹腔渗液较多时移动性浊音阳性;肠鸣音减弱或消失。

3.辅助检查

①实验室检查,白细胞计数及中性粒细胞比例升高;②腹部 X 线检查,可见肠腔内积气或有液平面等肠麻痹表现;胃肠道穿孔时可见膈下游离气体;③B 超,显示腹腔内有无液体及实质性脏器病变;④腹腔穿刺,胃十二指肠溃疡穿孔时腹腔穿刺液呈黄色混浊、无臭,有时可见食物残渣;急性阑尾炎穿孔抽出液为稀脓性略带臭味;绞窄性肠梗阻可抽出血性渗液,臭味重;如血性渗液中胰淀粉酶含量高,提示出血坏死性胰腺炎;若抽出不凝固血液,说明有腹内实质性脏器破裂。

4.治疗原则

原发性腹膜炎采用非手术治疗。继发性腹膜炎大多数情况下需要手术治疗,包括处理原发病灶、清理腹腔,必要时安置腹腔引流。

(三)护理

1.非手术治疗或观察期间的护理

(1)休息与体位,安置患者卧床休息,血压平稳者应取半卧位,有利于炎性渗出物向盆腔局限,减轻中毒症状,同时减轻腹胀对呼吸循环的影响。

(2)观察病情,定时观察生命体征,腹部症状及体征,观察期间对诊断不明或治疗方案未确定的患者,禁用吗啡类镇痛剂、禁灌肠、禁导泻。

(3)静脉输液,迅速建立静脉通道,遵医嘱补液,纠正水电解质及酸碱失衡,保持每小时尿量 30mL 以上。

(4)控制感染,遵医嘱使用抗生素。

(5)禁饮食,胃肠道穿孔或肠麻痹的患者应行胃肠减压,长时间禁食时应考虑经肠外途径补给人体所需营养

(6)非手术治疗无效或观察中出现手术适应证时,应尽快做好手术准备。

2.手术治疗后护理

(1)休息与体位,患者回病房后,取平卧位,全麻未清醒者头偏向一侧,全麻清醒或椎管内麻醉平卧 6h 后,改为半卧位,并鼓励患者翻身、床上活动,如病情允许,应尽早下床活动,预防肠粘连。

(2)观察病情,观察生命体征、腹部症状及体征,尤应注意是否并发腹腔脓肿。

(3)做好伤口、腹腔引流护理。

(4)做好胃肠减压护理,肠蠕动恢复肛门排气后拔除胃管开始流质饮食,逐渐过渡到半流质和普通饮食。

(5)遵医嘱输液、应用抗菌药物。

二、腹腔脓肿

(一)膈下脓肿

脓液积存于膈肌下、横结肠及其肠系膜上方的间隙内,称为膈下脓肿。以右膈下脓肿多见,常继发于阑尾炎、胃十二指肠溃疡及胆囊炎穿孔或肝脓肿穿破后。主要表现为发热、脉快、乏力、厌食、消瘦等,上腹部可有持续钝痛,深呼吸时加重,可向肩背部放射,炎症刺激膈肌可引起呃逆,感染波及胸膜、肺时,出现胸水、气促、咳嗽、胸痛等。B超及CT检查可以明确脓肿部位及范围,并可协助定位行诊断性穿刺。膈下脓肿较小时,行非手术治疗或穿刺抽脓治疗。较大脓肿则必须及时切开引流。

(二)盆腔脓肿

最常见,腹内炎性渗出物或腹膜炎的脓液易积聚于盆腔形成盆腔脓肿。主要表现是,全身中毒症状较轻,局部症状明显,常有典型的直肠或膀胱刺激症状。直肠指诊前壁饱满并有触痛的包块,有时有波动感。脓肿形成初期,特别是小脓肿可进行物理治疗、热水坐浴、温盐水灌肠等,并给予抗生素抗感染治疗。脓肿较大时,须手术切开引流。

(三)肠间脓肿

较少见,系腹内炎性渗出物或腹膜炎的脓液易积聚于肠管、肠系膜、网膜之间形成的。出现发热、腹痛,可有不完全性肠梗阻表现。根据脓肿大小采用抗感染治疗或手术引流。

三、腹部损伤

(一)疾病概要

1.分类

腹部损伤根据有无内脏损伤分为腹壁损伤和腹腔内脏器损伤。根据腹腔是否与外界相通分为开放性损伤和闭合性损伤,脏器损伤可以分为实质性脏器和空腔脏器损伤。开放性损伤多为锐器伤,闭合性损伤多由钝性暴力引起。

2.临床表现

(1)单纯性损伤:局部腹壁肿胀、瘀斑、压痛。

(2)实质性脏器损伤:主要表现是腹腔内出血,出血量大可有失血性休克,体检可见腹胀和移动性浊音,腹膜刺激征较轻(肝、胰破裂时除外)。

(3)空腔脏器损伤:主要表现为急性腹膜炎,有持续性剧烈腹痛和腹膜刺激征,伴有消化道症状。严重者发生感染性休克。

3.辅助检查

(1)实验室检查:实质性脏器破裂时有红细胞、血红蛋白、红细胞比容等下降;空腔器官破裂时有白细胞增高;胰腺、胃或十二指肠损伤时血、尿淀粉酶升高。

(2)X线检查:空腔器官破裂时,70%可见膈下游离气体。

(3)B超、CT检查:显示实质性脏器损伤情况以及腹腔内有无积液等。

(4)诊断性腹腔穿:抽出不凝固血液,提示腹内实质性脏器破裂出血;腹腔穿刺抽出混浊液体或食物残渣,提示为空腔器官穿孔。

4.治疗原则

(1)现场急救:首先处理危及生命的损伤;对已发生休克者迅速输液、输血;有肠管脱出时原则上暂不回纳腹腔,用清洁碗覆盖后再包扎。

(2)非手术治疗:适用于轻度单纯性实质脏器损伤或暂时不能确定有无内脏损伤者。

(3)手术治疗:对已确定内脏损裂者或非手术治疗无效者,应及时手术治疗。

(二)护理

1.护理诊断/问题

(1)体液不足:与腹部内出血、腹膜炎、呕吐致体液丢失过多有关。

(2)疼痛:与腹部损伤、出血刺激腹膜及手术切口有关。

(3)焦虑/恐惧:与意外创伤的刺激、出血与内脏脱出等视觉刺激等有关。

(4)潜在并发症:腹腔感染。

2.护理措施

(1)术前护理:①绝对卧床休息,吸氧,病情稳定,取半卧位;②禁饮食,胃肠减压;③补液、应用抗生素,纠正水、电解质及酸碱平衡失调,防止感染;④诊断不明者不予注射止痛剂,防止掩盖伤情;⑤怀疑结肠破裂者,严禁灌肠或导泻;⑥观察病情变化,尽快做好术前准备。

(2)术后护理:①严密观察生命体征、意识、尿量,注意有无腹腔感染征象;②连接固定各种管道,并保持通畅、观察引流的量和性质;③肛门排气后可停止胃肠减压,开始进食;④病情许可尽量早下床活动,但肝、肾修补术后例外,以防发生术后出血;⑤输液、使用抗菌药物等。

(3)出院指导:适当休息,加强锻炼,增加营养,促进康复。若有腹痛、腹胀、肛门停止排气排便等不适,应及时到医院就医。

四、胃肠减压的护理

(一)胃肠减压的作用

①对肠梗阻患者,能减轻胃肠道内压力、改善肠壁的血液循环;②对胃肠穿孔者防止消化液继续漏入腹腔;③胃肠手术后可促进胃肠吻合口的愈合;④对术前患者可消除胃肠道胀气,有利于腹腔内手术的操作,术后有利于胃肠蠕动恢复。

(二)护理要点

(1)向患者说明胃肠减压的意义及操作方法。

(2)正确安装,妥善固定,并检查是否通畅、有无漏气。

(3)胃肠减压期间,患者应禁食、禁饮并停止口服药物。如需经胃管内给药物,应在注药后夹住胃管暂停减压 0.5～1h。

(4)保持胃肠减压持续通畅,每 2～4h 用生理盐水 10～20mL 冲洗一次。

(5)每日更换收集瓶或引流袋,观察和记录引流液的颜色、量和性质,记录 24h 引流液的总量。一般胃肠手术后 24h 内,胃液多呈暗红色,2～3 天后逐渐减少;如有鲜红色液体吸出,说明有术后出血,应停止负压吸引,并告知医生。

(6)加强口腔护理,预防口腔感染和呼吸道感染。

(7)拔管:①时间,通常术后 2～3 天拔除;②指征,病情好转,腹胀消失,肠蠕动恢复,肛门排气;③方法,先将胃管与负压吸引器分离,捏紧胃管管口,嘱患者吸气末屏气,迅速拔出,以减少刺激,防止误吸;擦净鼻孔及面部胶布痕迹,整理用物,妥善处理胃肠减压装置。

第二十四章　胃、十二指肠疾病护理

一、解剖生理概要

(一)胃

位于左上腹,上有贲门下有幽门,另有大小两个弯,前后两个壁。胃有运动和分泌两大功能。幽门部是溃疡和胃癌的好发部位。

(二)十二指肠

十二指肠位于幽门和空肠之间,分球部、降部、水平部和上升部四部分呈 C 型包绕胰腺头部。球部是溃疡的好发部位。

二、胃、十二指肠溃疡的外科治疗

(一)疾病概要

1.病因

①胃酸分泌过多是胃十二指肠溃疡形成的最重要的因素;②胃黏膜屏障受损;③其他精神神经因素、遗传因素、应激性因素、幽门螺杆菌感染等也是致病因素。

2.辅助检查

(1)胃镜检查:是确诊胃、十二指肠溃疡的首选方法。可明确溃疡部位,并可在直视下取活组织作幽门螺旋杆菌及病理检查。

(2)X 线钡餐透视:主要征象为溃疡龛影。上消化道出血时不宜行此检查。

(3)大便隐血试验:阳性提示有活动性溃疡;如大便隐血试验持续阳性,提示有癌变可能。

3.常见并发症

(1)急性大出血:表现为呕血或(和)黑便,出血量超过 800mL,可出现出血性休克。

(2)急性穿孔:突然上腹部刀割样疼痛很快转移到右下腹,并弥漫至全腹,出现急性弥漫性腹膜炎表现,腹肌紧张可呈"板状"硬。X 线检查若膈下发现游离气体支持穿孔的诊断,但无此征象者也不能完全排除穿孔。

(3)瘢痕性幽门梗阻:主要表现为大量、顽固呕吐,呕吐隔餐或隔夜食物,不含胆汁。患者有营养不良,水、电解质紊乱及酸碱失衡表现。体检:上腹部膨隆,可见胃型及自左向右的胃蠕动波,可闻及振水音。X 线钡餐检查发现胃内有大量潴留液,钡剂排空明显延迟。

(4)癌变:原有腹痛规律改变、大便隐血试验持续阳性,提示有癌变可能。胃镜检查及病变组织活检可证实诊断。

4.治疗原则

(1)手术适应证:非手术治疗无效,或有急性大出血、急性穿孔、瘢痕性幽门梗阻及癌变等并发症者。

(2)手术方式

1)胃大部切除术:是最常用的方法。其切除范围是胃的远侧 2/3～3/4,包括胃体的大部、整个胃窦部、幽门和部分十二指肠球部,然后行胃肠道重建。其治疗溃疡病的理论依据是:①切除了整个胃窦部黏膜,消除了由于胃泌素引起的胃酸分泌;②切除了大部胃体,使分泌胃酸和胃蛋白酶原的腺体数大为减少,使神经性胃酸分泌也有所减少;③切除了溃疡本身及其好发部位,可使出血、穿孔、癌变和慢性胼胝性溃疡得到治疗。

手术方式有两种:①毕Ⅰ式,即残胃与十二指肠残断吻合,主要适用于胃溃疡;②毕Ⅱ式,将十二指肠残端缝合,残胃与空肠近端吻合,主要适用于十二指肠溃疡。

2)迷走神经切断术:实施高选择性迷走神经切断术,主要用于十二指肠溃疡的治疗。其理论依据是:切断迷走神经,既消除神经性胃酸分泌,又消除迷走神经引起的胃泌素分泌,从而使体液性胃酸分泌减少。

(二)护理

1.护理诊断/问题

(1)焦虑或恐惧:与担忧手术风险及预后有关。

(2)体液不足:与溃疡病穿孔后腹膜渗出、胃十二指肠出血、幽门梗阻后呕吐等有关。

(3)营养失调,低于机体需要量:与食欲减退、消耗增加、呕吐丢失等有关。

(4)潜在并发症:吻合口出血、十二指肠残端瘘、梗阻性并发症、倾倒综合征及低血糖综合征。

2.护理措施

(1)术前护理:

1)心理护理:针对患者情况,采取相应的护理措施。

2)择期手术护理:①告知患者宜少量多餐,进食高蛋白、高热量、高维生素、易消化及无刺激性的食物;②迷走神经切断术术前应做基础胃酸分泌量和最大胃酸分泌量测定;③营养不良者应输全血、血浆、清蛋白等改善营养状况;④幽门梗阻者应纠正水、电解质及酸碱失衡,必要时术前 2～3 日每晚用盐水洗胃;⑤术前按常规禁饮食、插胃管、术前晚肥皂水灌肠一次。

3)急症手术护理:①急性穿孔者,取半卧位,禁饮食,胃肠减压,输液,应用抗生素,密切观察腹部情况及全身中毒症状;②急性大出血者,取平卧位,禁饮食,置胃管,胃管内可注入冷去甲肾上腺素盐水,静点西咪替丁,快速输液,急查血型、配血,输血抗休克,密切观察生命体征、意识、尿量及末梢循环情况。

(2)术后护理:

1)一般护理:①术后取平卧位,血压平稳后取低半卧位;连接固定好各种管道,并保持通畅,记录胃管和引流管引流液体的性质和量;②严密监测生命体征,当应用止痛药物;③协助患者翻身,若病情允许,鼓励早期活动;④术后继续补液、禁饮食、胃肠减压、使用抗生素;肛门排气后可拔出胃管,拔除胃管当日可饮少量水或米汤;第 2 天进少量流质饮食,若无腹痛、腹胀等不适,第 3 天进全量流质。

2)胃大部切除术后并发症及护理：

①吻合口出血：观察生命体征及胃肠减压引出液的性状和量。手术后有少量暗红或咖啡色胃液引出，属正常现象，一般24h内自行停止。若术后短期(24～48h)内胃管引出大量鲜血，甚至呕血或黑便，应考虑吻合口出血。一般施行内科疗法，绝大多数有效，如无效，则手术治疗。

②十二指肠残端瘘：多发生在手术后4～6日。表现为右上腹突发剧烈疼痛和腹膜刺激征。需立即手术治疗，行十二指肠残端造口引流术，另外，放置残端周围烟卷引流。术后做好营养支持及造口周围皮肤护理。

③吻合口梗阻：分机械性梗阻和胃排空障碍两种。表现为进食后呕吐、呕吐物不含胆汁。经禁食、胃肠减压、补液等措施，多可缓解；胃吻合口排空障碍，切忌再次手术。

④输入段肠袢梗阻：急性完全性梗阻：为闭袢性肠梗阻，易发生肠绞窄，病情极重。表现为突发剧烈腹痛，呕吐频繁，量少，不含胆汁，上腹偏右有压痛及包块，随后可出现烦躁、脉速和血压下降，应及早手术治疗。不完全性梗阻：食后30min内即发生呕吐，呕吐物主要为胆汁，多数采用非手术疗法，少数需再次手术。

⑤输出段肠袢梗阻：表现为上腹饱胀、呕吐食物和胆汁、不能进食，先非手术治疗，无效再手术治疗。钡餐检查，可明确梗阻的部位。

⑥倾倒综合征与低血糖综合征：倾倒综合征：表现为进甜流质饮食后10～20min，出现剑突下不适、心悸、乏力、出汗、头晕、恶心、呕吐甚至虚脱，常伴有肠鸣及腹泻，餐后平卧10多分钟，症状可缓解。告知患者应少量多餐，避免进甜的过热流质，进餐后平卧10～20min。多数半年至1年自愈。低血糖综合征：多发生在进食后2～4h，表现为心慌、乏力、眩晕、出汗、手颤、嗜睡，也可导致虚脱。告知患者出现症状时，进少量软食，尤其是糖类，即可缓解，少食多餐可减少发生。

3)迷走神经切断术后并发症及护理：

①吞咽困难：常在手术后早期开始进固体食物时出现。告知患者大多于术后1～4个月自行缓解。

②胃潴留：多在术后3～4日，拔除胃管后出现症状。一般在术后10～14日之内逐渐自行消失。出现症状后，应禁食、持续胃肠减压、输液、温热高渗盐水洗胃，也可用新斯的明促进胃蠕动。

③胃小弯坏死穿孔：表现为急性腹膜炎症状，积极术前准备，立即手术修补。

④腹泻：应调节饮食或服用助消化药及收敛剂，告知患者多数于术后数月内自愈。

三、胃癌

(一)疾病概要

1.病理

①好发部位，最好发于胃窦部，其次为胃小弯、贲门；②大体类型，分为早期和进展期胃癌，早期胃癌指病变仅侵及黏膜和黏膜下层，不论病灶大小或是否有淋巴转移；进展期胃癌指病变

超过黏膜下层,又称中、晚期胃癌;③转移途径,有直接蔓延、淋巴转移、血行转移和腹腔种植四种,其中淋巴转移为最主要的转移途径。

2.临床表现和辅助检查

早期胃癌多无明显症状。部分患者可出现非特异性的上消化道症状,包括上腹部饱胀不适或隐痛、泛酸、嗳气、恶心、食欲减退、呕吐,偶有呕血、黑粪等,其中上腹部不适最为常见,给予对症治疗后,常能缓解。这些症状往往不被患者重视,误作胃炎或溃疡病进行处理而导致诊治延误者屡见不鲜。故对于 40 岁以上患者出现下列情况时,应给予针对性检查,以免延误病情:①既往无胃病史,但近期出现非特异性的上消化道症状,经治疗无效者;②既往有胃病史,近期上腹部疼痛加重或规律有改变者;③出现不明原因的消瘦、贫血、黑便者。

诊断胃癌的重要检查方法,可以获得 90% 的诊断准确率。X 线钡餐检查包括单重对比造影和双重对比造影。低张双重对比造影能够清楚地显示胃黏膜的细微结构即胃小区的情况。近年来发展的数字胃肠技术又显著地增加了图像的分辨率,能检出绝大部分早期胃癌病灶,使其成为早期胃癌检测的首选方法之一。

3.治疗

胃癌诊断一旦确立,应争取行胃癌根治术,晚期无法根治者,可行姑息手术,以解决进食问题。也可辅助化疗、中医中药治疗等。

(二)护理措施

1.术前护理

①进食高蛋白高、高热量、富含维生素、易消化的食物,少量多餐;②营养不良者输注血浆或全血,以提高对手术的耐受力;③术前一日进流质饮食;④协助做好术前各种检查及手术前常规准备。

2.术后护理

①全麻清醒、血压平稳后取半卧位;卧床期间协助患者翻身,病情允许时指导患者早期活动;②禁饮食、做好胃肠减压护理,待肠蠕动恢复、肛门排气后拔出胃管,开始流质饮食,饮食护理同胃十二指肠溃疡手术后;③遵医嘱静脉补液,必要时输注血浆或全血;④并发症的观察和护理,同胃十二指肠溃疡。

第四篇　妇产科护理

第二十五章　妊娠期孕妇的护理及保健

一、妊娠期孕妇的表现

临床将妊娠全过程分为 3 个时期:妊娠 12 周末以前称早期妊娠,第 13～27 周末称中期妊娠,第 28 周及其以后称晚期妊娠。

(一)早期妊娠

1.临床表现

(1)停经:月经周期正常的生育年龄妇女,一旦月经过期 10 天或以上,应首先考虑早期妊娠的可能。哺乳期妇女月经虽未恢复,也可能再次妊娠。

(2)早孕反应:约半数妇女在停经 6 周左右有嗜睡、困倦、择食、头晕、恶心、呕吐等现象,称早孕反应。一般于妊娠 12 周左右自行消失。

(3)尿频:子宫增大压迫膀胱可引起尿频。妊娠 12 周后子宫升入腹腔,尿频症状消失。

(4)乏力。

(5)乳房的变化:初产妇较经产妇明显。妊娠 6～8 周,乳房受雌激素及孕激素影响逐渐增大,乳晕着色,乳晕周围有深褐色蒙氏结节显现。

(6)皮肤色素沉着增加,腹部出现妊娠纹。

2.妇科检查

阴道和子宫颈充血、变软,呈紫蓝色。子宫峡部更软,双合诊时感到子宫颈和子宫体似不相连,称"黑加征"。子宫体增大变软,孕 7 周的子宫如鹅蛋大;孕 10 周的子宫如橙子大;妊娠 12 周后在耻骨联合上可扪及宫底。

3.辅助检查

(1)妊娠试验:包括血 HCG 定量和尿 HCG 定性的检查。现多用试纸法检测。在白色显示区呈现上下两条红线为阳性。

(2)超声波检查:孕 6 周后就可以通过 B 超探测到孕囊,孕 8 周以后可探测到胎儿心跳,并可探及胚芽。应用超声多普勒法在增大的子宫区内,探测到有节律、单一高调的胎心音,节律在 150～160 次/min,可确诊为早孕活胎,最早在孕 7 周。

(3)宫颈黏液检查:镜检见成行排列的椭圆体,则早期妊娠的可能性大。

(4)黄体酮撤退试验:利用孕激素在体内突然撤退可引起子宫出血的原理,用黄体酮10～20mg 肌内注射,每日一次,连用 3～5 天,如停药后 3～7 天内有阴道出血,可以排除妊娠,如停药后 7 日仍未见阴道流血,则早期妊娠的可能性大。

(5)基础体温测定:双相型体温的妇女,如停经后高温相持续 18 天不下降,早期妊娠可能性大。如持续 3 周以上,早孕可能性更大。

(二)中、晚期妊娠

1.临床表现

(1)病史:有早期妊娠的经过,感觉腹部增大,可感觉胎动。

(2)子宫增大:宫体随妊娠周数的增加而逐渐增大,宫底逐渐升高,腹部检查时可以根据手测宫底高度及尺测耻骨联合上子宫长度(表25-1)。

表 25-1　妊娠周数的子宫长度和子宫底高度

妊娠周数	尺测耻上子宫长度(cm)	手测子宫底高度(横指)
12 周		耻骨联合上 2～3
16 周		脐耻之间
20 周	18(15.3～21.4)	脐下 1
24 周末	24(22.0～25.1)	脐上 1
28 周末	26(22.4～29.0)	脐上 3
32 周末	29(25.2～32.0)	脐与剑突之间
36 周末	32(29.8～34.5)	剑突下 2 指
40 周末	同 32 周或略高	脐与剑突之间或略高

(3)胎动:妊娠 18～20 周开始,孕妇可自觉胎动,每小时 3～5 次,随妊娠周数的增加胎动趋于频繁。检查腹部时可触及胎动。

(4)胎心音:妊娠 18～20 周时经孕妇腹部可听到胎心音,似钟表的"嘀嗒"声,每分钟120～160 次。

(5)胎体:妊娠 20 周后,经腹部可触及胎体。妊娠 24 周后,触诊可区分胎头、胎背、胎臀及胎儿肢体。

2.实验室检查及其他检查

(1)超声检查:B 超可显示胎儿数目、胎儿大小、胎方位、胎动、羊水等的图像,测定胎头双顶径,观察胎体有无体表畸形,超声多普勒可探测胎心音、胎动音、胎盘血流音。

(2)胎儿心电图:妊娠 12 周以后可经腹壁显示胎儿的心电图形。

二、胎产式、胎先露、胎方位

(一)胎产式

胎体纵轴与母体纵轴的关系称胎产式。两纵轴平行者称纵产式,两纵轴垂直者称横产式。

(二)胎先露

最先进入骨盆入口的胎儿部分称胎先露。纵产式有头先露及臀先露,横产式有肩先露。头先露可分为枕先露、前囟先露、额先露及面先露,临床上最多见为枕先露。

(三)胎方位

胎儿先露部的指示点与母体骨盆的关系称胎方位。枕先露以枕骨、臀先露以骶骨、肩先露以肩胛骨为指示点。例如,枕先露时,胎儿枕骨位于母体骨盆左前方,为枕左前位。

三、产前检查

产前检查的目的在于明确孕妇及胎儿的健康状况,及早发现并治疗并发症、合并症,及时纠正胎位异常,发现胎儿发育异常等;结合母儿具体情况,初步确定分娩方案。并进行孕期卫生宣教。

(一)时间

产前检查时间从确诊早孕开始,妊娠 28 周前每 4 周查一次,妊娠 28 周后每 2 周查一次,妊娠 36 周后每周查一次,凡属高危妊娠者,应酌情增加产前检查次数。

(二)首次产前检查的内容

1.询问病史

(1)一般情况:如职业、年龄。

(2)推算预产期:从末次月经的第一天算起,月数减 3(月份小于 3 或等于 3 者加 9),日数加 7 即为预产期(EDC)。若为农历日期,月份仍减 3 或加 9,但日期加 15;若末次月经记不清,平时月经不准或为哺乳期妊娠,则可根据早孕反应、首次胎动日期、宫底高度和胎儿大小估计预产期。

(3)本次妊娠情况:重点询问有无头痛、头昏、眼花、水肿、心悸、气急、阴道流血,有无病毒感染和服药史。

(4)月经史和孕产史:了解月经情况和过去详细的孕产情况。

(5)既往史:注意与妊娠有关的重要脏器疾病,如心脏病、肝炎、糖尿病等。

(6)家族史:家族中有无双胎、畸胎及慢性病、传染病、遗传病史等。

(7)丈夫健康状况:有无烟酒嗜好、遗传病、性传播疾病等。

2.全身体格检查

(1)一般情况:①观察营养、身高、步态、脊柱和下肢有无畸形等;②听诊心、肺,检查乳房发育情况,注意有无乳头凹陷和下肢水肿、静脉曲张;③测血压,正常孕妇血压不超过18.7/12kPa(140/90mmHg),或与基础血压相比,收缩压不超过 4kPa(30mmHg),舒张压不超过 2kPa(15mmHg);④测体重,妊娠晚期每周体重增加不超过 0.5kg。

(2)辅助检查:常规检查血常规、血型、出凝血时间、尿常规、肝功能及乙肝表面抗原等。

3.产科检查

(1)腹部检查:

1)视诊:观察腹部外形、大小、妊娠纹,有无手术瘢痕、下肢水肿或悬垂腹等。

2)四步触诊法:孕妇排尿后,取仰卧位,双腿略屈曲稍分开,腹部袒露,检查者站在孕妇右侧,面向孕妇,运用四步触诊法,可了解胎方位、胎儿大小等情况,测量宫底高度和腹围。

第一步:检查者面向孕妇头部,双手置于子宫底部,了解子宫外形并摸清子宫高度,估计胎儿大小与妊娠月份是否相符,然后以双手指腹相对轻推,判断子宫底的胎儿部分,如为胎头,则硬而圆且有浮球感,如为胎臀,则软而宽且形状不规则。

第二步:检查者双手置于腹部两侧,一手固定,另一手轻轻深按压,两手交替进行。仔细分辨胎背和胎儿四肢各在母体腹壁的哪一侧。

第三步:检查者右手拇指及其他四指分开,置于孕妇耻骨联合上方,轻轻深触,握住先露部,进一步查清是胎头或胎臀,并左右推动以确定其是否衔接。如先露部仍高浮,表示尚未入盆,如已衔接,则胎先露部不能被推动。

第四步:检查者面对孕妇足端,两手分别置于先露部两侧,向骨盆入口方向轻轻深按,再一次核对胎先露的诊断是否正确,并确定先露部入盆的程度。

3)听诊:胎心音由胎背传出。正常胎心音每分钟120~160次。妊娠24周前胎心音多在脐下正中或略偏左、右处听到,24周后根据胎方位选择不同部位听取,枕先露听诊部位在母脐下左右两侧,臀先露在脐上左右两侧;横位在脐周围听取。

(2)骨盆外测量:通过骨盆外测量可间接了解骨盆内径,判断分娩难易。主要测量以下几条径线:

1)髂棘间径:孕妇取伸腿仰卧位,测量两髂前上棘外缘间的距离。正常值为23~26cm。

2)髂嵴间径:孕妇体位同上,测量两髂嵴外缘间最宽的距离。正常值为25~28cm。

3)骶耻外径:取左侧卧位,右腿伸直,左腿屈曲,测量自第5腰椎棘突下到耻骨联合上缘中点的距离,正常值为18~20cm。

4)坐骨结节间径:取仰卧抱膝位,测两坐骨结节内缘间的距离,正常值为8.5~9.5cm。

5)耻骨弓角度:耻骨弓由左右两耻骨降支组成,正常值为90°,小于80°为异常。

(3)骨盆内测量:在妊娠24周后测量。检查者将示、中指伸入阴道内,测量耻骨联合下缘至骶骨岬上缘中点的距离为12.5~13cm,此值减去1.5~2cm,为骶耻内径。此外,还需测量坐骨棘间径,正常为10cm。

(三)复诊

主要内容:询问上次检查后有无异常;测量血压、体重;产科腹部检查;进行孕期卫生宣教,根据需要做相关的特殊检查,预约下次复诊。

四、孕期保健指导
孕期保健指导内容

1.环境

孕妇居住环境舒适安静,卧室空气新鲜。被褥常在阳光下暴晒,家中不宜养猫、狗,防止弓形虫,病毒感染,保持室内清洁。

2.活动与休息

妊娠28周后适当减轻工作,避免夜班、重体力劳动、长期站立、震动或过度紧张的工作。每晚8h睡眠,中午1~2h午休。卧床休息时宜取左侧卧位,可减轻子宫对下腔静脉的压迫,改善子宫胎盘血循环。可适当户外活动,避免长途旅行。

3.饮食与营养

饮食要多样化,增加营养,摄取高蛋白、高热量、高维生素及微量元素的食物,特别是含钙、铁的食物。

4.个人卫生与衣着

妊娠期汗腺分泌旺盛,白带增多,故宜勤洗澡和换衣。外阴部每日清洗。以淋浴为宜,避免盆浴。衣着宜宽大、舒适,乳房和腰部不可束紧,不宜穿高跟鞋,以免引起腰酸腿痛。

5.乳房准备

妊娠 24 周开始,每日用手轻轻揉捏乳头数分钟;每日用毛巾擦洗乳头(不宜用肥皂),直至分娩,以清除乳头积垢,并使乳头皮肤坚韧,避免产后哺乳时发生皲裂。如乳头扁平或凹陷,经常用手指轻轻向外牵拉矫正,每日 10～20 次,以利产后哺乳。

6.用药指导

特别孕 3 个月内,慎用抗早孕反应药、抗肿瘤、抗癫痫药、激素类药、抗生素药、解热镇痛药等,因其可能致畸,如因某种疾病必须用药,应在医生指导下使用。

7.禁烟酒

孕妇主、被动吸烟引起流产、早产、死胎及低出生体重儿概率增加,易致胎儿畸形。孕妇饮酒对胎儿产生毒害可引起小头、小眼等畸形、智力低下及低出生体重儿等。

8.避免感染

避免去公共场所,特别是疾病流行季节。

9.避免接触有毒物

如铅、汞、苯、有机磷农药、放射线等。

10.性生活

妊娠 12 周以前及 32 周后禁止性生活,以免引起流产、早产和感染。

11.胎教

胎教有益于胎儿发育。孕妇可用适当音量的音乐进行胎教;选择性地读书、报、杂志、电影;参加社交活动等进行自我心理调节,保持稳定情绪。

12.自我监护

教会孕妇和家属数胎动,正常 12h 大于 10 次,胎心音正常为每分钟 120～160 次。如有异常即来院检查。

13.锻炼

孕妇及家属学习孕、产期知识,指导孕期体操锻炼,以解除疲劳、改善血液循环、增强腹肌、盆底肌张力,增强会阴肌伸展力,为顺利分娩创造条件。

14.心理调适

了解孕期体形变化的意义和复原过程,消除担心、忧虑,增加母性意识和情感,做好必要和充分的心理准备。

第二十六章　分娩期产妇的护理

一、决定分娩的因素

(一)分娩定义

妊娠满 28 周及以后,胎儿及其附属物从母体临产发动至全部娩出的过程,称分娩。妊娠满 28 周至不满 37 足周间分娩者,称早产。妊娠满 37 周至不满 42 足周间分娩者,称足月产。妊娠满 42 周及其以后分娩者,称过期产。

(二)决定分娩的因素

决定分娩的四因素是产力、产道、胎儿和待产妇的精神心理因素,若各因素均正常并能相互适应,胎儿顺利经阴道娩出,为正常分娩。

1.产力

将胎儿及其附属物从子宫腔内逼出的力量,称产力。产力包括子宫收缩力、腹肌及膈肌收缩力、肛提肌收缩力。

(1)子宫收缩力:是分娩的主要力量,贯穿于整个分娩过程中。临产后的子宫收缩力(简称宫缩)能迫使宫颈管缩短直至消失,宫口扩张、胎先露下降、胎儿及其附属物娩出。临产后的正常宫缩具有以下特点:

1)节律性:每次宫缩均由弱到强,持续一定时间,再由强到弱,直至消失进入间歇期。

2)对称性:正常宫缩起自两侧子宫角部,迅速向子宫底中央集中,左右对称。

3)极性:指宫缩以子宫底部最强、最持久,向下移行逐渐减弱。

4)缩复作用:宫缩时,子宫体部肌纤维缩短、变宽,收缩后肌纤维遂又松弛,但不能恢复到原有的长度,经过反复收缩,肌纤维越来越短,这种现象称缩复作用。

(2)腹肌和膈肌收缩力(腹压):是第二产程的重要辅助力量。宫口开全后,产妇屏气用力使腹压增高,协同宫缩促使胎儿、胎盘娩出。

(3)肛提肌收缩力:可协助胎先露完成内旋转、仰伸和胎盘娩出。

2.产道

是胎儿娩出的通道,分骨产道和软产道两部分。

(1)骨产道:骨产道大小、形状与分娩关系密切。重要径线有:

1)入口前后径:耻骨联合上缘中点至骶岬前缘正中间的距离,平均值约为 11cm。

2)入口横径:左右髂耻缘间的最大距离,平均值约为 13cm。

3)入口斜径:平均值约为 12.75cm。

4)中骨盆前后径:平均值约为 11.5cm。

5)中骨盆横径:也称坐骨棘间径。两坐骨棘间的距离,平均值约为 10cm。

6)出口前后径:平均值约为 11.5cm。

7)出口横径:也称坐骨结节间径。是胎先露部通过骨盆出口的径线。

8)出口前矢状径:平均值约为 6cm。

9)出口后矢状径:平均值约为 8.5cm。

骨盆轴与骨盆倾斜度:①骨盆轴,为连接骨盆各假想平面中点的曲线;②骨盆倾斜度,指妇女直立时骨盆入口平面与地平面所成的角度,一般为 60°。

(2)软产道:是由子宫下段、子宫颈、阴道和盆底软组织构成。

1)子宫下段的形成:子宫下段由非孕时长约 1cm 的子宫峡部形成,临产后的规律宫缩进一步使子宫下段拉长达 7~10cm。由于子宫上下段的肌壁厚薄不同,在两者间的子宫内面有一环状隆起,称为生理性缩复环。

2)宫颈的变化:①宫颈管消失,初产妇多是宫颈管先消失,宫颈外口后扩张;经产妇则多是颈管消失与宫颈外口扩张同时进行;②宫口扩张,临产后宫口扩张主要是子宫收缩及缩复向上牵拉的结果;随着产程进展,宫口开全时,妊娠足月的胎头方能通过;③骨盆底、阴道及会阴的变化,破膜后胎先露部下降直接压迫骨盆底,阴道黏膜皱襞展平使腔道加宽。

3.胎儿

(1)胎儿大小:是决定分娩难易的重要因素之一,胎头是胎体的最大部分,也是通过产道最困难的部分。

1)胎头颅骨:由顶骨、额骨、颞骨各 2 块和枕骨 1 块构成。颅骨间的空隙称颅缝。两顶骨间为矢状缝;枕骨与顶骨间为人字缝。两颅缝交界的空隙较大处为囟门。两额骨与两顶骨之空隙为前囟门,呈菱形。两顶骨与枕骨间之空隙为后囟门,呈三角形。胎头有一定的可塑性,分娩时颅骨可稍微变性或重叠,缩小头颅的体积,有利于阴道分娩。

2)胎头径线:双顶径为两顶骨隆突间的距离,B 超可测定此值,判断胎儿大小,妊娠足月时平均 9.3cm,枕下前囟径为自前囟门中心至枕骨隆突下方的距离,平均 9.5cm;枕额径为自鼻根至枕骨隆突间的距离,平均 11.3cm;枕颏径是自颏骨下方至后囟门顶部的距离,平均 13.3cm。

(2)胎位:纵产式时容易通过产道。枕先露在分娩中颅骨重叠,周径变小,利于胎头娩出;臀先露时,胎臀软且小,不能使阴道充分扩张,而后出胎头无机会变形,使后出胎头困难。肩先露为横产式,妊娠足月活胎不能通过产道,对母儿威胁极大。

(3)胎儿畸形:如脑积水使胎头或胎体过大,通过产道时会发生困难。

4.精神心理因素

分娩对于产妇是一种持久而强烈的应激源。可以产生生理上及精神心理上的应激。当初产妇获得分娩的负面信息,致使临产后出现紧张、焦虑、不安的情绪。这些情绪会使机体产生一系列变化,引致子宫缺氧、收缩乏力、宫口扩张缓慢、胎先露部下降受阻、产程延长,产妇体力消耗过多;同时也促使产妇交感神经兴奋,血压升高,使胎儿缺氧,导致胎儿窘迫。

二、枕先露的分娩机制

分娩机制是指胎儿先露部通过产道时,为适应骨盆各平面的形态和大小,被动地进行一系列适应性转动,以其最小径线通过产道的全过程。临床上以枕左前位为最常见,现以此为例说明分娩机制。

1.衔接

指胎头双顶径进入骨盆入口平面,胎头颅骨最低点接近或达到坐骨棘水平。经产妇多在分娩开始后胎头衔接,初产妇多数在预产期前2～3周内胎头衔接。若初产妇分娩已经开始而胎头仍未衔接,应警惕有无头盆不称。

2.下降

胎头沿骨盆轴前进的动作,称下降。下降贯穿于分娩的全过程。临床上常以胎先露下降程度作为产程进展的判断标准之一。

3.俯屈

在下降过程中,胎头遇盆底阻力而发生俯屈,使胎头以最小径线继续下降通过产道。

4.内旋转

胎头为适应骨盆形态,由枕左前位的枕部向母体骨盆前方旋转45°,此动作于第一产程末完成。

5.仰伸

胎头下降达阴道外口时,胎头枕骨下部以耻骨弓为支点,在产力作用下发生仰伸,使胎头顶、额、鼻、口、颏相继娩出。

6.复位及外旋转

胎头娩出后,胎头枕部向左旋转45°,称复位;继续向左旋转45°,称外旋转。

7.胎儿娩出

外旋转完成后,前肩先从耻骨弓下娩出;胎体稍侧屈,后肩于会阴前缘娩出;此后胎身和四肢相继娩出。

三、分娩的临床经过

(一)先兆临产

1.假临产

其特点是宫缩持续时间短且不恒定,间歇时间长而不规则,强度不加强,不伴随出现宫颈管消失和宫颈口扩张,常在夜间出现,白天消失,给予镇静剂可以抑制。

2.胎儿下降感

由于胎先露下降入盆,使子宫底下降,初孕妇有胎儿下降感,感觉上腹部较前舒适,进食增多,呼吸轻快。

3.见红

分娩发动前24～48h内,因宫颈口附近的胎膜与该处的子宫壁分离,毛细血管破裂经阴道排出少量血液,与宫颈黏液相混经阴道排出,称见红。是分娩即将开始比较可靠的征象。

(二)临产的诊断

临产开始的标志:有规律且逐渐增强的子宫收缩(每5～6min)持续30s或以上,间歇5～6min,同时伴进行性宫颈管消失、宫口扩张和胎先露下降。

(三)产程分期

分娩的全过程从规律性子宫收缩开始至胎儿、胎盘娩出为止,称总产程。初产妇总产程为13～18h,经产妇为6～9h。临床上将总产程分为3个产程:

1.第一产程(宫颈扩张期)

从规律性收缩开始到宫口开全(10cm)。初产妇需11～12h;经产妇需6～8h。

2.第二产程(胎儿娩出期)

从宫口开全到胎儿娩出,初产妇需1～2h,经产妇需数分钟至1h。

3.第三产程(胎盘娩出期)

从胎儿娩出到胎盘娩出,需5～15min,一般不超过30min。

(四)各产程的临床表现

1.第一产程的临床表现

(1)规律性宫缩:产程开始时,宫缩间歇时间长(5～6min),持续时间短(约30s)。随着产程进展,宫缩持续时间渐长,且收缩力不断增强,间歇时间逐渐缩短,到宫口接近开全时,宫缩可持续1min以上,间歇仅1～2min。

(2)宫口扩张:宫颈管逐渐缩短、消失,宫口逐渐扩张至开全。潜伏期是从规律宫缩开始到宫口扩张至3cm(最大时限为16h);活跃期是从宫口扩张3cm至宫口开全,此期宫口扩张速度明显加快,约需4h(最大时限为8h)。

(3)胎先露下降:在宫口扩张的同时,伴有胎先露下降,下降程度以坐骨棘平面为标志。

(4)胎膜破裂:当羊膜腔内压力增加到一定程度时,胎膜自然破裂。多发生在宫口近开全时。羊水流出约100mL。若破膜超过12h尚未分娩者,酌情给予抗炎药物预防感染。

2.第二产程的临床表现

(1)产妇屏气用力:宫缩增强,宫口开全,产妇有排便感,有屏气和向下用力的动作。

(2)会阴变化:会阴渐膨出变薄,肛门松弛。

(3)胎儿下降及娩出:宫缩时胎头露出阴道口,露出部分不断增大,间歇时又缩回阴道内,称胎头拨露,经几次拨露后,胎头双顶径已越过骨盆出口始终显露于阴道口不再回缩,称胎头着冠。此后,胎头显露部分更为增大,终于仰伸而出,接着复位、外旋转,肩与身体娩出,随后羊水涌出。

3.第三产程的临床表现

(1)子宫收缩。

(2)胎盘娩出及阴道流血:胎儿娩出后,宫腔容积突然缩小,因胎盘不能相应缩小而与子宫壁发生错位导致胎盘剥离。胎盘剥离的临床征象为:①宫体变硬,宫底上移;②阴道少量流血;③阴道口外露的脐带自行下移延长;④在耻骨联合上方按压子宫下段时,子宫体上升而脐带并不回缩。

四、分娩期妇女的护理
(一)入院后护理常规

1.测生命体征

每4～6h测量一次并记录,在宫缩间歇时测血压。

2.沐浴

可进行擦浴或淋浴,更换清洁衣服,然后送产妇至待产室。

3.外阴清洁及备皮

剃净阴毛,勿划破皮肤,清洁外阴勿使肥皂水流入阴道。

4.灌肠

用温热肥皂水灌肠。灌肠时间初产妇宫口开大 4cm 以内、经产妇宫口开大 2cm 以内,均在子宫收缩不强时进行。灌肠可清除肠道下段的粪便,避免临产时粪便排出造成污染;同时可刺激宫缩,加速产程进展。若阴道出血、胎膜已破、胎位异常、剖宫产史、先兆早产、胎儿窘迫、重症妊娠高血压综合征、妊娠合并心脏病等产妇禁忌灌肠。

(二)护理评估

1.健康史

了解产妇本次妊娠的情况、临床情况、孕产史、月经史、既往史。

2.身心状况

(1)产科情况:①宫缩持续与间歇的时间、宫缩强度;②宫口扩张的大小;③胎先露下降的程度;④胎膜破裂时间、羊水颜色、性状;⑤胎心音的频率、节律、强度。

(2)心理状况:了解产妇对分娩知识的认识,思想顾虑,情绪、心理活动。

(3)辅助检查资料:围生保健卡、产前检查记录、相关化验检查,如胎儿监护仪描记的宫缩曲线、胎心曲线、血和尿常规等。

(三)护理诊断/问题

1.疼痛

与子宫收缩有关。

2.焦虑

与缺乏分娩知识,担心分娩能否顺利进行有关。

3.潜在并发症

胎儿窘迫。

(四)护理措施

1.减轻疼痛

允许产妇以适当方式表达疼痛的感受;指导与帮助产妇采用减轻疼痛的措施,如深呼吸、按摩下腹部、压迫腰骶部、交谈或回忆美好事物等分散产妇注意力。

2.心理调适

热情接待产妇,介绍医院环境及用物;让产妇说出内心感受,宣传分娩知识,树立分娩信心;告知产程进展情况;做好生活护理,满足产妇需求。

3.第一产程护理

(1)休息与活动:告知产妇在宫缩不强且未破膜时,可在待产室内适当走动。初产妇宫口近开全或经产妇宫口扩张 4cm 时,应卧床取左侧卧位。

(2)饮食:鼓励产妇少量多餐,注意补充热量和水,保持体力。

(3)大、小便:临产初期如无禁忌证,应予灌肠。鼓励产妇每隔 2～4h 排尿一次,防止膀胱充盈影响胎先露下降和宫缩。

(4)观察产程进展

1)观宫缩、听胎心:临产后在宫缩间歇时,每 1～2h 听胎心音 1 次;宫缩频繁时,15～30min 听一次。肛门检查了解宫口扩张及胎先露下降情况。

2)注意破膜时间:破膜后,立即听胎心音、观察羊水性状,若头先露者羊水混有胎粪,提示胎儿窘迫;若破膜后胎头尚未入盆或臀位者,嘱产妇绝对卧床休息,并抬高臀部,以防脐带脱垂;破膜超过 12h 者,遵医嘱给予抗生素。

3)定时绘制产程图:产程图主要项目是连续记录宫口扩张曲线和胎先露下降曲线,可判断产程进展是否正常,并能指导产程处理。

4)接生准备:初产妇宫口开全、经产妇宫口开大 3～4cm,即准备接生。

(五)接产的护理配合

1.巡回护士

(1)保持合适体位:产妇入分娩室后仰卧于产床,准备接生。

(2)消毒外阴:产妇仰卧,双腿屈曲分开,臀下置清洁便盆。先用无菌肥皂水棉球按顺序擦洗小阴唇、大阴唇、阴阜、阴蒂、大腿内上 1/3、会阴和肛门周围。然后以消毒纱布球堵于阴道口,以防冲洗液进入阴道,用温开水冲洗干净,之后用消毒纱布球擦干,最后用碘伏溶液消毒,顺序同前;取出臀下便盆,臀下铺无菌巾。

(3)物品准备:开启产包,准备会阴切开包、局部麻醉用物、新生儿用物、氧气、吸痰管、急救车等。开启红外线辐射台。

(4)指导产妇屏气用力:指导产妇在宫缩开始时,双手拉住床旁的把手,深吸一口气,并随宫缩加强向下屏气用力;宫缩间歇时,全身放松休息。

(5)观察:观察产妇的表现及产程、孕妇神态、宫缩持续时间、间歇时间,勤听胎心音,每隔10min 听一次;密切注意阴道口胎头娩出的情况。当胎儿娩出后,立即记录分娩时间、新生儿性别及测量产妇血压。遵医嘱注射子宫平滑肌兴奋药。

1)接产要领:协助胎头俯屈,让胎头以最小径线在宫缩间歇时缓慢地通过阴道口,是预防会阴撕裂的关键,还必须正确娩出胎肩,胎肩娩出时也要注意保护好会阴。

2)接产步骤:接产者站在产妇右侧。当胎头拨露使阴唇后联合紧张时,开始保护会阴。

3)会阴切开:会阴过紧或胎儿过大,估计分娩时会阴撕裂不可避免者,或母儿有病理情况急需结束分娩者,应行会阴切开术。常用会阴后-斜切开术、会阴正中切开术。

(6)新生儿护理:

1)保暖:分娩室保持适当的温度与湿度,新生儿娩出后,剪断脐带后即擦干身上的羊水和血迹,放在已开启的红外线辐射台上处理。

2)呼吸道:新生儿娩出后,立即吸除口、鼻腔内的黏液、羊水,以保持其呼吸道通畅。

3)新生儿 Apgar 评分:出生后 1min 的心率、呼吸、肌张力、喉反射及皮肤颜色五项标准进行评分,每项 2 分,共 10 分。7 分以上只需进行一般处理;4～7 分缺氧较严重,需清理呼吸道、人工呼吸、吸氧、用药等措施才能恢复;4 分以下缺氧严重,需紧急抢救,行喉镜在直视下气管内插管并给氧。应在出生后 5min、10min 时再次评分。1min 评分反映在宫内的情况,而 5min 及以后评分则反映复苏效果,与预后关系密切。

4)新生儿体检:脐带结扎后,测量身长、体重、听诊心肺、检查有无畸形、产伤。用抗生素眼药水滴眼。记录单上打上新生儿左足印及产妇右手拇指印,给新生儿系上标明姓名、性别、体重、出生时间、母亲姓名和床号的腕带,并将有同样记录的挂牌挂在包被上。

5)早吸吮:在新生儿出生后 30min 内,首次吸吮乳头,增进母婴情感,促进乳汁分泌。

(7)第三产程、产后 2h 巡回护士的配合:

1)预防产后出血:胎肩娩出后立即给予缩宫素 10U 加于 25％葡萄糖 20mL 内静注,以加强子宫收缩,减少出血。亦可常规肌注缩宫素 10U。

2)产后观察:第三产程结束后,产妇在产房内观察 2h,注意其子宫收缩情况,阴道出血量,外阴、阴道有无血肿,膀胱是否充盈,测量血压、脉搏等。

2.协助接生护士

(1)接生准备:按手术要求,洗手、穿手术衣、戴消毒手套。铺接生的消毒巾。需会阴切开者,备好会阴切开物品。必要时给予产妇导尿。

(2)协助保护会阴、娩出胎儿:站在产床右侧,指导产妇把握屏气用力的时机,在胎头拨露、会阴后联合膨胀时,开始保护会阴。保护方法:右手垫消毒巾,肘关节支于产床上,大拇指与其他四指分开,利用大鱼际肌托起会阴部,宫缩时向内上方托起,左手持纱布轻压胎头,帮助胎头俯屈及缓慢下降,宫缩间歇时放松。胎头即将仰伸时,右手保护会阴并嘱咐产妇宫缩时张口哈气,宫缩间歇时略向下用力,以左手协助胎头仰伸,缓慢娩出胎头。之后,右手继续保护会阴,左手从鼻根向下挤抹胎儿口鼻内黏液和羊水,然后协助胎头复位和外旋转,继而左手轻轻下压胎头,使前肩娩出,再上托胎头,助后肩娩出后,此时方可松开保护会阴的右手。用双手扶持胎体,使其取侧位娩出胎体及下肢,再清理呼吸道。将弯盘置会阴处接血,然后在距脐轮 15cm 处,用两把止血钳夹住脐带并在两钳间剪断。

(3)脐带处理:70％乙醇消毒脐根周围,在距脐根约 0.5cm 处用粗棉线结扎第一道,于第一道结扎线外约 0.5cm 处再扎第二道。于第二道结扎线外 0.5cm 处剪断脐带;用棉签蘸 2.5％碘酊或 20％高锰酸钾液消毒断端。然后用无菌纱布覆盖包扎。

(4)协助胎盘、胎膜娩出及检查是否完整:胎盘剥离及排出方式有胎儿面娩出式和母体面娩出式两种。在确定胎盘已剥离后,接生者左手轻压宫底,右手轻轻牵拉脐带,让产妇稍向下用力,当胎盘娩出至阴道口时,双手托住胎盘向一个方向旋转,并向下外牵引,使胎盘、胎膜完整娩出。将胎盘铺平,检查母体面胎盘小叶有无缺损,再查胎儿面边缘有无断裂血管,及时发现副胎盘,之后提起胎盘检查胎膜是否完整,若发现异常情况及时报告医师。

(5)协助检查软产道:检查外阴、阴道和宫颈有无裂伤,如有裂伤,立即协助缝合。

第二十七章　产褥期妇女的护理

一、产褥期生理

(一)产褥期定义

产妇全身各器官(除乳腺外)从胎盘娩出至恢复或接近正常未孕状态所需的时间称为产褥期,一般为6周。

(二)产褥期各器官的生理变化

1.生殖系统

(1)子宫:子宫是产褥期变化最大的器官。

1)子宫复旧:胎盘娩出后,随着肌纤维不断缩复,子宫体积不断缩小,产后10日子宫降入骨盆腔内,在腹部扪不到子宫底,子宫产后6周恢复至非妊娠期大小。

2)子宫内膜的修复:形成新的子宫内膜约需3周,胎盘附着处全部修复约需6周。

3)子宫颈:产后7~10天子宫颈内口关闭,产后4周,子宫颈完全恢复至正常形态。

(2)阴道及外阴:产后阴道不能完全恢复至未孕状态,一般变为宽阔,皱襞少。黏膜皱襞约于产后3周重新出现。外阴水肿2~3天自行消退,裂伤或切口缝合术后3~5天愈合,处女膜撕裂形成处女膜痕。

(3)盆底组织:盆底肌及筋膜在分娩时过度扩张致弹性减弱,且伴有肌纤维部分断裂。

2.乳房的变化

主要变化是泌乳。初乳是指产后7日内分泌的乳汁,含β-胡萝卜素,呈淡黄色,含较多有形物质,质稠。蛋白质(尤其是分泌型IgA)含量较多;脂肪及乳糖含量较少,极易消化,是新生儿早期理想的天然食物。

(1)产后激素水平变化:胎盘生乳素在6h内消失;孕激素在几日后下降;雌激素在产后5~6日内下降至基线。

(2)影响产后泌乳的因素:①低雌激素、高催乳激素水平;②吸吮的刺激;③产妇营养、睡眠、情绪和健康状况。

3.血液循环系统

(1)血细胞:产后红细胞计数和血红蛋白值增高,中性粒细胞和血小板数也增多,淋巴细胞的比例下降,一般于产后1~2周恢复至正常水平。产后一段时间,产妇血液处于高凝状态。

(2)血沉:于产后3~4周降至正常。

(3)血容量:妊娠期血容量增加,于产后2~3周恢复至未孕状态。产后3天内,因子宫胎盘循环停止,使循环血容量增加15%~25%,特别是产后24h,心脏负担加重。

4.消化系统

妊娠期胃酸分泌减少,一般在产后1~2周恢复正常。

5.泌尿系统

妊娠期体内潴留过多水分在产后主要由肾脏排出,尿量增多。妊娠期肾盂及输尿管生理性的扩张一般在产后 4~6 周恢复。

6.内分泌系统

雌激素和孕激素产后 1 周降至未孕水平。胎盘生乳素于产后 3~6h 已不能测出。不哺乳者产后 6~10 周恢复月经,平均 10 周恢复排卵。哺乳者平均 4~6 个月恢复排卵,月经恢复前可有排卵。

7.腹壁

紫红色妊娠纹变为白色,不能消退。产后腹壁明显松弛,需 6~8 周恢复。

二、产褥期妇女的护理

(一)护理评估

1.健康史

注意了解产妇孕产次、分娩方式、有无产后出血史、肝炎等传染病史;着重了解本次妊娠、分娩情况。

2.身心状况

(1)生命体征:①体温,多数正常,若产程延长或过度疲劳,24h 内可略升高,但不超过 38℃,胀奶时可达 38.5℃,但很快下降;②脉搏,略慢,60~70 次/min;③呼吸,深、慢,由妊娠期的胸式呼吸变为胸腹式呼吸,14~16 次/min;④血压,平稳,妊高征产妇血压降低明显。

(2)乳房:产后可出现乳房胀疼、乳头皲裂、乳汁分泌不足等情况。

(3)子宫复旧及产后宫缩痛:妊娠子宫自胎盘娩出后逐渐恢复至未孕状态的过程称子宫复旧。子宫复旧包括子宫体肌纤维的缩复,子宫内膜再生,子宫颈复原和血管的变化。产后宫缩痛指产褥早期,因宫缩引起下腹部阵发性疼痛。一般在产后 1~2 天出现,持续 2~3 日后自然消失。经产妇比初产妇多见。

(4)恶露:产后随子宫蜕膜的脱落,血液、坏死蜕膜组织经阴道排出称恶露。可分为:①血性恶露,色鲜红,含大量血液,量多,时有小血块,有少量胎膜及坏死蜕膜组织;②浆液恶露,色淡红,含少量血液,有较多的坏死蜕膜组织,子宫颈黏液,阴道排液;③白色恶露,色较白,黏稠,含大量白细胞,坏死蜕膜组织,表皮细胞及细菌等。

(5)褥汗:大量多余的组织间液需要排泄,使皮肤排泄功能旺盛,大量出汗。尤其是睡眠和初醒时明显,产后 1 周好转。

(6)其他:可出现尿潴留、便秘、会阴切口胀痛或伤口不愈合等。

(7)心理状况:产妇初为人母,可表现出喜悦和兴奋,也会哭闹或因照顾新生儿造成睡眠不足等小事而伤心流泪,情绪波动大。

(二)护理诊断/问题

1.知识缺乏

与缺乏产褥期保健、母乳喂养、新生儿护理知识有关。

2.有感染的危险

与产后生殖器官防御功能下降、生殖道创面有关。

3.疼痛

与子宫复旧、会阴切口有关。

(三)护理措施

1.产褥期常规护理

(1)测量生命体征:每日2次,若体温超过37.5℃,每4h测1次,直至正常。产妇入母婴室后立即测脉搏、血压,2h后复测,无异常每日2次。若脉搏快,注意有无出血及感染;若血压异常及时报告医师。

(2)饮食:产妇进食高蛋白、高热量、高维生素易消化饮食,多饮汤类以利乳汁分泌。一般产后当天进半流食,产后1天普食,餐间酌情加点心。

(3)休息和活动:鼓励产妇产后24h下床活动,以利于子宫复旧、恶露排出、大小便通畅,并可促进盆底肌肉张力恢复,但不能从事重体力劳动或长时间站立及蹲位活动。

(4)大小便:产后4h提醒及鼓励产妇排尿,以免膀胱膨胀影响子宫收缩。若排尿困难,可试用诱导、热敷、针灸、使用药物等方法,无效者给予导尿。产后多吃蔬菜、水果,早日下床活动防止便秘。

(5)观察子宫复旧、恶露、会阴伤口情况:产后2h内定时观察4次,产后2~24h,每4h一次,以后早晚各1次。观察前,排空膀胱,观察后按摩子宫,促进子宫收缩,同时观察恶露的量及性状、会阴切口情况。

(6)会阴护理:用消毒液擦洗会阴或行会阴冲洗每日2次。每次护理时更换消毒会阴垫。会阴切口应单独擦洗。会阴伤口水肿,应以95%乙醇纱布或50%硫酸镁湿敷,出现硬块、红肿、波动感,伤口裂开应及时通知医生。会阴伤口一般于产后3~5天拆线。切口感染或愈合不佳,可在产后7~10天开始用高锰酸钾坐浴。

(7)个人和环境卫生:勤擦浴,勤换衣裤。哺乳前后洗手,卧室要清洁温暖、空气流通。

(8)心理调适:真诚地关心、照顾产妇、婴儿,取得产妇的信任。指导产妇正确对待各种心理及社会因素,稳定产妇情绪。同时做好家属的工作,使产妇安心休养。

2.哺乳指导及乳房护理

(1)宣传母乳喂养的优点。

(2)指导产妇掌握正确喂养方法。

1)哺乳时间:产后30min内开始哺乳,按需哺乳可促乳汁分泌。最初哺乳时间为3~5min,以后逐渐增加到15~20min。哺乳期以10个月至1年为宜。

2)乳房护理:哺乳前洗净双手并用温开水擦洗乳房及乳头;乳胀时可用温热毛巾湿热敷按摩乳房;乳汁不足者,可增加哺乳次数,保持精神愉快,多进营养食物。不宜哺乳者,指导其回奶。乳头皲裂轻者在哺乳后局部涂鱼肝油铋剂,下次哺乳前洗净,重者停止哺乳。

3)哺乳体位:可采用坐位或卧位,注意乳房不要堵住新生儿鼻孔,吸空一侧乳房后再吸另一侧。喂完后将婴儿竖抱,轻拍背部1~2min,排出胃内空气以防吐奶。

4)乳房异常情况护理:

①乳头凹陷:可用吸引器吸引使之突出,再用手指牵拉乳头,使其不再回缩。仍未纠正者,则可用玻璃乳罩间接哺乳。

②乳汁不足:首先产妇宜保持精神愉快;保证充足的睡眠;多食营养丰富的汤类食物。其次是定时哺乳及掌握正确的哺乳方法,通过婴儿吸吮乳头,可促进垂体生乳素的分泌,使乳汁更快分泌。每次哺乳后吸净乳汁,也有利于乳汁的分泌。

③乳头皲裂:多发生在初产妇。轻者仍可继续哺乳,每次哺乳后局部涂敷10%复方安息香酊或10%鱼肝油铋剂,下次哺乳前洗净。严重皲裂或哺乳时有剧痛者应暂停哺乳。乳头皲裂有引起乳腺炎可能,所以更应注意保持两乳清洁,使用合适的乳罩,勤换乳罩及内衣。

④退奶:产后立即退奶可用雌激素、溴隐亭,也可用皮硝退奶,如皮硝250g,分装两个纱袋敷于两乳并用胸罩托住布带扎紧。退奶期间应适当减少汤类食物。

3.促进舒适,缓解疼痛

(1)乳房胀痛:最常见发生在产后2~7天内。按乳房护理措施处理。

(2)会阴切口疼痛:告诉产妇,在坐、起立前先缩紧臀肌,可以减轻或避免疼痛;取侧卧位,也可减轻疼痛;上厕后用温水冲洗会阴,既可减轻疼痛,又可增加舒适感。

(3)产后痛:告知产妇产后痛由子宫收缩引起,以经产妇、剖宫产术后多见,一般在产后迅速发生,3~4天可自行消失。

4.预防感染及产后出血

(1)注意体温情况。

(2)观察子宫复旧及恶露:每日测宫底高度,观察恶露性状(颜色、气味)、量,了解有无感染征象。

(3)保持外阴清洁干燥:用消毒液冲洗或擦洗外阴每日2~3次,并用消毒会阴垫。伤口者大便后要冲洗,取健侧卧位。

(4)预防出血:加强巡视,严密监测血压、脉搏、阴道出血量、子宫收缩及膀胱充盈情况,及时发现出血征象。告知产妇出血的常见原因及预防、监测措施,共同配合防止并发症。严密观察子宫收缩情况,一旦发现子宫复旧不良,及时通知医生并寻找原因。按医嘱给予缩宫素。

(四)健康教育及计划生育指导

1.产后保健指导

鼓励产妇提出产后保健的有关问题,给予解答并纠正其错误观点;指导产妇加强产后营养的方法;告知早期下床活动的意义;教会产妇自我护理会阴和观察子宫复旧的方法。

2.产后锻炼

产后锻炼有利于子宫复旧,腹肌、盆底肌张力恢复和体型健美。产后24h即开始做抬腿、仰卧起坐,产后2周可做胸膝卧位,预防或纠正后倾位子宫。

3.计划生育指导

产褥期内禁止性交,产后 6 周,无特殊情况可恢复性生活,并采取避孕措施。不哺乳者可采取药物避孕,哺乳者宜用工具避孕。

4.产后检查

嘱产妇在产后 6 周携带婴儿一同回医院做健康检查。

第二十八章　新生儿护理

一、正常新生儿的生理特点及护理

(一)正常新生儿的生理特点

孕龄达到 37 周至不足 42 周(259~263 天),出生体重大于或等于 2500g 的新生儿,称足月新生儿。从胎儿出生断脐到满 28 日内称为新生儿期,最初 7 日为新生儿早期。

1.体温

新生儿体温调节中枢尚未发育完善,皮下脂肪薄,保温能力差,体表面积相对较大,散热快,易受外环境温度影响而波动。

2.呼吸

新生儿呼吸浅而快,为 40~60 次/min,且时有节律不均的呼吸,两日后降至 20~40 次/min。以腹式呼吸为主。

3.循环

心率为 120~140 次/min,易受啼哭、吸乳等多种因素影响而波动较大。

4.消化

新生儿胃容量小,呈水平位,入口较宽,但因食管无蠕动,贲门括约肌不发达,故哺乳后容易发生溢乳。新生儿出生后 24h 内排出黏稠黑绿色的胎便。哺乳后,大便渐变为黄色,呈糊状,每日 3~5 次。

5.啼哭

新生儿娩出后即对外界环境的改变产生本能反应而啼哭。随着大脑皮层和感觉器官的发育,啼哭成为新生儿生理心理需要的表达方式,饥饿、过暖、刺激、疼痛、不适等都可引起啼哭

6.皮肤

新生儿皮肤角质层薄,易受损而发生感染。出生时全身覆盖有胎脂。约有半数的新生儿出生后 24~48h 出现全身性红斑,开始时为丘疹,第 2 天逐渐加重,成为红斑,多数第 3 天消失,不需治疗。

7.排尿

第一次排尿在出生后 12~24h 内,注意观察尿量、颜色。

8.血液

新生儿血流分布多集中于躯干及内脏,故肝、脾易触及,四肢容易发冷及出现紫绀。新生儿红细胞、白细胞计数均较高。

9.几种特殊生理状态

(1)生理性黄疸:50%~75%的新生儿生后 2~3 天出现黄疸,第 4~6 天达高峰,第 10~14 天消退,主要是胆红素来源增加及肝脏酶发育不成熟等。

（2）乳房肿大与阴道出血（假性月经）：无论男婴女婴，因受母亲雌激素的影响在出生后头3天可见乳房肿大，甚至有乳汁样液体分泌，2～3周后自然消退，不需治疗。少数女婴在出生后第1周内阴道会有乳白色分泌物，甚至出现少量流血，持续1～3日自行停止。

（3）生理性体重下降：在出生后2～4日出现生理性体重下降，比出生时下降6%～9%，一般不超过10%，4日后开始回升，7～10日时恢复到出生时体重。

（4）脱水热：多发生于产后2～3天，体温突然升高达38℃以上，系由于室温过高或包被过多，新生儿通过皮肤蒸发和出汗散热减少，吃奶较少致体内水分不足，血液浓缩而发热，称"脱水热"。通风、降低室温、减少包被、补充水分，体温可很快降至正常。

（二）护理措施

1.维持正常体温

（1）环境：房间光线充足、空气流通、室温20～24℃，相对湿度55%～65%。

（2）保暖：体温低于36℃，可利用母体体温、增加包被、热水袋等保暖方法。

（3）测体温：每日测体温2次，如体温低于36℃或高于37.5℃应每4h测1次。

2.保持呼吸道通畅

（1）避免阻塞呼吸道：经常检查鼻孔是否通畅，清除鼻孔内的分泌物。避免将物品阻于新生儿口鼻或按压其胸部。

（2）注意呕吐情况：新生儿取侧卧位。每次哺乳后，应将婴儿抱起轻轻拍背1～2min，避免呕吐。呕吐较多时应推迟哺乳。

（3）观察呼吸和面色：如面色青紫或苍白、呼吸急促、啼哭异常，提示呼吸道不通畅。应先清理呼吸道，必要时给予吸氧。

3.测体重

新生儿出生后即应测体重，以后每天测1次。

4.预防感染

（1）建立清洁、消毒与隔离制度：接触新生儿前后应洗手，预防交叉感染；病室定期清洁消毒；严格探视制度；新生儿患有传染性疾病应采取消毒隔离措施；推荐使用一次性尿布和布单。

（2）沐浴：每日1次，可评估新生儿情况、清洁皮肤、预防感染、促进舒适，还可促进亲子互动。

（3）眼耳口鼻护理：保持眼部清洁，如有分泌物，可用0.25%氯霉素溶液滴眼或红霉素眼药膏外涂，每日2次。

（4）脐部护理：断脐后24h内，注意脐带断端有无出血。一般脐带于生后3～7天脱落。护理原则是保持脐部清洁干燥，每天沐浴后用75%乙醇擦净残端及脐轮周围，避免浸湿及弄脏。如脐部有脓性分泌物、脐轮有炎症表现，可用2.5%碘酒擦拭脐带残端及脐轮周围，并遵医嘱使用抗生素。

（5）皮肤及臀部护理：胎脂可于生后6h，或第1次沐浴时用消毒植物油轻轻擦去。及时更换尿布，大便后用温水洗净臀部，擦干后涂5%鞣酸软膏。

(6)预防接种：

1)卡介苗接种：凡新生儿出生 12h 后，或难产儿出生 48h 无禁忌症时，即可接种卡介苗。体重在 2500g 以下的早产儿、体温在 37.5℃ 以上的新生儿、伴有严重腹泻、呕吐、皮疹及病危抢救儿皆应暂缓接种。

2)乙肝疫苗接种：正常新生儿于出生后 24h 内可进行第一次乙肝疫苗接种。

二、手术产新生儿的护理

(一)护理评估

1.健康史

了解母亲是否属高危妊娠，有无宫内窘迫，分娩方式及施行何种手术助产，是否使用麻醉剂和镇静剂。

2.身体状况

①新生儿 Apgar 评分；②重点评估体温、呼吸、肤色、啼哭、呕吐、表情及四肢活动情况，囟门是否饱满；③了解大小便情况及哺乳情况。

(二)护理措施

1.预防颅内出血

(1)保持绝对安静：减少干扰，头肩略垫高，3 天内不沐浴，换尿布动作轻柔。

(2)遵医嘱给药：给予维生素 K、维生素 C 等止血药物。

(3)观察病情：观察呼吸、面色、哭声及四肢活动，注意有无呕吐、抽搐、紫绀等。

(4)补充营养：如母乳不足，可添加母乳库奶，必要时静脉补液。

2.呼吸道保持通畅

取侧卧位，及时清理呼吸道分泌物和呕吐物。

3.预防感染

应及早使用抗生素。

4.头皮损伤、头颅血肿的护理

头皮水泡或破损者，局部可涂 1‰甲紫。头颅血肿多不需特殊处理，但应防止揉擦，避免穿刺。初期可冷敷，肌注维生素 K_1 10mg 每日 1～2 次，共 3 天。

三、母乳喂养

(一)概念

纯母乳喂养是指除给孩子哺喂母乳外，不给孩子其他食品及饮料，包括水（除药物、维生素、矿物质滴剂外），也可吃挤出的母乳。

(二)优点

母乳喂养的优点有：①是婴儿最好的食品和饮料，富含营养，最容易被消化吸收，适合婴儿生长发育；②母乳含有丰富的免疫物质，能增强婴儿的抵抗力；③有利于联络母子间的情感，婴儿与母亲皮肤的频繁接触，母亲的爱抚与照顾，可促进婴儿的心理和智力发育；④有利于母亲的产后康复和健康，婴儿的吸吮动作通过神经反射，能促进子宫收缩，减少产后出血，促使子宫尽快恢复正常；母乳喂养还可抑制排卵，推迟月经复潮，并且能减少母亲乳腺癌和卵巢癌的发病率；⑤无菌、温度适宜、喂养方便、经济省时，对家庭和社会都有好处。

(三)促进母乳喂养成功的措施

具体措施包括：①有书面喂养的母乳规定，并常规地传达到全体卫生人员；②对全体卫生人员进行必要的技术培训；③把母乳喂养的好处及处理方法教给孕妇；④帮助母亲在产后半小时内开始母乳喂养；⑤指导母亲如何喂奶，以及在需要与其婴儿分开的情况下如何保持泌乳；⑥除母乳外，禁止给新生儿吃任何食物或饮料，除非有医学指征；⑦母乳喂养期间实行 24h 母婴同室；⑧鼓励按需哺乳(指不定时喂养)；⑨不应给母乳喂养的婴儿吸人工乳头，或用奶头安慰剂；⑩促进母乳喂养支持组织的建立，并将出院的母亲转给这些组织。

第二十九章　异常妊娠护理

一、妊娠早期出血性疾病

主要包括流产和异位妊娠。

(一)流产

1.概念

妊娠不足 28 周、胎儿体重不足 1000g 而终止妊娠者称流产。根据发生时间分早期流产(妊娠不足 12 周)和晚期流产(妊娠满 12 周而不足 28 周)。又分为自然流产和人工流产。本节主要介绍自然流产。

2.染色体异常是流产的主要原因。

3.症状

主要症状是停经后阴道流血和下腹痛。早期流产一般先有阴道流血,后有腹痛。晚期流产常常先有腹痛,后有阴道流血。

4.临床类型

根据发展过程分为先兆流产、难免流产、不全流产、完全流产。还包括稽留流产、习惯性流产、流产合并感染三种特殊类型。

5.临床表现

见表 29-1。

(1)先兆流产:停经,少量阴道流血,下腹部轻微胀痛或无腹痛。妇科检查:宫颈口未开,子宫大小与停经月份相符,妊娠试验阳性,B 超提示胚胎存活,如出血停止,腹痛消失,则妊娠继续。

(2)难免流产:流产已不可避免,阴道流血增多,下腹痛加剧,宫口已开,子宫符合妊娠月份(破水者子宫小于停经月份)。B 超提示胚胎死亡。

(3)不全流产:指妊娠产物部分排除体外,部分组织残留于宫腔,阴道出血多或持续不止,易导致休克,宫口已开,有时可见胎盘组织堵塞宫颈口,子宫小于停经月份。

(4)完全流产:指妊娠产物已完全排出,阴道出血停止,子宫口关闭,子宫恢复正常大小。

(5)稽留流产:指胚胎或胎儿已死亡滞留宫腔内尚未自然排出者。可有先兆流产症状,胎动消失。宫口关闭,子宫小于停经月份。

(6)习惯性流产:指自然流产连续三次或三次以上者。

(7)流产感染:流产过程中,若阴道流血时间过长,有组织残留于宫腔内,有可能引起宫腔感染,严重时扩展到盆腔、腹腔甚至全身,并发盆腔炎、腹膜炎、脓毒症及感染性休克等。

6.治疗原则

(1)先兆流产:保胎。无胚胎异常、胎儿存活者,注意监测症状、B 超及 HCG 变化。

（2）难免流产：尽早使胚胎、胎盘组织完全排出。早期行刮宫术；晚期用缩宫素、米索引产等。

29-1　各类型流产的主要临床表现及鉴别

类型	病　史			妇科检查	
	出血量	下腹痛	组织排出	宫口	子宫大小
先兆流产	少	无/轻加剧	无	闭	与孕周相符
难免流产	中～多		无	扩张	基本相符
不全流产	多	减轻	部分排出	扩张/堵塞	小于孕周
完全流产	少～无	无	完全排出	闭	正常/略大

（3）不全流产：立即刮宫或钳刮，有休克者刮宫的同时进行抗休克治疗。

（4）完全流产：不做特殊处理。

（5）稽留流产：行凝血功能检查。①凝血正常者，用雌激素治疗 5 日，增加子宫肌对缩宫素的敏感性，子宫小于 12 周者行刮宫术，子宫大于 12 周者用缩宫素或米索引产；②凝血异常者，先纠正凝血功能，再做处理。

（6）习惯性流产：详细检查明确病因。早期补充黄体酮或 HCG 至 10 周或超过以往流产的月份；宫颈内口松弛者于孕 14～18 周行"宫颈内口环扎术"并于分娩前拆线。

（7）流产感染：原则是积极控制感染，尽快清除宫内残留物。出血不多，先抗感染再行清宫；出血多时，抗感染抗休克的同时行清宫术。严禁搔刮宫腔。脓肿时手术引流，必要时切除子宫。

（二）异位妊娠

1.概念及发生部位

受精卵着床于子宫体腔以外，称异位妊娠，习称宫外孕。可发生在输卵管、卵巢、腹腔、子宫颈等部位，以输卵管妊娠最常见。输卵管妊娠以壶腹部最多，其次为峡部，伞部和间质部最少。

2.慢性输卵管炎最常见

另外，输卵管手术、宫内节育器避孕失败而受孕、输卵管发育不良、输卵管功能异常、辅助生殖技术等也是异位妊娠的原因。

3.临床表现

（1）停经。

（2）腹痛：为主要症状。患者突感下腹部一侧撕裂样疼痛，伴恶心、呕吐；因盆腔积血较多时可有肛门坠胀感，严重者为全腹疼痛，血液刺激膈肌时疼痛可放射至肩胛部。

（3）阴道出血：多为不规则点状出血。

（4）晕厥与休克：与阴道出血不成正比。

（5）腹部检查：下腹部有明显的压痛、反跳痛，尤以患侧为剧。若出血较多时，叩诊有移动性浊音。个别患者下腹部可触及包块。

（6）盆腔检查：宫颈举痛或摇摆痛为输卵管妊娠的主要体征之一。后穹隆饱满，有触痛。子宫稍大（与停经月份不符）、较软。出血多时，子宫有漂浮感。患侧附件区、子宫后侧方或在子宫直肠陷窝可触及包块。

（7）辅助检查：阴道后穹隆穿刺是一种既简单又可靠的诊断方法，若抽出暗红色不凝固血，可诊断腹腔内有积血；妊娠试验阳性对异位妊娠诊断有一定价值；B 超检查若宫腔内未见孕囊而在宫旁见低回声区或孕囊提示宫外妊娠可能；子宫内膜病理检查，若仅见蜕膜未见绒毛有助于异位妊娠的诊断；腹腔镜检查适用于尚未破裂或流产的早期患者。

4.结局

①输卵管妊娠流产；②输卵管妊娠破裂；③陈旧性宫外孕；④继发腹腔妊娠。

5.治疗原则

以手术治疗为主，出血多、休克的急症患者，在积极纠正休克的同时急症手术。非手术治疗适合于出血少或无明显内出血者，包括中医治疗和化学药物治疗。

（三）妊娠早期出血性疾病的护理

1.护理评估

（1）健康史：疑为流产者，评估患者有无过度吸烟或饮酒、是否接触铅、汞等、X 线等，有无外伤、既往是否有过流产，疑输卵管妊娠者，询问有无慢性盆腔炎及妇科手术病史。

（2）身体状况及辅助检查：了解停经的时间及阴道出血的时间、出血量、腹痛情况。观察其神智、面色及有无组织物排出。测量生命体征。检查下腹部有无压痛、反跳痛及移动性浊音。

2.护理诊断/问题

（1）组织灌流改变：与失血有关。

（2）有感染的危险：与失血、宫内有组织残留、手术有关。

（3）焦虑、恐惧：与出血多危及生命有关。

3.护理措施

（1）急性出血者：重点是配合医生积极抢救休克、准备手术、控制出血。

1）急症护理：休克者立即取平卧位、吸氧、保暖。建立静脉通道、输液，做好输血准备、尽快补充血容量纠正休克。

2）做好术前准备：对难免流产及不全流产的孕妇，做好清宫术前手术器械及用物准备，术中积极配合医生完成手术过程。异位妊娠嘱孕妇禁食，迅速完成术前准备，如备皮、放置尿管、术前给药，护送患者进手术室，并向手术室护士介绍情况。

3）遵医嘱用药。

4）病情观察：严密观察生命体征、四肢温度、皮肤颜色及腹痛变化；注意有无胚胎排出；若出血多或有组织排出，应通知医生。

（2）防治感染：垫消毒会阴垫；保持会阴清洁，每日擦洗会阴 2 次；遵医嘱用抗生素。

（3）生活护理：①先兆流产保胎者，流血期间嘱患者卧床休息，将日常用品放在患者随手可及之处以便于拿取；②异位妊娠保守治疗者，目前主要采取中医治疗及 MTX 治疗。绝对卧床休息,加强营养,纠正贫血,给予半流饮食,保持大便通畅。密切观察病情变化,监测血β-HCG及 B 超,如出血量增多,腹痛加剧等,应立即通知医生,必要时改手术治疗。

(4)心理护理:安慰患者,解除其恐惧和焦虑心理,使其能以正常的心态接受此次妊娠失败的现实,并讲述有关常识,提高患者的自我保健意识。

(5)健康教育:①先兆流产保胎者,嘱孕妇增加营养,适当休息,避免过累,避免外伤,保持情绪稳定。出院后应定期做产科检查,流血淋漓不断、量多、腹痛、发热及时就诊;②清宫术后,禁止盆浴及性生活 1 个月,以防感染;③指导避孕,再次受孕至少 6 个月以后,指导患者为下次妊娠做准备。

二、妊娠晚期出血性疾病

主要包括前置胎盘和胎盘早剥。

(一)前置胎盘

1.概念

孕 28 周后胎盘附着于子宫下段,甚至胎盘下缘达到或覆盖宫颈内口,其位置低于胎儿先露部,称为前置胎盘。

2.分类

分为完全性前置胎盘、部分性前置胎盘、边缘性前置胎盘。

3.临床表现

(1)主要症状:妊娠晚期或临产时,突发性、无诱因、无痛性阴道流血是典型症状;贫血、休克;胎位异常。

(2)并发症:产后出血;植入性胎盘;贫血及感染;围生儿预后不良。

4.治疗原则

抑制宫缩,止血、纠正贫血及预防感染。

(二)胎盘早剥

1.概念

妊娠 20 周后或分娩期,正常位置的胎盘在胎儿娩出前,部分或全部从子宫壁剥离,称胎盘早剥。

2.病理类型

其基本病理变化为底蜕膜出血。

(1)显性出血:胎盘后血液沿着胎膜与子宫壁之间,从宫颈经阴道向外流出。

(2)隐性出血:胎盘后血液不能外流而积聚胎盘与子宫壁之间形成血肿,使宫底逐渐升高。

(3)混合性出血:血液在胎盘后越积越多,可冲开胎盘边缘经宫颈向外流出。血液向羊膜腔内渗透,使羊水呈血性;血液渗入子宫肌层,甚至达浆膜层时,子宫表面呈蓝色淤斑,称子宫胎盘卒中。严重剥离时,组织释放凝血活酶,进入母体循环内,激活凝血系统,导致弥漫性血管内凝血(DIC)发生产后大量出血。

3.临床表现

妊娠晚期突发的持续性腹痛和阴道出血是胎盘早剥主要症状。胎盘早剥最常见于重度妊娠期高血压疾病。

(1) I 度:胎盘剥离面＜胎盘面积的 1/3。主要症状:阴道出血,量较多,暗红,伴轻度或不伴腹痛,贫血程度与外出血相符。腹部检查:腹部压痛不明显。子宫大小与妊娠月份相符,胎位清楚,胎心率多正常。

(2) II 度:胎盘剥离面 1/3 左右。主要症状:突发的持续性腹痛,腰酸,腰背痛,程度与胎盘后积血量正相关,严重时伴恶心呕吐及休克表现。以内出血为主,贫血程度与外出血不相符。腹部检查:子宫硬,压痛,以胎盘剥离处最为显著。

(3) III 度:剥离面＞胎盘面积的 1/2。主要症状:休克,子宫板样硬,宫底明显升高,胎儿死亡。

(4)并发症:弥散性血管内凝血、产后出血、急性肾功能衰竭、羊水栓塞。

4.治疗原则

胎盘早剥一旦确诊,应积极终止妊娠。

(三)妊娠晚期出血性疾病的护理

1.大出血需立即终止妊娠者

①立即开放静脉通道,在输血输液纠正休克的同时做好终止妊娠准备工作及新生儿的抢救工作;②预防产后出血、感染和肾衰竭等并发症。胎儿娩出后,应立即给予宫缩剂、按摩子宫以促进宫缩,使用抗生素,监测生命体征和尿量;③需剖宫产者做好手术准备,经阴道分娩者行人工破膜,胎盘早剥者用腹带包裹腹部,静脉滴注缩宫素。

2.期待疗法

目的是在保证母体安全的前提下,等待胎儿达到或接近足月以提高胎儿存活率。适用于阴道出血量不多,全身情况良好,胎儿存活,妊娠不满 36 周的前置胎盘患者。护理措施如下:

(1)一般护理:绝对卧床休息,取左侧卧位。加强营养指导,高蛋白、高维生素饮食,并给予足够水分。减少刺激,严禁肛查。

(2)病情观察:严密观察生命体征,注意阴道流血情况。观察胎心的变化,必要时胎心监护,并指导患者自测胎动。

(3)治疗配合

1)遵医嘱用药:①抑制子宫收缩,常用硫酸镁静脉滴注;②抗生素预防感染;③止血;④促胎儿肺成熟,如反复出血,孕周已达 35~36 周,需提前终止妊娠者,用地塞米松促胎儿肺成熟;⑤纠正贫血。

2)做好配血、备血准备,并备好抢救药品、仪器。

3)间断吸氧,3 次/天,20~30min/次,以增加胎儿供氧。

(4)心理护理:帮助患者解除恐惧心理,告诉患者出血的原因及治疗方案,缓解患者的紧张情绪,使其配合治疗。

(5)健康教育:加强孕期的管理和宣传,防止多产,避免多次人工流产、引产而造成宫腔感染,减少子宫内膜损伤和子宫内膜炎。

三、妊娠期高血压疾病

(一)妊娠期高血压疾病的概念、高危因素、基本病理变化、临床表现及治疗原则

1.概念

妊娠期高血压疾病是妊娠特有的疾病,多发生在妊娠 20 周后,临床以高血压、蛋白尿和水肿为主要表现,严重时出现抽搐、昏迷导致母儿死亡,是导致孕产妇死亡的重要原因。

2.高危因素

高危因素有初产妇、年龄不到 18 岁或高于 40 岁、慢性高血压、慢性肾炎、糖尿病、双胎、羊水过多、营养不良、低社会经济状况等。

3.基本病理变化

全身小血管痉挛→全身各系统、脏器灌流减少,小动脉痉挛→造成管腔狭窄→周围阻力增大→毛细血管内皮细胞损伤→通透性增加→体液和蛋白渗漏。

4.分类及临床表现

妊娠期高血压疾病分类和主要临床表现(表 29-2)。

表 29-2 妊娠期高血压疾病分类和主要临床表现

分 类	临 床 表 现
妊娠期高血压	BP≥140/90mmHg,妊娠期首次发现,并于产后 12 周内血压恢复正常;尿蛋白(一);患者可伴有上腹部不适或血小板减少,产后方可确诊。
子痫前期　轻度	BP≥140/90mmHg,孕 20 周以后出现;尿蛋白≥300mg/24h(十)。可伴有上腹不适、头痛等症状
子痫前期　重度	BP≥160/110mmHg;尿蛋白≥2.0g/24h 或(十十);血肌酐>106μmol/L;血小板<100×10^9/L;微血管病性溶血(血 LDH 升高);血清 ALT 或 AST 升高;持续性头痛或其他脑神经或视觉障碍持续性上腹不适
子痫	子痫前期孕妇抽搐不能用其他原因解释
慢性高血压并发子痫前期	高血压孕妇妊娠 20 周以前无尿蛋白,若出现蛋白≥300mg/24h;高血压孕妇孕 20 周前突然尿蛋白增加,血压进一步升高或血小板<100×10^9/L
妊娠合并慢性高血压	BP≥140/90mmHg,孕前或孕 20 周以前或孕 20 周后首次诊断高血压并持续到产后 12 周后

(1)高血压:是指持续血压升高至收缩压≥140mmHg 或舒张压≥90mmHg,血压升高至少应出现两次以上,间隔≥6h。

(2)蛋白尿:以 24h 尿蛋白定量≥300mg 或至少间隔 6h 的两次随机尿液检查中尿蛋白浓度为 0.1g/L(定性一)。当尿蛋白 5g/24h 定义为尿蛋白(十十十十);蛋白尿的多少标志着妊高征疾病的严重程度。

(3)水肿:体重异常增加是常见首发症状,孕妇体重突然增加≥0.9kg/周或≥2.7kg/月是

子痫前期的信号。水肿特点:自踝部逐渐向上延伸的凹陷性水肿,休息后不缓解。水肿分度:+:膝以下;++:延及大腿;+++:延及外阴及腹壁;++++:全身水肿或伴腹水。

(4)子痫抽搐:前驱症状短暂,发展迅速。表现为抽搐、面部充血、口吐白沫、深昏迷;随之深部肌肉僵硬,很快发展成典型的全身高张阵挛惊厥、有节律的肌肉收缩和紧张,持续 1~1.5min,其间患者无呼吸动作;此后抽搐停止,呼吸恢复,但患者仍昏迷,最后意识恢复,但易激惹、烦躁等。

(5)辅助检查:

1)血液检查:可有红细胞比容升高、血粘度增高、凝血功能异常等。

2)尿液检查:尿比重(≥1.020 提示尿液浓缩)、尿常规、尿蛋白等。

3)肝肾功能:ALT、AST 升高、白蛋白降低,白/球蛋白比值倒置等;血清肌酐、尿素氮、尿酸升高,肌酐升高与病情严重程度相平行。

4)眼底检查:视网膜小动脉痉挛变细、视盘水肿、视网膜出血等。

5)其他:心电图、血气分析、电解质和胎儿情况等检查。

5.治疗原则

争取母体可完全恢复健康;胎儿生后可存活;以对母儿影响最小的方式终止妊娠。

(1)妊娠期高血压:注意休息(取左侧卧位);使用镇静药物(如地西泮);密切监护母儿状态,如测血压 1 次/日、尿蛋白 1 次/2 日;间断吸氧;摄入足够蛋白质、维生素、钙。严重水肿者限制食盐摄入。

(2)子痫前期:应住院治疗,防止子痫及并发症发生。治疗原则为休息、镇静、解痉、降压、合理扩容和必要时利尿,密切监测母胎状态及适时终止妊娠。

(3)子痫:控制抽搐,纠正缺氧和酸中毒,控制血压,抽搐控制后终止妊娠。

1)控制抽搐,降低颅压。

2)血压过高时给予降压药。

3)纠正缺氧和酸中毒。

4)终止妊娠:抽搐控制后 2h 可考虑终止妊娠。对于早发性高血压治疗效果较好者,可适当延长孕周,但须严密监护孕妇和胎儿。

5)加强护理:保持环境安静,避免声光刺激;吸氧,防止口舌咬伤;防止窒息;防止坠地受伤;有条件者心电监护,密切观察体温、脉搏、呼吸、血压、神志、尿量等。

6)防治并发症:早发现心力衰竭、脑出血、肺水肿、HELLP 综合征、肾功能衰竭、DIC 等并发症,并积极处理。

(二)护理

1.用药护理

(1)解痉药物:首选硫酸镁,可控制子痫抽搐及防止再抽搐;预防重度先兆子痫发展成为子痫。可静脉给药结合肌内注射。

1)用法:每日总量为 25~30g,①静脉给药,首次负荷剂量 25%硫酸镁 20mL 加于 10%葡萄糖 20mL 中，缓慢静脉注入，5～10min 推完；继之 25% 硫酸镁 60mL 加入 5% 葡萄糖液 500mL 静脉滴注，滴速为 1～2g/h；②根据血压情况，决定是否加用肌内注射，用法为 25% 硫酸镁 20mL 加 2% 利多卡因 2mL，臀肌深部注射，每日 1～2 次。

2)毒性反应：膝反射减弱或消失、全身肌张力减退、呼吸困难、复视、语言不清，严重者可出现呼吸肌麻痹，甚至呼吸、心跳停止。

3)注意事项：①定时检查膝腱反射是否减弱或消失；②呼吸不少于 16 次/min；③尿量不少于 25mL/h；④备钙剂；⑤有条件时监测血镁浓度；⑥肾功能不全时应减量或停药现硫酸镁多静脉用药。

(2)镇静：常用地西泮。具有较强的镇静、抗惊厥、肌肉松弛作用，对胎儿及新生儿的影响较小。冬眠药物(哌替啶 100mg，氯丙嗪 50mg，异丙嗪 50mg)可广泛抑制神经系统，有助于解痉降压，控制子痫抽搐，估计 6h 内分娩者禁用。

(3)降压药物：对于血压≥160/110mmHg，或舒张压≥110mmHg 或平均动脉压≥140mmHg 者，以及原发性高血压、妊娠前高血压已用降压药者，须应用降压药物。

(4)扩容：一般不主张应用扩容剂，仅用于严重的低蛋白血症、贫血，可选用人血白蛋白、血浆、全血等。

(5)利尿：一般不主张应用利尿药物，仅用于全身性水肿、急性心力衰竭、肺水肿、血容量过多且伴有潜在性肺水肿者。常用利尿剂有呋塞米、甘露醇(心力衰竭者禁用甘露醇)。

2.终止妊娠的准备工作及母儿抢救
适时终止妊娠是处理妊高征主要措施之一。

(1)终止妊娠指征：①子痫前期患者经积极治疗 24～28h 仍无明显好转者；②子痫前期患者孕周已超过 34 周；③子痫前期患者孕龄不足 34 周，胎盘功能减退，胎儿已成熟者；④子痫前期患者，孕龄不足 34 周，胎盘功能减退，胎儿尚未成熟者，可用地塞米松促胎肺成熟后终止妊娠；⑤子痫控制后 2h 可考虑终止妊娠。

(2)终止妊娠的方式：
1)引产：病情控制后，宫颈条件成熟，短时间内可经阴道分娩。第一产程严密观察进展、第二产程缩短产程、第三产程预防产后出血，一旦出现病情加重或产程延长立即剖宫产。
2)剖宫产：适用于有产科指征者、宫颈条件不成熟，不能在短时间内经阴道分娩、胎盘功能明显减退或已有胎儿窘迫征象者。

(3)护理：①手术分娩者，应作好术前准备、术后护理；②阴道分娩者，要密切观察产程变化，新生儿按高危儿护理；③配合医生做好母儿抢救工作。

3.必要时吸氧
持续低流量吸氧，流量 1～2L/min。

4.病情观察
①观察生命体征，每 4h 测血压 1 次，有条件者使用监护仪；②加强胎心监护；③观察有无阴道出血、腹痛等；④观察尿量，记录出入量。

5.子痫护理

子痫为妊高征的严重阶段,直接关系到母儿安危。

(1)遵医嘱用硫酸镁 2.5~5g 加入 25%葡萄糖静脉推注(≥5min),续之以 1~2g/h 的速度静脉滴注,控制抽搐。

(2)单间专人护理,保持病房环境安静,减少一切刺激(如声、光),有利于孕妇睡眠。

(3)做好抢救物品的准备工作,配合医生进行紧急处理。

(4)保持输液管道通畅,子痫发作时,应将患者头偏向一侧。必要时用舌钳将舌拉住,防止舌后堵塞呼吸道,造成窒息。注意及时吸出鼻腔和口腔分泌物。

(5)昏迷者,应禁食禁水,取出义齿,加强口腔护理。

(6)持续低流量吸氧,流量 1~2L/min。

(7)保留尿管,详细记录出入量。

6.健康教育

①孕妇每周测体重 2 次,如体重每周增加超过 0.5kg 者,应注意有无隐性水肿;②加强产前检查,减少一切不良刺激,如情绪紧张、劳累或思想压力过大,都会影响血压的变化。正确对待目前的事实,消除不必要的顾虑。

第三十章　异常分娩护理

在分娩过程中,产力、产道、胎儿及精神心理因素中,任何一个或一个以上的因素发生异常以及四个因素相互不能适应,而使分娩进展受到阻碍,称异常分娩或难产。

一、产力异常

(一)概念及分类

产力异常主要指子宫收缩力异常。在分娩过程中,子宫收缩的节律性、对称性及极性不正常或强度、频率有改变,称子宫收缩力异常。可分为子宫收缩乏力和子宫收缩过强两类,每类分为协调性和不协调性两种。以协调性子宫收缩乏力最常见。

(二)常见原因

头盆不称或胎位异常、子宫局部因素、精神因素、内分泌失调、药物影响。

(三)临床表现

1.子宫收缩乏力

(1)主要临床特点:

1)协调性子宫收缩乏力(低张性子宫收缩乏力):子宫收缩具有正常的节律性、对称性和极性,但收缩力弱,宫腔压力低,持续时间短,间歇期长且不规律。早期对胎儿影响不大。

2)不协调性子宫收缩乏力(高张性子宫收缩乏力):子宫收缩的极性倒置,宫缩的兴奋点来自一处或多处,节律不协调。宫缩时子宫下段强,间歇期子宫壁不能完全松弛,收缩不协调,属无效宫缩。多为原发性宫缩乏力,可出现胎儿窘迫。

(2)共同特征:产程延长或停滞,产程曲线异常分为以下 8 种情况:

1)潜伏期延长:初产妇潜伏期正常约需 8h,超过 16h。

2)活跃期延长:初产妇活跃期正常约需 4h,超过 8h。

3)活跃期停滞:进入活跃期后,宫颈口不再扩张达 2h 以上。

4)第二产程延长:第二产程初产妇超过 2h,经产妇超过 1h 尚未分娩。

5)第二产程停滞:第二产程达 1h 胎头下降无进展。

6)胎头下降延缓:活跃晚期至宫口扩张 9~10cm,胎头下降速度每小时少于 1cm。

7)胎头下降停滞:活跃晚期胎头停留在原处不下降达 1h 以上。

8)滞产:总产程超过 24h。

2.子宫收缩过强

(1)协调性子宫收缩过强:子宫收缩的节律性、对称性和极性均正常,仅子宫收缩力过强、过频。若产道无阻力,宫口迅速开全,分娩在短期内结束,宫口扩张速度初产妇>5cm/h 或经产妇 10cm/h,总产程不足 3h,称急产。

（2）不协调性子宫收缩过强：

1）强直性子宫收缩：表现为产妇烦躁不安、持续性腹痛、拒按。胎位触不清，胎心听不清，病理性缩复环等先兆子宫破裂征象。

2）子宫痉挛性狭窄环：是指子宫壁某部肌肉呈痉挛性不协调性收缩所形成的环状狭窄，持续不放松。多发生在子宫上下段交界处，也可在胎体某一狭窄部，以胎颈、胎腰处常见。临床表现为：持续性腹痛、烦躁不安，宫颈扩张缓慢，胎先露部下降停滞。阴道检查可触及狭窄环，且不随宫缩上升。

（四）治疗原则

1.协调性子宫收缩乏力

首先应寻找原因，检查有无头盆不称与胎位异常，了解宫颈扩张及胎先露下降情况。

（1）第一产程：

1）一般处理：消除精神紧张，多休息，多进食，补充营养和水分，排空膀胱等。

2）加强子宫收缩：经一般处理无效，确诊为协调性子宫收缩乏力，产程无明显进展，可选用下列方法加强宫缩：①人工破膜，宫颈扩张 3cm 或以上，无头盆不称，无脐带先露，胎头已衔接者，可行人工破膜；②缩宫素静脉滴注，适用于协调性宫缩乏力，宫口扩张 3cm，胎心良好，胎位正常，头盆相称者；专人观察产程进展，监测宫缩、胎心等；③地西泮静脉推注，松弛宫颈平滑肌，软化宫颈，促宫口扩张；适于宫口扩张缓慢或宫颈水肿时。

3）经上述处理，若产程仍无进展或出现胎儿窘迫，应及时行剖宫产。

（2）第二产程：若无头盆不称，出现宫缩乏力时，应加强宫缩；若胎头双顶径已过坐骨棘平面，等待自然分娩或会阴侧切等助产；若胎儿未衔接或伴胎儿窘迫，应行剖宫产术。

（3）第三产程：预防产后出血，加强宫缩。

2.不协调性子宫收缩乏力

调节子宫收缩，恢复子宫收缩节律性及极性。可给予强镇静剂（如哌替啶 100mg 肌注）等，保证产妇充分休息。协调性恢复之前，禁用催产素。若经上述处理未能纠正，或伴胎儿窘迫，或伴有头盆不称，均应行剖宫产术。

3.强直性子宫收缩

一经确诊，给予宫缩抑制剂，处理无效，应行剖宫产术。

4.子宫痉挛性狭窄环

寻找原因，及时纠正。可给予镇静剂哌替啶或吗啡，也可用宫缩抑制剂消除异常宫缩。经处理无好转，或伴胎儿窘迫征象，立即行剖宫产。

（五）护理

1.生活护理

改善全身状况，鼓励产妇进食，必要时适当补液；保证足够的休息，必要时给予镇静药如地西泮 10mg 缓慢静脉推注或哌替啶 50mg 肌内注射。鼓励产妇排尿，必要时可给予导尿。

2.病情观察

严密观察子宫收缩、胎心、宫口扩张、先露下降、破膜和羊水情况并绘制产程图。

3.治疗配合

(1)对协调性宫缩乏力的产妇,协助医生采用加强宫缩的措施。

1)人工破膜:破膜后胎头下降紧贴子宫下段及子宫颈反射性引起宫缩加强。

2)催产素的应用:用催产素 2.5~5U 加入 5‰葡萄糖 500mL 内缓慢点滴,开始滴速 8~10 滴/min,以后根据子宫收缩的情况调节滴速,但最快不超过 40 滴/min。注意事项:应用前事先穿刺好静脉,调好滴速,然后再加入催产素摇匀,并需专人看护,严密观察产程和胎心情况。如第二产程出现协调性宫缩乏力,也可加强宫缩,并做好新生儿抢救的准备工作。如第二产程延长,先露在坐骨棘水平以下,可行胎头吸引术或产钳助产。

(2)对不协调性宫缩乏力的产妇:调节子宫收缩,给予吸氧、镇静休息,恢复协调性宫缩。当恢复协调性宫缩后再按协调性宫缩乏力处理。

(3)防止急产:有急产史的产妇应提前住院待产。发现宫缩过强时,左侧卧位、吸氧,及时通知医师,做好接产和抢救新生儿准备。产后仔细检查软产道有无裂伤。途中分娩及未消毒者,严格消毒外阴,注意检查胎盘和软产道,必要时探查宫腔。给予抗生素、TAT 预防感染;新生儿还要加用维生素 K_1。

(4)第三产程:预防产后出血及感染。

4.心理护理

多陪伴在产妇身旁,给予心理上的支持,减轻疼痛和焦虑。

二、产道异常

产道包括骨产道及软产道,是胎儿经阴道娩出的通道。产道异常以骨产道异常多见。

(一)骨产道异常

1.分类

(1)骨盆入口平面狭窄:称扁平骨盆,最常见。骶耻外径<18cm,入口前后径<10cm,对角径<11.5cm。可分为 3 级:临界性、相对性和绝对性狭窄。

(2)中骨盆及骨盆出口平面狭窄:称漏斗骨盆。骨盆入口正常,中骨盆及骨盆出口平面均明显狭窄,坐骨棘间径<10cm,坐骨结节间径<8cm,坐骨结节间径与出口后矢状径之和<15cm。常见于男型骨盆。

(3)横径狭窄骨盆:骶耻外径值正常,但髂棘间径及髂嵴间径均缩短。

(4)骨盆三个平面狭窄:骨盆外形属女性骨盆,三个平面径线均小于正常值 2cm 或更多,称均小骨盆。多见于身材矮小、体型匀称的妇女。

(5)畸形骨盆:骨软化症骨盆,偏斜骨盆。

2.临床表现及诊断

(1)病史:有无佝偻病、脊柱和关节病变以及外伤史等。

(2)查体:身材矮小,悬垂腹、脊柱畸形;入口狭窄常致胎位异常;测量宫高、腹围,估计胎儿大小;进行骨盆外测量,了解骨盆大小;做胎头跨耻征检查,估计头盆是否相称。

(3)产程异常:产程延长或停滞。

(4)阴道检查:是临床诊断狭窄骨盆及决定分娩方式最主要方法。

3.对母儿的影响

骨盆狭窄阻碍胎头入盆,常致胎位异常,易致胎膜早破、脐带脱垂及继发子宫收缩乏力,或因宫缩过强而发生子宫破裂。产程延长可引起产后感染和产后出血。胎头压迫软产道过久,以致形成生殖道瘘及新生儿产伤。

4.处理原则

明确狭窄骨盆的类别和程度,了解胎位、胎儿大小、胎心、宫缩,结合年龄、产次、既往分娩史综合判断,决定分娩方式。具体如下:①明显骨盆狭窄,择期行剖宫产术;②入口平面轻度狭窄,严密监护下可试产,若试产2~4h,产程进展不顺利,或伴胎儿窘迫,应及时行剖宫产术结束分娩;③中骨盆平面狭窄,胎头双顶经达棘下,可阴道助产,否则行剖宫产;④骨盆出口平面狭窄,原则不试产。

(二)软产道异常

软产道异常所致的难产少见。造成梗阻性难产者可行剖宫产。

(三)护理

1.剖宫产结束分娩

对明显畸形骨盆、骨盆入口明显狭窄、中骨盆及出口狭窄、胎位不正以及试产失败者,为确保母婴安全,需行剖宫产结束分娩。应协助医生做好手术前准备。

2.试产

对骨盆入口相对狭窄的产妇,如胎儿不大,产力好,可以试产,试产过程中的护理应注意:

(1)保证良好产力:鼓励产妇饮进食、饮水,防止脱水和酸中毒。

(2)卧床休息,禁灌肠。

(3)根据情况,协助产妇取适当体位,如抬头未衔接,胎位异常胎膜已破者抬高床尾,预防脐带脱垂。

(4)专人守护,严密观察产程变化,勤听胎心,注意宫缩、产程有无进展或胎位异常,勿用镇静剂,试产时间为2~4h。试产过程中如有异常应立即告知医师。

(5)破膜后立即听胎心音,观察羊水的性状。

(6)注意子宫破裂的先兆。

3.无论阴道或手术分娩,产后、术后常规给予宫缩剂、抗生素,保持外阴清洁,定时做外阴擦洗,预防产后出血和感染。

4.产后仔细检查新生儿有无异常,并按手术新生儿重点监护。

5.心理护理

多与产妇交谈,随时让产妇了解目前的状况及产程的进展,要树立信心,配合医护处理,如需要手术者给产妇讲清手术的必要性,减少产妇的焦虑和担心。

6.健康教育

对有头盆不称、胎先露高浮的产妇,应指导其预防胎膜早破、脐带脱垂的方法,并告知需提前住院待产;一旦发生胎膜破裂,需立即住院。产后保持外阴清洁、干燥,以防感染。

三、胎儿异常

(一)常见胎位异常

1.持续性枕后位、枕横位

(1)概念及原因:在分娩过程中,胎头以枕后位或枕横位衔接。在下降过程中,胎头枕部因强有力的宫缩绝大多数向前转 135°或 90°,转为枕前位自然分娩。仅有 5%~10%胎头枕骨持续不能转向前方,直至分娩后期仍然立于母体骨盆的后方或侧方,致使分娩发生困难者,称为持续性枕后位或持续性枕横位。常见原因为中骨盆小,子宫收缩乏力等。

(2)临床表现:

1)临产后胎头衔接较晚或俯屈不良,出现协调性子宫收缩乏力及宫颈扩张缓慢。产妇自觉肛门坠胀及排便感;宫颈前唇水肿,产妇疲劳;第二产程延长。腹部检查:胎背偏向母体后方或侧方,对侧可明显触及胎儿肢体。阴道检查:枕后位,感到盆腔后部空虚;查明矢状缝、前囟、后囟的方向和位置判断胎位。

2)B超检查:枕横位见枕骨和眼眶分别位于骨盆 3 点和 9 点处;枕后位见眼眶位于前半部。

(3)处理原则:

1)第一产程:严密观察产程,注意胎头下降、宫颈扩张程度、宫缩强弱及胎心变化。宫缩欠佳,尽早静滴催产素。产程无明显进展、胎头较高或出现胎儿窘迫,应考虑行剖宫产。

2)第二产程:进展缓慢,应行阴道检查。胎头双顶径位置较低时可徒手转胎头,或自然分娩,或阴道助产。胎头位置较高疑有头盆不称,需行剖宫术。

3)第三产程:易发生产后收缩乏力,肌注子宫收缩剂,以防产后出血,预防感染等。

2.臀位

(1)分类及危害:臀位是常见的异常胎位,包括足先露、单臀先露和混合臀先露,足先露危害最大。易发生胎膜早破、脐带脱垂、胎儿窘迫、新生儿窒息、臂丛神经损伤及颅内出血等。围生儿死亡率较高。

(2)临床表现及诊断:腹部检查:宫底部可触及圆而硬、有浮球感的胎头,耻骨联合上方可触到胎臀,胎心在脐左/右上方最清。阴道检查:可触及胎臀、胎足或胎膝,应与颜面部、胎手相鉴别。B型超声检查可明确诊断。

(3)处理原则:

1)妊娠期:妊娠 30 周前,多能自行转为头先露。30 周后仍为臀先露应予以矫正。

2)分娩期

①剖宫产指征:狭窄骨盆、软产道异常、胎儿体重大于 3500g、胎儿窘迫、胎膜早破、脐带脱垂、妊娠合并症、高龄初产、有难产史、不完全臀先露等。

②决定经阴道分娩的处理。

第一产程:产妇侧卧,少做肛查,不灌肠。一当破膜,立即听胎心;了解有无脐带脱垂。监听胎心。当宫口开大4～5cm时,使用"堵"外阴方法,待宫口及阴道充分扩张后才让胎臀娩出。

第二产程:初产妇做会阴侧切术。3种分娩方式。脐部娩出后,应在2～3min娩出胎头,最长不超过8min。

第三产程:防止产后出血、预防感染等。

3.肩先露—横位

胎体横卧于骨盆入口之上,先露部为肩。是对母儿最不利的胎位。

病理性缩复环:子宫收缩增强,子宫上端越来越厚。子宫下段被动扩张越来越薄,由于子宫上下段肌壁厚薄相差悬殊,形成环状凹陷,并随子宫收缩逐渐升高,甚至可高达脐上,形成病理性缩复环,是子宫破裂的先兆。

(二)胎儿发育异常

1.巨大胎儿

指胎儿体重≥4000g。患糖尿病者应予积极治疗。产前疑有巨大儿者,应做B超测定胎儿胸径和双顶径,以预测肩难产。分娩期有明显头盆不称,尤其是过期产,应行剖宫产术。第三产程预防产后出血。

2.脑积水

过多的脑脊液储留于脑室内外,使颅腔体积增大所致。可致头围过大,故常常发生分娩梗阻,如处理不及时,可能造成子宫破裂而危及母体生命。B型超声探测是主要诊断方法。脑积水的胎儿无生存价值,确诊后,应立即终止妊娠。

(三)护理措施

1.妊娠期

在孕30周后仍为臀位或横位,应协助医师给予纠正。

(1)胸膝卧位:利用重心促其回转,每日早晚各一次,每次15min。一周后复查。

(2)艾灸至阴穴:孕妇先排空膀胱,松解裤带,取坐或平卧位,同时灸两侧至阴穴,每日1～2次,每次15min。

(3)外倒转术:如孕32～34周仍是臀位时可采用外倒转术。

(4)无法纠正者:近预产期少活动,禁性生活,提前住院。

2.分娩期

进行综合评估,选择适当的分娩方式。

(1)剖宫产:足月横位,高龄初产,骨盆小,胎儿较大,足先露等,应做剖宫产准备。

(2)阴道分娩的护理:决定经阴道分娩时,应作好新生儿抢救的准备。

1)若因子宫收缩乏力而产程进展慢,确定骨盆无明显头盆不称,可静脉滴注催产素加强宫缩。

2)持续性枕后位:产妇不要过早用力,预防宫颈水肿和滞产。

3)臀位:产妇卧床休息,少肛查,禁灌肠,预防胎膜早破和脐带脱垂。堵臀,一直堵到胎臀已下降,臀与足皆露于阴道口,每当宫缩时,患者向下屏气用力十分强烈,感到有堵不住的趋势时,表明宫口已开全,软产道已充分扩张,应准备接生。第二产程应导尿排空膀胱后,作会阴侧切,根据具体情况作臀助产。

3.第三产程

常规检查软产道,如有裂伤及时缝合。预防产后出血和感染,给予子宫兴奋剂和抗生素。为预防新生儿颅内出血,出生后 3 日内每日肌内注射维生素 K_1。

第五篇　儿科护理

第三十一章 儿科医疗机构的组织特点

一、儿科门诊、急诊设置

(一)儿科门诊设置

儿科门诊设置包括预诊室、挂号处、隔离诊室、候诊室、治疗室、化验室、药房与收费处、饮水处。预诊的目的主要是通过预检可以及时检出传染病患者,使之在未挂号前被隔离,并进入特定的传染病门诊诊治,避免和减少交叉感染.预诊还可以区分病情的轻、重、缓、急,给予适当护理。如遇危重患儿可直接护送至急诊室抢救。预诊室一般设在医院大门附近、候诊室入口处,该室应有两个出口,一个通向普通门诊,一个通向传染病隔离室。室内应配备检查台、压舌板、手电筒等检查设备和洗手设备。

(二)急诊设置

小儿急诊应 24h 开放,包括抢救室、治疗室、观察室、并设分诊台、药房化验室、收费处等方便患者。抢救室应设有抢救床 2~3 张,并带有输液架和活动床挡,约束带等。另外可备供小婴儿抢救用的远红外辐射式抢救台。抢救室还应备有气管插管、吸引装置、人工呼吸机、心电监护仪、供氧设备、吸入装置、静脉输血用具、洗胃用具,以及治疗用具如穿刺包、切开包、导尿包、胸腔闭式引流等各种无菌包。应设有抢救车,车上放置急救药品、氧疗用具、注射用具、手电筒、压舌板、记录本及笔等。

二、儿科病房

1.设施要求

由于不同年龄小儿的生活习惯和护理要求不同,儿科病房应按年龄分为新生儿室、婴儿室、幼儿室、儿童室。此外还可以分为非感染病室、感染病室、急性期和恢复期病室,还可以分为呼吸道感染、肠道感染及其他感染病室。以防止交叉感染。

2.儿科病房设置

(1)出院患者处置室。

(2)病室:病房中的大病室容纳 5~6 张床,小病室为 1~2 张床,以便隔离观察或重危病儿使用,病床间隔距离为 1m。病室间采用玻璃隔断,以便工作人员观察患儿。

(3)医护办公室:应设在病房中央,靠近危重患儿病室,可通过玻璃隔断随时观察各病室情况。

(4)游艺室。

(5)配膳室与配奶室:应备有配奶配餐用具、食品柜、清洗消毒设备及冰箱等。

(6)治疗室:一般分为两间,中间相通,一间作为处置室,一间作为操作室,以备各种注射、输液治疗或各种穿刺使用,便于无菌操作。

(7)卫生间、浴室、厕所:均应适合小儿使用。

第三十二章　儿科基础护理

一、儿科病房管理

(一)环境

不同年龄患儿对环境有不同的要求,儿童病室的温度在18～20℃,婴幼儿室温在20～22℃,新生儿室温最好在22～24℃,相对湿度为55％～65％。室内应设温度计,根据需要随时调节。要注意保持室内空气流通和清洁。室内一律采用湿式清洁法,经常保持环境整洁、舒适与安静。

(二)预防交叉感染

不同年龄阶段小儿患病的种类、疾病的治疗及护理多不相同,在儿科护理工作中要特别重视预防交叉感染:①应有消毒隔离设施,严格执行清洁、消毒、隔离、探视及陪住等制度;②不同病种患儿应尽量分室护理、同一病种患儿的急性期与恢复期也应尽量分开,患者用过的物品经消毒处理后才能使用;③医护人员应注意个人卫生,衣帽整洁,特别是护理患儿前、后均应洗手,患感冒者不宜护理新生儿及未成熟儿;④积极开展健康教育,家长患感染性疾病时应暂禁探视。

(三)传染病管理

病房中发现传染病患儿应及时隔离或转院,对患儿的污物、所住的病室要及时进行消毒处理,对曾与传染病患儿接触的易感儿可酌情做被动免疫,并进行监护至检疫期满为止。在儿科病房中,对新生儿、早产儿、正在接受化学治疗的白血病患儿、肾病综合症患儿以及其他机体抵抗力低下的患儿均应实施保护性隔离。

(四)安全管理

病房内一切设施均应考虑患儿的安全。病房阳台护栏要高过小儿的肩部,病房窗户外面应有护栏。能下地活动的患儿不能单独到阳台或楼梯处玩耍,以免发生意外。药柜要上锁。禁止患儿去杂物室、配膳室,以免沾染污物或烫伤。应经常检查消防装置,明确非常出口(安全通道)及楼梯,并保持适宜使用状态。非常时使用的运输工具、手电筒、蜡烛、火柴等应放在固定位置。严格执行各种查对制度,不能自理的患儿测体温应有人守护,患儿离开病区应有工作人员带领。

二、儿科基础护理

(一)皮肤护理

新生儿皮肤薄嫩,易擦伤,护理不当易引起感染。应保持皮肤清洁,尤其注意头颈、腋窝、会阴等皮肤邹褶处。勤洗澡,浴后用婴儿爽身粉,保持皮肤干爽。勤换尿布,大便后用温开水清洗臀部并吸干,以防局部糜烂、臀红、压疮的发生。

(二)心理护理

1.影响因素

疾病给小儿带来身体上的痛苦;陌生的环境及各种治疗操作使患儿产生恐惧;尤其与父母分离会使患儿产生分离性焦虑;不同年龄、疾病和病情、住院时间会产生不同的心理反应。

2.身心反应及护理

(1)常出现的身心反应:①身体上的攻击行为;②言语的攻击行为;③退化性行为;④态度和情绪上的改变;⑤焦虑。

(2)护理要点:①创造良好的病房护理条件,适合儿童心理需要,减少恐惧感;②根据患儿年龄及理解能力,向患儿介绍医院的管理制度,说服他们服从治疗,遵守院规;③态度和蔼、亲切,对患儿多鼓励,不责骂、不恐吓、不欺骗,答应患儿的事一定要做到,与患儿建立良好的关系;④护理中要耐心、负责,操作技术熟练、准确,以取得患儿信任与合作;⑤注意不同年龄患儿的心理反应特点。对婴幼儿要给予安全感;对年长儿应主动询问其病痛与生活需要,多给予生活上的照顾;⑥护理人员相对固定,以有利于护士与患儿感情的联络。

(三)住院护理常规

1.入院护理

迎接患儿,进行入院护理评估,做好清洁卫生护理及环境介绍。

2.住院护理

除清洁卫生的护理、饮食及给药的护理外,还要进行基础护理,给患儿测体温、脉搏、呼吸,新入院患儿 3 日内每日测 3 次,一般患儿每日测 2 次,危重、发热、低体温者每 4h 测一次,给予退热处理后 30min 测体温一次。

3.出院护理

进行出院指导及健康教育,患儿出院后常规对患儿床单位进行消毒。

三、儿科常见症状的护理

(一)哭闹

1.原因

(1)生理性哭闹:最常见的原因为饥饿、口渴。此外还有情绪变化、睡眠异常、断乳、过冷、过热、尿布湿、衣服不适、昆虫叮咬、要挟家长等。

(2)病理性哭闹:凡能引起小儿不适和疼痛的疾病都可致婴儿哭闹,以腹痛、头痛、口痛为多见,其次颅内疾病。

2.护理评估

生理性哭闹哭声有力、时间短、间歇期面色如常。病理性哭闹哭声剧烈,呈持续性反复性,不能用玩具逗引或饮水、进食等方法止哭;同时有伴随症状,如中耳炎患儿常伴摇头,不让触及患部。

(二)呕吐

1.原因

引起呕吐原因有消化道疾病及消化道外疾病。

2.护理评估

主要临床特点与呕吐方式(喷射性或非喷射性)、量的多少、呕吐内容物、呕吐出现的时间与饮食的关系、伴随症状有关。

3.护理措施

①预防窒息,立即松解患儿衣扣,予以侧卧位;②迅速清除口、鼻腔呕吐物,预防误吸;③床旁备吸痰器及抢救用物;④记录呕吐次数,量及性状;⑤呕吐后应清洗口腔,及时更换被污染的衣物;⑥患儿喂乳后应竖起拍背。

(三)发热

1.护理评估

注意热型有无稽留热、驰张热、间歇热、不规则热。评估发热程度:低热(肛温在 37.8~38.5℃),高热(肛温超过 39℃),超高热(肛温超过 41.5℃),以及长期发热(发热持续 2 周以上)并重视伴随症状。

2.护理措施

①保持室内的空气流通、新鲜和适宜的温湿度;②给予清淡、易消化、高热量、高蛋白流质、半流质饮食,多饮水;③每 4h 测体温 1 次,高热与超高热每 1~2h 测体温一次,采取退热措施后 30min 测体温,评价降温效果;④卧床休息,出汗后及时更换衣服,注意口腔护理。⑤物理降温措施放置冰袋、冷湿敷,乙醇擦浴(30%~50%乙醇),温水浴,冷盐水灌肠等。

(四)腹痛

1.原因

包括器质性疾病、功能性腹痛两类。器质性疾病引起的又可分为腹腔内和腹腔外两类疾病。

2.护理评估

可表现为阵发性绞痛、持续性钝痛及感应性腹痛,应注意观察疼痛部位、程度、性质、伴随症状。

(五)畏食

1.原因

常由精神因素或喂养不当引起。

2.护理措施

①营养不足的护理,观察患儿畏食的伴随症状和体征,与家长共同制订食谱,建立有规律的生活制度;②健康指导,指导小儿家长了解产生畏食的原因,并介绍正确的喂养方法。

(六)腹胀

1.原因

常见于机械性肠梗阻和功能性肠胀气。

2.护理措施

①疼痛的护理,患儿卧床休息,若有呼吸困难或压迫症状可取半卧位,严重腹胀伴呕吐或

急性坏死性小肠炎时,应禁食,按医嘱给予肛管排气或肌内注射新斯的明、行胃肠减压,同时观察伴随症状或改善情况;②健康指导,指导家长正确喂养方法。

四、小儿用药的护理

(一)药物的选择

1.抗感染药物

抗生素可引起肠道菌群失调,甚至引起真菌感染;卡那霉素、庆大霉素可引起听神经及肾脏损害;氯霉素可抑制骨髓造血功能,使白细胞降低;磺胺类药物易在泌尿道内形成结晶,引起血尿、尿痛、尿闭等,还可抑制造血功能,使白细胞减少等。一般感染可选用一种抗生素,重症可联合使用,用量应适当,疗程应充足,以免细菌产生耐药性或早停药引起复发。

2.退热药

小儿急性感染时多伴有发热,高热易引起惊厥,故儿科常用退热药。目前多选用对乙酰氨基酚,急需降温时可用安乃近滴鼻或肠溶栓剂。

3.镇静止惊药

病儿发生高热、烦躁不安、剧咳不止、频繁呕吐及惊厥等可用镇静止惊药。常用的药物有水合氯醛、苯巴比妥、地西泮、氯丙嗪、异丙嗪等。婴幼儿神经系统发育尚未完善,对镇静药耐受量较大,如苯巴比妥;对阿片类药物特别敏感,易致呼吸中枢抑制,故婴儿禁用吗啡。

4.祛痰、镇咳、平喘药

婴幼儿支气管较窄,咳嗽反射差,炎症时易发生阻塞,引起呼吸困难。一般用祛痰药或超声雾化吸入,使分泌物稀释,易于咳出。氨茶碱可引起过度兴奋,应慎用。

5.止泻药与泻药

对腹泻的患儿不宜首选止泻药,以免加重中毒症状,小儿便秘多采用饮食调整或用栓剂,很少应用泻药。

6.肾上腺糖皮质激素的应用

用于治疗急性严重感染,与其他药物合并治疗过敏性疾病,均为短期应用;治疗白血病、肾病综合症及自身免疫性疾病时则疗程长或周期应用。长期应用应注意不良反应。对水痘的患儿应禁用激素,以免加重病情。

7.新生儿、早产儿用药

由于其肝、肾代谢、排泄功能尚未发育成熟,故应特别注意药物的不良反应,如磺胺药、维生素 K_3 等可引起高胆红素血症,氯霉素可致"灰婴综合症"等。

8.液体疗法

小儿水盐代谢旺盛,腹泻时易发生水、电解质和酸、碱平衡紊乱,补液见液体疗法。

9.乳母用药

因有些药物可经乳汁排泄,作用于婴儿,如吗啡等;因此哺乳的母亲用药时要考虑到对小儿的影响。

(二)药物剂量的计算

1.按体重计算

小儿所需药物剂量=小儿体重(kg)×每日(次)每千克体重所需药量。

2.按体表面积计算

小儿所需药物剂量(每日或每次)=体表面积(m²)×每平方米体表面积需要量(每日或每次)。小儿体表面积计算公式:<30kg小儿体表面积(m²)=体重(kg)×0.035+0.1;>30kg小儿体表面积(m²)=[体重(kg)-30]×0.02+1.05。

3.按年龄计算

用于剂量不需十分精确的药物,如中药止咳糖浆、营养药等。

4.按成人剂量折算

仅用于未提供小儿剂量的药物,所得剂量一般都偏小,故不常用。小儿所需药物剂量=成人剂量×小儿体重(kg)/50。

(三)给药方法

1.口服法

(1)婴儿口服给药法:①严格按医嘱执行,坚持查对制度,剂量准确无误;②不能吞咽或不能合作者,应将药片放入研钵内捣成粉状,倒入药杯内,并放入少许糖浆,用搅棒伴匀;③喂药时将患儿抱起,半卧于操作者怀中,用小饭巾围于患儿颈部,用小勺盛药,从患儿嘴角徐徐喂入;④不能抱起者,可将头、肩部抬高,头侧位,操作者左手固定患儿前额并轻捏其双颊,使其张口,右手持药杯从患儿口角慢慢倒入,待其咽下后再移开药杯,然后喂少许温开水。

(2)儿童口服给药法:①讲解口服药物的重要性与疾病康复的关系;②说服和训练年长儿自觉服药,指导患儿将药片放于舌中后部,然后用温开水送服;③不会吞咽药片者,同婴儿口服给药法。若遇患儿将药物吐出,应立即清除呕吐物,并使之安静,报告医生酌情补服;④任何药物不得与食物混合喂服;⑤油类药物可用滴管直接滴入口中。

2.注射法

注射法比口服法起效快。年长儿采用"两快一慢",婴幼儿不合作者采用"三快法",缩短哭闹挣扎时间,以免发生断针等意外。静脉推注时宜慢,注意观察患儿反应,切忌药液外渗。静脉滴注时应注意保持静脉通畅,防止药液外渗皮下,并根据年龄大小、病种、病情严重程度控制滴速,避免短时间内进液过多。

3.外用法

以软膏为多,也有采用水剂、混悬液、粉剂。要注意避免小儿用手抓摸药物,误入眼、口引起意外。

4.其他方法

如患儿神志不清、昏迷不能吞咽药物时,可通过鼻饲将药物注入。有些药物如水合氯醛等可通过直肠给药,一般保留灌肠一次不超过30mL。吸入法给药需用雾化吸入器(泵)给药。

第三十三章　新生儿及患病新生儿的护理

一、早产儿的特点和护理

(一)特点

未成熟儿又称早产儿,是指胎龄满 28 周,但不足 37 周的活产婴儿。

1.外观特征

出生体重多不足 2500g,身长不到 47cm,哭声低弱;肌张力低下,四肢呈伸直状;皮肤发亮、水肿、红嫩,胎毛多;耳壳软,轮廓不清;乳房无结节;指(趾)甲软,未达指(趾)端;跖纹少;男婴阴囊皱襞少,睾丸未降或未全降入阴囊,女婴大阴唇不能遮盖小阴唇。

2.体温

体温调节功能差。棕色脂肪少,产热少;体表面积相对大,皮下脂肪少,散热快,故体温多低于正常,保温措施不当易出现硬肿症。

3.呼吸系统

呼吸中枢发育不成熟,调节功能差,呼吸多不规则,可发生呼吸暂停;肺泡表面活性物质少,易发生肺透明膜病;有宫内窒迫史者,易发生吸入性肺炎。

4.循环系统

心率较足月儿快,血压较足月儿低。毛细血管脆弱,缺氧时易致出血。

5.消化系统

吸吮及吞咽能力均弱,易发生呛奶;胃容量小,贲门括约肌松弛,幽门括约肌较发达,更易发生溢乳;各种消化酶分泌不足;胆酸分泌少,不能乳化脂肪,故对脂肪的吸收能力差,易致消化功能紊乱;肝发育不成熟,葡萄糖醛酸转移酶活性较低,生理性黄疸的程度较足月儿重并持续的时间长;肝内糖原储存少,合成蛋白质的功能不足,易发生低血糖和低蛋白血症;肝内维生素依赖凝血因子合成不足,易发生出血;胎粪形成较少且肠蠕动无力,胎粪排出常延迟。

6.神经系统

神经系统的功能与胎龄有关,胎龄越小,反射越弱,觉醒程度越低,呈嗜睡状态,原始反射很难引出;易发生缺氧,导致缺血缺氧性脑病;脑室管膜下存在发达的胚胎生发层组织,易导致颅内出血;早产儿视网膜发育不良,当吸入高浓度氧气或长期吸氧可产生视网膜病变,严重者可导致失明。

7.其他

对食物耐受力差,出生 1 周内能量供给低于需要量;皮质醇及降钙素分泌较多,易发生低血钙;特异性和非特异性免疫不完善,免疫球蛋白低,特别是分泌型 IgA 低,易患感染性疾病;生长速度较足月儿快,对钙、铁等矿物质及维生素 D、维生素 C、维生素 A 等的需要量大,如不尽早补充,易发生佝偻病和贫血等。

（二）护理

1.护理诊断/问题

（1）体温调节无效：与体温调节中枢发育不成熟，产热不足、易散热有关。

（2）低效性呼吸形态：与呼吸中枢和肺发育不成熟有关。

（3）营养失调，低于机体需要量：与吸吮、吞咽能力差有关。

（4）有感染的危险：与机体免疫功能低下有关。

（5）潜在并发症：出血、感染。

2.护理措施

（1）维持体温稳定：①保暖，室温一般应保持在24～26℃，晨间护理时应提高至27～28℃，相对湿度为55％～65％；若体重＜2000g一般应放置暖箱内，暖箱的温度根据体重、日龄决定，体重越轻，箱温相对越高，使其体温维持在36.5～37℃；体重＞2000g，可放在暖箱外保暖；无暖箱时可用暖水袋、电热毯等方法保温，但应防止烫伤；②防止热量散失，护理未成熟儿时应温暖双手，护理操作应集中进行；因头部占体表面积20.8％，散热量大，应带绒帽；更换的衣、被应预热；③观察体温，测体温每4h一次，体温稳定后改每日2次。

（2）维持自主呼吸：①保持呼吸道通畅，及时清除呼吸道分泌物，喂乳速度应慢，喂乳后侧卧位，以免呛奶及溢乳时乳汁吸入呼吸道而窒息；②呼吸暂停时可拍打足底、托背、放置水囊床垫等以帮助恢复自主呼吸；③有缺氧症状者给予氧气吸入，氧浓度以30％～40％为宜，以间歇给氧为好，持续吸氧不要超过3天，或在血气监测下用氧，防止氧中毒；④观察呼吸及皮肤颜色，并备好氧气、吸痰器等抢救用品、用药。

（3）合理喂养：①出生体重在1500g以上且无发绀者，可在生后2～4h试喂10％葡萄糖水2mL/kg，无呕吐者可在6～8h喂奶；出生体重在1500g以下或伴发绀者，可适当延迟喂奶时间；②能量、水的需要，出生后1周内80～120kJ/（kg·d），液体50mL/（kg·d），至生后20天可增至500～580kJ/（kg·d），液体150mL/（kg·d）；③首选母乳，无法母乳喂养者以未成熟儿配方乳为宜，喂乳量应根据消化、吸收能力而定，以不发生胃内滞留和呕吐为宜，吸吮能力差和吞咽不协调者可用滴管、胃管喂养，必要时静脉补充高营养液；④喂养后，宜取右侧卧位，注意观察有无发绀、溢乳和呕吐现象发生；⑤准确记录24h出入量，每日晨起空腹测体重一次，并记录，理想的体重增加为25～30g/d，最低应达15g/d。

（4）预防感染：对未成熟儿应实行保护性隔离，应加强口腔、皮肤、脐带的护理和病室空气和用品的消毒。

（5）预防出血：生后按医嘱立即补充维生素K，尽早进食以促进肠道正常菌群的建立，以防维生素K依赖因子缺乏而引起出血。密切观察有无出血现象，做好抢救准备。

3.健康指导

（1）鼓励父母尽早探视及参与照顾早产儿，提供父母与早产儿说话和照顾早产儿的机会，耐心解答父母提出的有关问题，讲解早产儿所使用的设备和治疗，以减轻他们的焦虑及恐惧。

（2）指导并示范护理早产儿的方法。向家长阐明保暖、喂养及预防感染等护理措施的重要性及注意事项。建议母亲护理早产儿前后必须洗手,减少他人探视,家中有感染性疾病者避免接触早产儿。

(3)指导早产儿出院后应定期到医院门诊检查;出生后 2 周开始使用维生素 D 制剂,出生后 2 个月补充铁剂,预防佝偻病和贫血;按期预防接种;定期进行生长发育监测。

二、新生儿常见疾病

(一)新生儿黄疸

1.新生儿黄疸

新生儿黄疸是新生儿时期发生的血清胆红素浓度增高而引起的巩膜、皮肤等被黄染的现象。若胆红素过高可导致胆红素脑病(核黄疸),引起死产或严重后遗症。

2.临床表现

(1)生理性黄疸:除黄疸黄疸外,一般情况良好,无其他临床症状及体征。

(2)病理性黄疸:根据引起黄疸的病因不同各有不同的临床特点,黄疸严重者均可发生胆红素脑病。当足月儿血清胆红素达 $342\mu mol/L$(20mg/dL),未成熟儿达$257\mu mol/L$(15mg/dL),个别的未成熟儿即使低于 $171\mu mol/L$(10mg/dL)时,也有发生胆红素脑病的可能。胆红素脑病一般发生在出生后 2~7 天,未成熟儿尤易发生。典型症状:①警告期,嗜睡、尖声哭叫、肌张力下降、吸吮力弱,持续 12~24h;②痉挛期,双眼凝视、发热抽搐、角弓反张、呼吸不规则,持续12~48h;③恢复期,抽搐减少至消失,可正常吃奶,体重增加,肌张力逐渐恢复,此期持续约 2 周;④后遗症期,多在出生后 2 个月左右,患儿出现手足徐动,听力障碍,眼球运动障碍,牙釉质发育不全,智力落后等中枢神经系统损害的后遗症。

(3)病理性黄疸常见疾病的临床特点:

1)新生儿溶血病:系指母婴血型不合引起的新生儿同种免疫性溶血。以 ABO 血型不合最常见(母亲 O 型,婴儿 A 或 B 型易发生本病;若母为 AB 型或婴儿为 O 型则不会发生),其次为 Rh 血型系统不合。ABO 血型不合者约 50% 在第一胎即可发病。Rh 血型有 6 种抗原(C、c;D、d;E、e),其中 D 抗原性最强,临床上把具有 D 抗原者称 Rh 阳性,反之为阴性。我国汉族 99.66% 为 Rh 阳性。Rh 血型不合溶血病主要发生在 Rh 阴性孕妇和 Rh 阳性胎儿,一般不会在第一胎发生,但症状随胎次增多而越来越严重。症状轻重与溶血程度基本一致,ABO 溶血病一般病情较轻,Rh 溶血病多较重。

主要临床表现:①水肿,病情严重者,出生时全身水肿,常有胸、腹腔积液,肝脾肿大及心力衰竭,如不及时抢救大多死亡,严重者为死胎,常见于 Rh 溶血病;②黄疸,Rh 溶血者大多在 24h 内出现黄疸,ABO 溶血大多在出生后 2~3 天出现,黄疸发展迅速;③贫血,Rh 溶血者一般贫血出现早而重,重症贫血易发生心力衰竭,ABO 溶血者多无明显贫血;④肝脾肿大,严重溶血时髓外造血活跃,引起肝脾肿大,Rh 溶血病较 ABO 溶血病更明显;⑤胆红素脑病,是指游离胆红素通过血脑屏障引起的脑组织的病理性损害。

2)新生儿肝炎综合征(TORCH 综合征):以巨细胞病毒感染最常见,其次为乙型肝炎病毒、风疹病毒、单纯疱疹病毒、梅毒螺旋体和弓形虫等,多数可通过胎盘感染胎儿或分娩时通过产道被感染。病原体可使肝功能受损,而致肝酶抑制、胆红素代谢障碍、毛细胆管胆汁淤滞、胆红素排泄受阻等。起病缓慢,一般生后 2~3 周出现黄疸且渐加重,同时伴有厌食、呕吐、体重不增、大便色浅、尿色深黄、肝轻至中度增大,肝功能异常。

3)先天性胆道闭锁:黄疸多在生后 2~3 周出现并逐渐加重,皮肤呈黄绿色,尿色深黄,大便颜色灰白,肝进行性增大,3 个月后可逐渐发展为肝硬化。需早诊断,早治疗。

4)新生儿脓毒症及其他感染:细菌毒素可抑制葡萄糖醛酸转移酶的活力,并可破坏红细胞而致黄疸。感染早期以未结合胆红素增高为主,晚期以结合胆红素增高为主,随感染的发展黄疸逐渐加重,或生理性黄疸退而复现并加重。其他感染包括尿路感染等。

5)母乳性黄疸:多于母乳喂养后 4~7 天出现黄疸,2~3 周达高峰,停止母乳喂哺 24~72h 后胆红素开始下降.持续母乳喂养 1~4 个月胆红素也可降至正常,小儿一般状态良好,尚无胆红素脑病报告。

6)遗传性疾病:如红细胞 6-磷酸葡萄糖脱氢酶(G-6PD)缺陷,南方多见。黄疸出现时间不一,胆红素脑病发生率高。

7)药物性黄疸:多由维生素 K、新生霉素、樟脑丸等引起。

3.预防及治疗原则

(1)预防:避免滥用输血和人工流产,预防新生儿感染,不使用对肝脏有损害的药物。

(2)治疗:①尽快祛除病因;②注意保暖,尽早喂养,供给足够热量,保持大便通畅;③降低血清胆红素,防止胆红素脑病发生,可采用蓝光疗法、适当输入人血浆和白蛋白、应用肝酶诱导剂(苯巴比妥等),必要时考虑应用换血疗法;④纠正缺氧及水、电、酸碱平衡紊乱。

4.护理

(1)护理诊断/问题

1)潜在并发症:胆红素脑病。

2)知识缺乏:家长缺乏有关新生儿黄疸的知识。

(2)护理措施

1)密切观察病情:①观察黄疸出现的时间、范围及程度,判断病情进展情况。当血清胆红素达到 $85.5 \sim 119.7 \mu mol/L$ 时,面部皮肤可出现黄染,随着胆红素的浓度增高,逐渐由躯干向全身发展,若躯干呈橘黄色,估计血清胆红素可达 $307.8 \mu mol/L$,当手足转为橘黄色,估计血清胆红素值已达 $342 \mu mol/L$;②监测生命体征、哭声、吸吮力和肌张力等变化,及时判断有无胆红素脑病发生;③观察大小便次数、量及性质,如存在胎粪延迟排出,应予灌肠处理,促进大便及胆红素排出。

2)注意保暖,尽早哺乳,促进肠道正常菌群建立及胎粪排出,减少胆红素的肠肝循环。必要时静脉滴入 10%葡萄糖,防止发生低血糖。

3)降低血清胆红素浓度:①实施光照疗法,波长为 420~470nm 的蓝光,灯源与患儿体表的距离为 20~40cm,每天照射 8h,停 16h,累计 24h;②换血疗法,选用合适血型,通过脐静脉等处换血,换血量约为患儿全血的 2 倍,每次更换 10~20mL;③按医嘱给予血浆或清蛋白和肝酶诱导剂(苯巴比妥等),纠正酸中毒,以加速未结合胆红素的转化和排泄。

4)祛除其他诱因:及时纠正缺氧、酸中毒,预防和控制感染,避免使用引起新生儿溶血或抑制肝酶活性的药物,如维生素 K、磺胺等。

5)健康指导:①对新生儿溶血症,应做好产前咨询及孕妇预防性服药;②母乳性黄疸较重者,可暂停母乳喂养,黄疸减轻再恢复母乳喂养;③红细胞 G-6PD 缺陷者,应忌食蚕豆及其制品,避免接触樟脑,避免使用抑制或竞争该酶的药物等;④指导胆红素脑病后遗症的康复治疗及护理。

(二)新生儿颅内出血

新生儿颅内出血是新生儿期常见的因缺氧或产伤引起的严重脑损伤性疾病,早产儿发病率较高,预后较差。

1.临床表现

与出血部位、量有关。一般于生后 1~2 天内出现症状,常有意识改变,先表现为兴奋,随后出现抑制。兴奋表现如易激惹、烦躁,抑制表现为淡漠、嗜睡、昏迷。颅内压增高时,则有脑性尖叫、前囟隆起、惊厥等,呼吸增快、减慢、不规则或暂停,凝视、斜视,肌张力早期增高,以后减低,拥抱反射消失。脑疝时则出现瞳孔不等大,对光反射差等。

2.辅助检查

部分患儿脑脊液可呈均匀血性或镜下有较多皱缩红细胞,B 超或 CT 检查可确定出血部位及范围。

3.预防及治疗原则

①预防,加强围生期保健,预防早产儿,减少产伤和窒息;②治疗,控制出血、惊厥;降低颅内压(可选用地塞米松,必要时用甘露醇);支持疗法;使用恢复脑细胞功能药物。

4.护理

(1)护理诊断/问题

1)潜在并发症:脑疝。

2)有窒息的危险:与惊厥、昏迷有关。

3)营养失调,低于机体需要量:与颅内出血致呕吐、不能进食有关。

(2)护理措施

1)预防脑疝:①绝对静卧至病情稳定,护理操作要轻、稳、准,尽量减少对患儿的移动和刺激,静脉穿刺最好选用留置针,减少反复穿刺;烦躁、惊厥者按医嘱应用地西泮或苯巴比妥等,以防止因患儿烦躁加重缺氧和出血;②按医嘱给维生素 K,止血敏、安络血、维生素 C 等以控制出血,伴贫血者可少量输入新鲜血浆或全血;③密切观察病情变化,如患儿神志不清、呼吸不规则、瞳孔不等大等圆、对光反射迟钝或消失等为脑疝的征象,应按医嘱适当用脱水剂。

2)预防窒息:患儿侧卧位或头偏向一侧,及时清除呼吸道分泌物以保持呼吸道通畅。备好吸痰器、氧气、气管插管等抢救用品,每 4h 测生命体征并记录,发现异常反应及时通知医生并配合抢救。

3)补充营养：病重者喂乳延至生后72h，禁食期间给予鼻饲，不能进食者，按医嘱静脉补充营养及水分。

4)健康指导：向患儿家长介绍病情及预后，并给予安慰，减轻家长的焦虑，鼓励其坚持治疗和随访，发现有后遗症时，尽早对患儿进行功能训练。

(三)新生儿寒冷损伤综合征

1.新生儿寒冷损伤综合征

简称新生儿冻伤，主要由受寒引起。其临床特征是低体温和多器官功能损伤，严重者出现皮肤硬肿，此时又称新生儿硬肿症。

2.临床表现

起病多在生后1周内，未成熟儿多见。主要表现为：①体温常低于35℃，重症患儿低于30℃；②皮肤发凉、硬肿，呈暗红色，不易捏起，按之如硬橡皮；硬肿发生的顺序为小腿→大腿外侧→下肢→臀部→面颊→上肢→全身；③反应差，哭声低弱，吸吮无力，食欲差或拒乳，呼吸表浅，心率慢，心音低钝；病情重者可发生休克、心力衰竭、弥漫性血管内凝血(DIC)、肺出血、急性肾功能衰竭等多器官功能衰竭。

3.辅助检查

血小板减少，血糖降低，DIC凝血活酶时间延长，3P试验阳性。

4.预防及治疗原则

①预防，做好预产期保健，加强生后保暖和能量供给，防治感染；②治疗，主要为逐渐复温；支持疗法，供给足够的热量及液体；合理用药和对症治疗。

5.护理

(1)护理诊断/问题

1)体温过低：与早产、寒冷、感染、窒息、热量供应不足等有关。

2)营养失调，低于机体需要量：与吸吮无力、能量摄入不足有关。

3)有感染的危险：与免疫功能低下有关。

4)潜在并发症：肺出血、DIC。

(2)护理措施

1)恢复正常体温：①复温，是护理的关键措施；体温＞30℃，腋—肛温差为正值的轻、中度患儿，可放入30℃的暖箱内，根据体温恢复情况，将箱温调至30～34℃范围内，6～12h内恢复正常体温；体温＜30℃，腋—肛温差为负值的重症患儿，先将患儿置于高于其体温1～2℃暖箱内，每小时升高箱温1℃，不超过34℃，于12～24h内恢复正常体温。无暖箱时可采用母亲怀抱、热水袋、电热毯等保暖复温，要注意防止烫伤；②供氧有助于棕色脂肪分解产热，吸入的氧气应加温、加湿；③观察病情，注意暖箱温度、湿度并随时调整；监测肛温、腋温的变化，复温中每2h测体温1次，体温正常6h后，每4h测1次，并注意皮肤硬肿的变化。

2)保证能量与水分的供给：首选母乳，能吸吮者可直接哺乳；吸吮无力者可用滴管或鼻胃管喂养，喂养时应耐心少量多次。病情严重者按医嘱静脉补充营养及液体，严格控制补液的速度。

3)预防感染:保护性隔离,做好病室消毒清洁工作,严格遵守无菌操作规程,加强皮肤护理,尽量避免肌内注射,防止皮肤破损引起感染。

4)预防肺出血、DIC:密切观察病情,监测心率、呼吸、血压的变化,注意有无出血倾向等。备好抢救药物(肝素等)、氧气及呼吸机等抢救设备。

5)健康指导:介绍新生儿硬肿症的预防方法,指导并示范对新生儿的保暖、喂养及预防感染方法。

(四)新生儿脓毒症

1.新生儿脓毒症

新生儿脓毒症是指新生儿时期致病菌侵入血液循环并在血液中生长繁殖、产生毒素而造成的全身性感染。

2.临床表现

产前、产时感染多在生后 3 天内发病,产后感染多在出生 3 天后发病。早期表现为精神、食欲欠佳,哭声低弱,体温不稳定,继则精神萎靡、嗜睡、拒乳、面色苍白或发灰、呼吸改变、体重不增等。此外还可出现病理性黄疸、肝脾肿大、出血现象。病情重者可发生惊厥、昏迷、出血、休克、中毒性肠麻痹。易发生化脓性脑膜炎、肺炎等并发症。

3.辅助检查

血培养可阳性,血培养与病灶分泌物细菌培养一致更具有临床意义;外周血白细胞增多,中性粒细胞升高,中性粒细胞中杆状核≥20;C 反应蛋白阳性,血沉增快。

4.预防及治疗原则

①预防,加强孕期保健,避免产程过长,产时注意无菌操作,产后加强新生儿皮肤、黏膜、脐带护理,防止感染;②治疗,早期、足量、静脉应用敏感抗菌药物,病原菌未明确前可选择氨苄西林[50mg/(kg·次),每日 2 次,静脉滴注]与头孢曲松[50~100mg/(kg·次),每日 1 次,静脉注射]联合应用,疗程要足,一般疗程 7~10 天,同时处理局部感染病灶;③对症治疗和支持疗法,维持水、电解质、酸碱失衡;纠正休克;注意保温、纠正缺氧。

5.护理

(1)护理诊断/问题

1)体温调节无效:与感染有关。

2)营养失调,低于机体需要量:与拒乳致能量摄入不足、感染致能量消耗过多有关。

(2)护理措施

1)维持体温稳定:①体温过高时,应调节环境温度,松开包被,供给充足的水分来降低体温,不宜用退热药、乙醇擦浴、冷盐水灌肠等刺激性强的降温方法;降温措施半小时后复测体温1 次。体温过低时,应及时采取保暖措施;②清除局部感染病灶(脐炎、脓疱疮等),按医嘱静脉应用有效抗菌药物;③严密观察病情变化,监测生命体征每 4h 一次;若患儿出现面色发灰,哭声低弱,尖叫、呕吐频繁等症状时,及时报告医生并做好抢救准备。

2)保证营养供给:喂养时应细心、少量多次;吸吮无力者,可鼻饲或静脉营养,必要时可输鲜血或血浆等。每天测体重 1 次。

3)健康指导:耐心解答患儿家长提出的问题,减轻家长的恐惧及焦虑;解释正确运用抗菌药物的知识,以取得家长的配合;指导家长正确的喂养和护理患儿。

(五)新生儿破伤风

1.新生儿破伤风

新生儿破伤风是指破伤风芽胞梭菌经脐部侵入引起神经系统症状的一种严重的感染性疾病。常在生后 7 天左右发病,临床上以全身强直性痉挛和牙关紧闭、苦笑面容为特征,又称"脐风""七日风""锁口风"。

2.临床表现

潜伏期 3~14 天,大多为 4~8 天,发病越早,预后越差。起病初期,患儿多哭闹不安,张口、吸吮困难,随后牙关紧闭、面肌痉挛,出现苦笑面容,继而躯干及四肢强直、阵发性痉挛,呈角弓反张状,轻微刺激(声、光、触动等)均可引起痉挛发作或加重。呼吸肌、喉肌痉挛可引起呼吸困难、窒息。发作期间患儿神志清醒,早期不发热。

3.预防及治疗原则

预防重点是推广无菌接生法。治疗尽早应用 TAT 以中和未与神经组织结合的毒素,选用青霉素等以彻底杀灭破伤风杆菌,对症处理(控制痉挛等),保证营养。

4.护理

(1)护理诊断/问题

1)有窒息的危险:与喉肌痉挛及牙关紧闭呼吸道分泌物不能有效排出有关。

2)有受伤的危险:与反复抽搐有关。

3)皮肤完整性受损:与脐部感染有关。

4)营养失调,低于机体需要量:与张口、吸吮困难、病程长且消耗大有关。

(2)护理措施

1)预防窒息:①避免各种不良刺激,置患儿于单间病房,室内保持绝对安静,空气新鲜,温、湿度适宜,光线略暗,各种治疗、护理操作应在镇静剂发挥虽大作用时集中进行,动作应轻、准、快,静脉输液应选用静脉留置针,尽量减少对患儿的刺激以减少肌肉痉挛的发生;②及时清除口鼻分泌物,保持呼吸道通畅。备好氧气、吸引器、气管插管和气管切开等抢救用物;③按医嘱正确使用镇静剂(地西泮、苯巴比妥、水合氯醛等),一般每隔 4~6h 给药一次,药物交替使用,防止蓄积中毒。

2)预防受伤:患儿平卧位,剪短指甲,球栏周围放置软垫,发作期间勿用力按压患儿,防止骨折发生。

3)清除脐部感染灶:先用 3% 过氧化氢或 1∶4000 高锰酸钾溶液清洗脐部,改变脐部无氧环境,再涂以 2.5% 碘酊,用消毒纱布包裹,每天更换,直至愈合,接触脐部的辅料应烧掉。

4)保证营养供给:病初痉挛发作频繁时,应禁食,静脉给予高营养液、少量全血、血浆、清蛋白等。痉挛减轻后用鼻饲喂养,喂后取侧卧位以防呕吐引起窒息。在病情允许情况下,可经口喂养,训练患儿吸吮及吞咽功能,同时做好口腔护理。

5)健康指导:①指导预防方法,推广无菌接生法;患儿出生时脐部消毒不严格者,应在出生24h内重新处置,并肌内注射 TAT1500~3000U;②指导患儿家长正确的护理方法,如预防窒息、出院后患儿的营养供给方法等。

第三十四章　营养性疾病患儿的护理

一、营养不良

(一)概述

营养不良又称蛋白质能量营养不良,是因喂养不当或疾病原因引起能量和(或)蛋白质摄入不足或吸收障碍所致的一种慢性营养缺乏症。多见于3岁以下小儿。

(二)临床表现

1.体重不增为营养不良的最初表现,继之体重下降,皮下脂肪逐渐减少或消失,消瘦明显。皮下脂肪消失的顺序为:腹部→躯干→臀部→四肢→面颊部。

2.体格生长速度减慢直至停顿,病程长者身高也低于正常同龄儿。病情重者出现老人面容,皮包骨样,肌张力低下,运动功能发育迟缓。智力发育落后。

3.各系统器官可有不同程度功能紊乱,常发生呕吐、腹泻、精神萎靡、反应差,体温低,血压低,心率慢。血浆蛋白明显降低者可出现全身性水肿。

婴幼儿营养不良根据病情可分为三度,见表34-1。

表 34-1　婴幼儿营养不良分度

	Ⅰ度(轻)	Ⅱ度(中)	Ⅲ度(重度)
体重低于正常均值	15%～25%	25%～40%	>40%
腹壁皮下脂肪厚度	0.4～0.8cm	<0.4cm	消失
身长(高)	正常	稍低于正常	明显低于正常
皮肤颜色及弹性	正常或稍苍白	苍白、弹性差	弹性消失
肌张力	基本正常	降低、肌肉松弛	低下,肌肉萎缩
精神状态	正常	烦躁不安	萎靡、烦躁或抑制

(三)辅助检查

血清清蛋白浓度、多种血清酶活性、血糖、血清胆固醇等均可降低,维生素及矿物质减少等。

(四)预防及治疗原则

1.预防

合理喂养,及时添加辅食,纠正不良饮食习惯,合理安排生活制度,预防各种传染病和矫正消化道先天畸形。

2.治疗

①尽早发现营养不良,积极查找和去除病因,治疗原发病;②调整饮食,补充营养物质;③促进消化,改善代谢功能;④及时处理腹泻、脱水、电解质紊乱、酸中毒、低血糖等各种紧急情况;⑤控制继发感染,治疗并发症。

(五)护理

1.护理诊断/问题

(1)营养失调,低于机体需要量:与能量、蛋白质摄入不足或消耗过多等有关。

(2)有感染的危险:与机体免疫功能下降有关。

(3)潜在并发症:营养性贫血、自发性低血糖、呼吸道感染、消化道感染、泌尿系统感染。

2.护理措施

(1)饮食管理:①消除营养不足的相关因素,如喂养不当或疾病等;②根据营养不良的程度、消化吸收能力和病情,由少到多、由稀到稠,循序渐进直至恢复正常饮食;③补充维生素及微量元素如菜汤、果汁、碎菜等,必要时按医嘱给复合维生素、铁剂等;④食欲差者按医嘱给助消化药物,如胃蛋白酶、胰酶等;食欲极差者给正规胰岛素 2～3U,皮下注射,每日 1 次,注射前口服 20～30g 葡萄糖,防止发生低血糖;⑤病情重者可少量输血浆、氨基酸、脂肪乳等高营养液,明显低蛋白血症者输清蛋白(表 34-2)。

表 34-2 婴幼儿营养不良的营养素增添方法

增添步骤	能量 [kJ/(kg·d)]	蛋白质:脂肪:糖(重量比)	适用食物 供蛋白质	适用食物 供脂肪	适用食物 供糖	适用范围 轻度	适用范围 中度
第一步	146	1:0.3:5	脱脂乳、鱼粉、豆浆	脱脂乳、鱼粉中所含少量脂肪	米汤或米粉加少量糖		
第二步	255	1:0.5:5.5	脱脂乳、鱼粉、豆浆	脱脂乳、鱼粉中所含少量脂	米汤或米粉加少量糖		适用
第三步	502	1:0.6:7.6	半脱脂乳、鱼粉、豆浆、蛋、鱼	半脱脂乳、非乳类者加少量植物油	粥、糕、饼	适用	适用
第四步	585	1:0.8:7.2	全乳、鱼、蛋、豆浆	全乳、非乳类者加少量植物油	粥、糕、饼	适用	适用
第五步	727	1:1.5:5.2	全乳、鱼、蛋、豆浆、肝末、肉末	全乳另加植物油	粥、糕、饼		适用
第六步	585～505	1:1:4	全乳、鱼、蛋、豆浆、肝末、肉末	植物油递减	粥、糕、饼	巩固	巩固

(2)预防感染:保持皮肤、口腔清洁,防止发生皮肤破溃、口腔炎;保持室内空气新鲜,温、湿度适宜,注意保暖,预防呼吸道感染;注意饮食卫生,防止消化道感染;采用保护性隔离措施,避免交叉感染。

(3)预防低血糖:①保证营养物质的摄入,不能进食者可按医嘱静脉输入葡萄糖溶液;②密切观察病情,尤其在夜间或清晨,如患儿出现头晕、冷汗、面色苍白、神志不清等,提示发生低血糖,应立即按医嘱静脉输入 10%葡萄糖溶液。

(4)健康指导:①向家长介绍营养不良的常见原因及预防方法;②指导正确的饮食调整方

法,科学喂养,合理饮食搭配(表 34-3);③加强小儿体格锻炼,预防感染性疾病。

表 34-3　1～2 岁小儿食谱举例

	春	夏	秋	冬
早 点心 午 点心 晚	鲜豆瓣泥粥 豆浆 烂饭肉末碎菜胡萝卜 蛋花汤 烂饭、鱼丸烧豆腐、 碎豆苗	白粥、咸蛋 豆浆(牛奶) 红烧牛肉末、番茄洋葱面 绿豆泥汤 烂饭葱油炒蛋、碎鸡毛菜、 碎豆腐干	蛋花粥 豆浆(牛奶) 烂饭、炒肝末、豆腐 豆沙素饼 肉末荠菜煨饭	赤豆泥粥 豆浆(牛奶) 肉末黄芽菜煨面 枣泥粥 烂饭、鲜肉末胡萝 卜、土豆泥汤

二、小儿肥胖症

(一)概述

肥胖症是由于能量的摄入长期超过人体的消耗,导致体内脂肪蓄积过多,体重超过同年龄、同身高小儿正常标准的 20%,或超过同年龄、同性别健康儿童平均体重加 2 个标准差值称为肥胖。我国小儿肥胖症中多为单纯性肥胖。

(二)发病机制与病理生理改变

1.主要病理改变

是脂肪细胞的数目增多、体积增大。若肥胖起病于脂肪细胞数目快速增殖期(出生前 3 个月、出生后第 1 年和青春期),其病变以脂肪细胞数目增多为主;若起病在脂肪细胞非快速增殖期,其病变以脂肪细胞体积增大为主。前者治疗较困难,且易复发。

2.代谢及内分泌改变

机体对环境温度变化的应激能力降低,有低温倾向;血脂水平增高,除了易发生动脉硬化、高血压等,还可抑制白细胞趋化及杀菌功能,患儿易并发感染;嘌呤代谢异常,血尿酸水平增高,易发生痛风症;男性患儿的雄激素水平可降低,女性患儿的雌激素水平可增高。小儿肥胖可能是成人肥胖症、高血压、冠心病、糖尿病的先驱症。

(三)临床表现

1.发病年龄

肥胖最常见于婴儿、5～6 岁和青春期的少年儿童。

2.症状

单纯性肥胖者,除多食外无其他不适。体格生长发育多较正常儿童迅速,骨龄、智力、性发育正常或较早。明显肥胖的儿童常易疲乏,严重肥胖可因脂肪堆积而限制胸廓扩展及膈肌运动导致肺通气不良,引起低氧血症、红细胞增多、发绀。严重时心脏扩大、心力衰竭甚至死亡,称肥胖换气不良综合征。

3.体征

皮下脂肪增多,但分布均匀,腹部膨隆下垂,重度肥胖者可在胸腹、臀部、大腿处发现白色条纹或紫色条纹。肥胖女孩的外生殖器发育多正常;男孩由于大腿、会阴部脂肪过多,阴茎可掩藏在脂肪组织中而显得阴茎发育过小。因体态肥胖,动作笨拙,可表现出自卑、胆怯、孤独等心理问题。

4.国内分度

以同年龄、同性别健康小儿体重均值为标准,若体重超过均值加 2 个标准(X+2SD),称为肥胖;体重为 X+(2~3)SD 为轻度肥胖;~4SD 为中度肥胖;>4SD 为重度肥胖。或以体重高于同年龄、同身高正常小儿标准的 20% 为肥胖;超过 20%~29% 为轻度肥胖,超过 30%~49% 为中度肥胖,超过 50% 以上为重度肥胖。

5.实验室检查

可见血甘油三酯、胆固醇增高,严重者 β 脂蛋白也可增高。

(四)预防及治疗原则

应注意饮食种类的平衡,养成体育锻炼的习惯。采取综合性治疗措施,以控制饮食,加强运动为主,消除心理障碍,配合药物治疗。

(五)护理

1.护理诊断/问题

(1)营养失调,高于机体需要量:与摄入高能量食物过多和(或)运动过少有关。

(2)自我形象紊乱:与肥胖致体态异常有关。

(3)焦虑:与控制饮食困难及过分关注自身体态有关。

(4)知识缺乏:患儿及家长缺乏合理营养的知识。

2.护理措施

(1)饮食管理:是最重要的措施。限制饮食,使患儿每日摄入的能量低于机体消耗总能量。

1)饮食应满足小儿的基本营养及生长发育需要,目前以低脂肪、低碳水化合物和高蛋白食谱应用最广;蛋白质供能占 30%~35%、脂肪占 20%~25%、碳水化合物占 40%~45%,青春期蛋白质供能量可增至 50%~60%;每日食物供能的总量减少,严重肥胖者理想体重所需能量减少 30% 或更多;注意补充维生素及矿物质。

2)饮食要满足患儿的食欲,不致引起饥饿的痛苦;食品以蔬菜、水果、米饭、面食为主,加适量的蛋白质,限制脂肪及块根食物的摄入;鼓励患儿选用能量低、体积大的食品(蔬菜、黄瓜、萝卜等)。

3)体重不宜骤减,最初控制体重增加,以后使体重逐渐下降,降至同年龄正常值以上 10% 时,可取消饮食限制。

4)取得家长的长期合作,鼓励患儿坚持饮食治疗的信心,培养患儿良好的进食习惯、不吃零食。

(2)制订运动计划:运动锻炼不但可使能量消耗增多,还可促进甲状腺素的生理反应,减低胰岛素的分泌,使脂肪合成减少,有利减肥,并可促进肌肉发育,保持体力。应选择有效又容易坚持的运动项目,运动量应根据患儿的耐受力而定,以运动后轻松愉快,不感到疲劳为原则。坚持每日运动时间达 1h 或稍多。

(3)解除精神负担:家长应避免对子女的肥胖过分担忧,引导肥胖患儿正确认识自身体态改变。消除因肥胖带来的自卑心理。让患儿充分参与制订饮食控制和运动计划。

(4)健康指导:对患儿实施生长发育监测,定期门诊观察,指导并鼓励患儿坚持运动,控制饮食。

三、维生素 D 缺乏性佝偻病

(一)概述

维生素 D 缺乏性佝偻病是由于维生素 D 不足导致体内钙、磷代谢失常的一种慢性营养缺乏疾病。多见于 3 岁以下小儿,为我国儿科重点防治的四病之一。

(二)发病机制

维生素 D 缺乏时,肠道对钙磷吸收减少,血钙、血磷降低。血钙降低刺激甲状旁腺素分泌增加,使旧骨脱钙增加,释放骨钙入血,以维持血钙在正常或接近正常水平;但甲状旁腺素抑制肾小管对磷的重吸收并使尿磷排出增加,血磷降低,结果导致钙磷乘积降低(正常值>40),骨样组织钙化不良,成骨细胞代偿性增生,局部骨样组织堆积,碱性磷酸酶分泌增多,而产生佝偻病的骨骼病变和一系列症状、体征和血生化改变。

(三)临床表现

1.活动期

可分为初期和激期。

(1)初期:多于生后 3 个月左右起病,主要表现为神经、精神症状,如易激惹、烦躁、睡眠不安、易惊、夜啼等,并伴有多汗,因为多汗刺激头皮,婴儿常摇头擦枕而出现枕秃,此期无明显骨骼改变。血生化:血钙正常或稍低,血磷降低,钙磷乘积在 30～40;碱性磷酸酶增高或正常。此期可持续数周至数月,如未经适当治疗可发展为激期。

(2)激期

1)症状:除上述神经、精神症状更为显著外,此期骨骼改变显著。生长速度最快的部位如颅骨、四肢骨、胸廓影响最大。因小儿身体各部骨骼的生长速度随年龄不同而异,故不同年龄有不同的骨骼改变。

2)体征

①头部:3～6 个月出现颅骨软化,为佝偻病的早期表现,用手按压顶骨或枕骨中央可有压乒乓球样感觉,俗称"乒乓颅",但 3 个月以内的婴儿,在枕、顶骨骨缝处轻微软化仍属于正常;6 个月后因骨样组织堆积可出现方颅,前囟大,闭合迟,可迟至 2～3 岁才闭合;出牙迟,严重者牙齿排列不齐,牙釉质发育不良。

②胸部:肋软骨与肋骨交界处可触到或见到球形隆起,以第 7～10 肋骨最明显,自上而下呈串珠样,称为肋骨串珠;膈肌附着处的胸廓受牵拉而内陷,形成条沿肋骨走向的横沟,称肋膈沟;此外可因肋骨下缘外翻,肋骨骺端内陷,胸骨外突形成鸡胸、剑突处内陷形成漏斗胸等。

③四肢及脊柱:由于骨样组织增生而致腕部和踝部出现"手镯、足镯"征、下肢长骨缺钙,且因承受重力作用,加以关节处韧带松弛,造成"O"形腿(膝内翻)或"X"形腿(膝外翻)、脊柱后突

或侧弯等。肌肉、韧带松弛可致患儿蛙状腹、运动落后。大脑皮质功能异常,条件反射形成缓慢,语言发育落后。

3)实验室检查:①血生化,血钙正常或稍低,血磷低,钙磷乘积常<30,碱性磷酸酶增高;②X线检查,长骨干骺端膨大,临时钙化带模糊或消失、呈杯样改变,骨密度减低。

2.恢复期

经治疗后临床症状减轻或接近消失,精神活泼,肌张力恢复。血清钙、血磷、碱性磷酸酶渐恢复正常,X线检查临时钙化带重现,逐渐致密并增宽,逐渐恢复正常。

3.后遗症期

多见于3岁以后的小儿,临床症状消失,血生化、骨骼X线检查恢复正常,仅遗留不同程度骨骼畸形;轻、中度佝偻病治疗后很少留有骨骼改变。

(四)预防及治疗原则

1.预防

孕母应从妊娠后期(7~9个月)开始预防,如多晒太阳,食用富含维生素D和钙、磷、蛋白质的食品;小儿出生后要多晒太阳,提倡母乳喂养,按时添加辅食,培养良好的饮食习惯;合理补充维生素D制剂。

2.治疗

(1)活动期:①初期,维生素D 5000~10000单位,口服,疗程1个月;不能口服者用维生素D_2 40万单位或维生素D_3 30万单位肌内注射,多数注射一次即可,少数1个月后可再注射1次;②激期,维生素D_1 1万~2万单位,口服,疗程1个月;不能口服者用维生素D_2 40万单位或维生素D_3 30万单位肌内注射,可根据病情注射2~3次,间隔1个月;并适当补充钙剂和维生素A、维生素B、维生素C等,若治疗3个月病情无缓解,应注意寻找原因,不应一味使用维生素D制剂,以免造成中毒。

(2)恢复期:可使用"夏季晒太阳,冬季服AD"的方法。

(3)后遗症期:无需药物治疗,要注意加强体格锻炼,对骨骼畸形者,注意矫正骨骼畸形,胸部畸形可做俯卧抬头展胸运动,下肢畸形可做肌肉按摩,"O"形腿按摩外侧肌,"X"形腿按摩内侧肌,严重者可考虑外科手术矫形。

(五)护理

1.护理诊断/问题

(1)营养失调,低于机体需要量:与日光照射不足、维生素D摄入过少有关。

(2)生长和发育迟缓:与体内钙磷的代谢异常有关。

(3)潜在并发症:维生素D过量中毒、骨折、骨骼畸形。

(4)有感染的危险:与免疫功能低下有关。

(5)知识缺乏:患儿家长缺乏有关佝偻病的预防和护理知识。

2.护理措施

(1)生活护理:增加日光照射是最有效的方法,经常进行户外活动,一般越早越好。在不影响保暖的情况尽量暴露皮肤,每日接受日光照射由 10min 开始渐延长至 2h,平均每天户外活动应在 1h 以上。

(2)补充维生素 D:①供给维生素 D 及钙丰富的食物,提倡母乳喂养,无母乳者哺以维生素 D 强化牛奶或配方奶粉,按时添加辅食,增加富含维生素 D 及矿物质的食物如鱼肝油、牛奶、瘦肉、肝类、蛋类、肉类等;②接受日光照射;③按医嘱口服维生素 D,每日 2000～6000 单位或 $1,25(OH)_2D_3$ $0.5～2.0\mu g$,根据临床症状及 X 线骨片改善情况,于 1 个月后改为预防量(每日 400～800 单位);重症佝偻病或无法口服者,可一次肌内注射维生素 D_3 30 万单位,2～3 个月后用预防量。使用中应预防维生素 D 中毒,应严格按医嘱剂量用药,无论采用哪种方式,治疗量连用 1 个月后必须改为预防量口服,若患儿出现厌食、烦躁、呕吐、腹泻等中毒症状时,应及时通知医生,考虑停药。

(3)补充钙剂:按医嘱用钙剂:对 3 个月以内的患儿及有手足搐搦症病史者,在大剂量使用维生素 D 前 2～3 天至用药后 2 周应加服钙剂,每日 1～3g,以防诱发抽搐。钙剂应用注意事项:①不可与牛奶同服,钙剂混入牛奶当中,钙离子与脂肪结合成皂化物不利于钙吸收,一般在喂奶后 1～2h 温水溶解单独服用;②不可与噻嗪类、异烟肼、四环素等同服,否则易形成络合物,影响钙的吸收;③血中钙磷比例失调(最佳比例为 2:1)可降低钙的吸收;铁、锌、碘、维生素以及必需的氨基酸在体内的平衡关系对钙吸收具有重要影响。

(4)防治骨骼畸形:活动期应尽量避免久坐、立、行,护理操作应轻柔,以防发生骨折。已有骨骼畸形者,可采用主动或被动运动的方法纠正。胸部畸形可作俯卧位抬头展胸运动,下肢畸形可作肌肉按摩("O"形腿按摩外侧肌群,"X"形腿按摩内侧肌群)。畸形严重者可手术矫治。

(5)健康指导:①母亲从孕期开始多晒太阳,饮食应含有丰富的维生素 D、钙、磷和蛋白质;②婴儿应按时添加辅食,多晒太阳,平均每天户外活动在 1h 以上;新生儿出生 2 周后每日给维生素 D 400～800U 至 2 岁,北方地区可延至 3 岁,同时给予钙剂;口服浓缩鱼肝油滴剂时可将其直接滴于舌上或食物上,以保证用量;③讲解护理佝偻病患儿的注意事项:如避免久坐、立、行等,指导骨骼畸形的矫正方法。

四、维生素 D 缺乏性手足搐搦症

(一)概述

维生素 D 缺乏性手足搐搦症主要是由于维生素 D 缺乏,血钙低导致神经肌肉兴奋性增高,出现惊厥、喉痉挛或手足搐搦等表现。多见于婴儿期,冬春季多发。

(二)临床表现

1.惊厥

为最常见的发作形式。多突然发生四肢、面肌抽动,两眼上翻,神志不清,持续数秒或数分钟不等。发作时间长者可因缺氧而发绀,发作停止后患儿多入睡,醒后活泼如常。发作可数日 1 次或 1 日数次,甚至数十次,不发热。发作轻时仅有短暂的眼球上窜、面肌抽动,神志多清楚。

2.手足搐搦

突发的手、足痉挛呈弓状。双手腕部屈曲,手指伸直,拇指向掌心内收,强直痉挛,呈"助产士手";足部踝关节伸直,足趾向下弯曲呈"芭蕾舞足"。

3.喉痉挛

为最危险的发作形式,婴儿多见。喉部肌肉及声门突发痉挛,出现呼吸困难、发绀,有时突发窒息可导致死亡。

4.隐性体征

不发作时可查出:①面神经征,用手指或叩诊锤叩击耳前面神经穿出处,可使面肌收缩;②腓反射,叩击膝下外侧腓骨小头处的腓神经,可见足向外侧收缩;③陶瑟征,用血压计袖带包裹上臂充气后,使血压维持在收缩压和舒张压之间,5min 内该手出现痉挛状。

(三)预防及治疗原则

1.预防

维生素 D 缺乏是减少本症发生的关键。防止本病发生的主要环节是预防血钙浓度降低。应给婴儿多晒太阳,及时添加辅食,合理补充维生素 D 和钙剂。

2.治疗

应首先用镇静剂控制惊厥、喉痉挛等危急症状,尽快补充钙剂,症状控制后给维生素 D。

(四)护理

1.护理诊断/问题

(1)有窒息的危险:与喉痉挛或惊厥时呼吸道分泌物阻塞有关。

(2)有外伤的危险:与惊厥有关。

(3)营养失调,低于机体需要量:与维生素 D 缺乏、血钙下降有关。

(4)知识缺乏:家长缺乏相关疾病的护理知识。

2.护理措施

(1)控制惊厥及喉痉挛:立即按医嘱用药:①镇静剂,10%水合氯醛保留灌肠,每次 40～50mg/kg,或地西泮肌内或静脉注射.每次 0.1～0.3mg/kg;②钙剂,可用 10%葡萄糖酸钙 5～10mL 加 10%葡萄糖液 10～20mL 缓慢静脉注射(10min 以上)或静脉滴注;症状缓解后改为10%氯化钙溶液口服,3～5 天后用葡萄糖酸钙或乳酸钙;③应用维生素 D,一般 2 周后开始应用足量的维生素 D,每日 5000～10000 单位,直到佝偻病恢复期,以后改用预防量。

(2)预防窒息:①惊厥发作时,不要搬运,应就地抢救,保持患儿安静,去枕平卧,头转向一侧,松开衣领,及时清除呼吸道分泌物,保持呼吸道通畅;②喉痉挛发作时应立即将舌体轻轻拉出口外,进行人工呼吸或加压给氧,迅速通知医师并做好抢救准备工作。

(3)预防外伤:①防坠床,病床应挂好床档或专人守护;②防舌咬伤,用开口器或在上、下白齿之间放纱布包裹的压舌板。

(4)健康指导:向患儿家长介绍本病的原因及预后,减轻家长的心理压力;一旦患儿抽搐发作,应立即通知医护人员,以便及时就地抢救;出院后按医嘱应用维生素 D 及钙剂,强调口服钙剂的正确方法,叮嘱让患儿多晒太阳。

第三十五章 消化系统疾病患儿的护理

一、婴儿腹泻

(一)概述

婴儿腹泻是由多病原、多因素引起的以腹泻症状为主的一组疾病。根据病因分感染性和非感染性两类,发病年龄多在 2 岁以下。夏秋季发病率高,为婴幼儿时期的常见病,是我国儿童重点防治的"四病"之一。

(二)分类

1.感染性腹泻

①细菌进入肠道后可产生肠毒素,抑制肠上皮细胞吸收 Na^+ 和水,同时促进 Cl^- 的分泌,使小肠液总量增加,超过结肠的吸收能力,导致分泌性腹泻;②细菌可直接侵入小肠或结肠肠壁,引起肠黏膜充血、水肿、炎症细胞浸润、溃疡和渗血等病变而致腹泻;③人类轮状病毒感染还可使双糖酶分泌不足致糖吸收减少;同时未消化的食物被病原体分解,其产物刺激肠蠕动增加、肠腔内渗透压升高而发生腹泻。

2.非感染性腹泻

主要由饮食不当引起,当摄入食物的质量突然改变超过消化道的承受能力时,食物不能被充分消化吸收而堆积在小肠上部,使肠道内局部酸度降低,肠道下部细菌上移和繁殖,使未消化的食物发生腐败和发酵.造成消化功能紊乱、肠蠕动亢进而引起腹泻。

(三)临床表现

根据病程可分为急性腹泻(病程＜2 周)、慢性腹泻(病程＞2 个月)、迁延性腹泻(病程在 2 周至 2 个月)。根据病情分为轻型、中型及重型。轻型腹泻多为肠道外感染、饮食、气候等因素引起;中、重型腹泻多由肠道内感染引起(肠道内感染性腹泻临床又称肠炎)。若生后不久即大便较稀,次数较多(4~6 次/日),但小儿一般情况好,不影响生长发育,属"生理性腹泻"。

1.胃肠道症状

轻型腹泻主要为大便次数增多。每日数次或 10 余次,每次大便量不多,呈黄色或黄绿色,稀薄或带水,有奶瓣,可混有少量黏液;可有食欲减退,偶有呕吐;多无全身中毒症状及脱水症状。中、重型腹泻患儿常有呕吐,严重者可吐咖啡渣样液体,每日大便可达数十次,量多,呈蛋花汤或水样,可有少量黏液;如为侵袭性大肠埃希菌、空肠弯曲菌感染引起,大便可呈脓血样;出血性大肠埃希菌引起者,大便可由水样转为血性。

2.全身中毒症状

轻型腹泻偶有低热;中、重型可有发热、精神萎靡或烦躁不安,重者意识朦胧甚至昏迷。

3.水、电解质和酸碱平衡紊乱

中、重型腹泻多出现不同程度的脱水、电解质和酸碱平衡紊乱。

(1)脱水:主要表现为口渴,尿少,眼窝及前囟凹陷,皮肤弹性差,黏膜干燥,重者可出现休克等。

1)脱水程度:根据临床表现的轻重程度不同将脱水分为轻、中、重度(表 35-1)。

表 35-1　三种不同程度脱水的临床评估

	轻度脱水	中度脱水	重度脱水
精神状态	无明显改变	烦躁或萎靡	昏睡或昏迷
失水占体重	5%以下	5%～10%	10%以上
皮肤弹性	稍差	差	极差
口腔黏膜	稍干燥	干燥	极干燥
眼窝及前囟门凹陷	轻度	明显	极明显
眼泪	有	少	无
尿量	略减少	明显减少	少尿或无尿
周围循环衰竭	无	不明显	明显
酸中毒	无	有	严重

2)脱水性质:根据水和电解质丢失比例不同,将脱水分为等渗性、低渗性和高渗性脱水三种(表 35-2)。

表 35-2　三种不同性质脱水的临床评估

	低渗性脱水	等渗性脱水	高渗性脱水
原因	腹泻病程长,或营养不良高	腹泻病程短,营养情况较好最高	高热、大汗、喝水少
发生频率	20%～50%	40%～80%	低 10%
丢失比例	失电解质>失水	等比例	失水>失电解质
血钠浓度	<130nmmol/L	130～150nmol/L	>150nmol/L
皮肤弹性	极差	稍差	尚可
血压	很低	低	正常或稍低
口渴	不明显	明显	极明显
神志	嗜睡或昏迷	精神不振	烦躁易激惹

(2)代谢性酸中毒:

1)原因:①腹泻时大量碱性物质从粪便中丢失,是造成酸中毒的主要原因;②进食少和吸收不良,体内脂肪分解增加,酮体生成增多;③脱水时血液浓缩,循环不良,组织缺氧,乳酸产生增多、堆积;④脱水造成血容量减少,肾血流量不足,尿量减少,酸性代谢产物从尿中排出减少。

2)临床表现:根据临床表现可将酸中毒分为三度。轻度酸中毒的表现为呼吸稍快,二氧化碳结合力降低(18～13mmol/L);中度酸中毒表现为呼吸深快,口唇樱红色或发绀,面色灰暗,精神萎靡或烦躁不安,二氧化碳结合力降低(13～9mmol/L);重度酸中毒时心率变慢,呼吸深快,节律不齐,呼吸丙酮味,口唇紫绀色,嗜睡甚至昏迷,可发生低血压和心力衰竭。新生儿和小婴儿呼吸代偿功能差,酸中毒时其呼吸改变可不典型,往往仅有精神萎靡、拒食和面色苍白等。

(3)低钾血症:主要原因:①呕吐和腹泻可致钾大量丢失;②进食少,钾的摄入量不足;③肾在缺钾时仍有一定量的钾自尿排出。

(4)低钙或低镁血症:腹泻较久或有活动性佝偻病的患儿血钙较低,但在脱水和酸中毒时,由于血液浓缩和离子钙增加,可不出现低钙症状。输液后血钙被稀释和酸中毒被纠正后,离子钙减少,故多在脱水、酸中毒被纠正后出现症状。低钙血症表现为抽搐或惊厥,低镁血症以震颤为主,也可出现抽搐、惊厥。临床以低钙血症多见。

(四)辅助检查

1.粪便检查

轻型腹泻患儿粪便镜检可见大量脂肪球;中、重型腹泻患儿粪便镜检可见大量白细胞,侵袭性细菌感染可有不同数量的红细胞及脓细胞;粪便细菌培养或病毒分离可明确病原学的诊断。

2.血生化检查

血钠的浓度因脱水性质不同而异,血清钾、钙在脱水纠正后可下降,二氧化碳结合力降低。

(五)治疗及预防措施

1.治疗原则

①调整饮食;②控制肠道内、外感染,病毒性肠炎一般不用抗菌药物;细菌性肠炎可先针对病原经验性选用抗菌药,再根据粪便细菌培养和药敏结果选用抗菌药物,如大肠埃希菌肠炎可选用氟喹诺酮类、磷霉素等;抗生素相关性肠炎应停用原使用的抗菌药物,酌情选用甲硝唑、万古霉素等;③纠正水、电解质紊乱,轻度脱水患儿可经口服补液;中、重度脱水或吐泻频繁、腹胀明显的患儿行静脉补液;④对症处理,腹泻早期不可用止泻药,当中毒症状消失而腹泻仍频繁时可用鞣酸蛋白、复方樟脑酊等;呕吐重者可肌内注射氯丙嗪等;腹胀明显者可进行肛管排气或肌内注射新斯的明。

2.预防

注意饮食卫生,提倡母乳喂养,注意消毒隔离及防治感染性疾病。

(六)护理

1.护理诊断/问题

(1)腹泻:与消化道感染、饮食不当或消化功能紊乱等有关。

(2)体液不足:与呕吐、腹泻体液丢失过多及入量不足有关。

(3)营养失调,低于机体需要量:与呕吐、腹泻、进食少有关。

(4)有皮肤完整性受损的危险:与大便对臀部皮肤刺激有关。

(5)潜在并发症:电解质紊乱、酸中毒。

2.护理措施

(1)腹泻的护理:①去除病因,如为饮食不当引起,则应停用患儿不能耐受的食物;由感染引起的腹泻,可用控制感染的药物;②观察并记录大便的次数、性状、量,及时采集粪便标本送检;③按医嘱用蒙脱石粉(思密达)等,以助消化道黏膜的修复及病毒、细菌、毒素的清除;④做好消毒隔离,与其他小儿分室治疗,患儿的食具、衣物、尿布等应专用,护理患儿前后要洗手,对患儿的腹泻、呕吐物及被其污染的物品应严格消毒。

(2)体液不足的护理:①防止体液继续丢失,调整饮食,按医嘱用药控制感染;应用止泻剂减轻腹泻(急性期忌用止泻剂);呕吐重者可应用止吐剂;②按医嘱补液。

(3)营养不足的护理:①适当调整饮食,轻型腹泻患儿可继续其日常饮食,暂停辅食;重型腹泻按医嘱暂禁食4~6h,然后由少到多逐渐恢复到正常饮食;②病程长者应耐心喂养,少量多餐;③病毒性肠炎患儿多有双糖酶缺乏,应暂停乳类喂养,改为豆制代乳品或发酵乳;④腹泻停止后继续给予营养丰富的饮食。

(4)预防皮肤受损的护理:选择柔软布类尿布,勤更换,每次便后用温水清洗臀部、蘸干,保持会阴部及肛周皮肤清洁,干燥,预防红臀的发生。局部皮肤若已发红,涂紫草油、5%鞣酸软膏或40%氧化锌油并按摩片刻;也可用红外线灯照射臀部,每次15~20min。

(5)电解质紊乱的护理:①补液后密切观察患儿精神、肌张力及腱反射等;按医嘱采血做电解质分析,及时发现低钾血症、低镁血症及低钙血症;②按医嘱及时补钾、钙、镁,补钾应注意有尿补钾,氯化钾的浓度不得超过0.3%,滴速不得过快,一般静脉补钾要持续4~6天;若补液中出现抽搐应将10%葡萄糖酸钙稀释后静脉缓慢注射,镁剂需深部肌内注射;③准确记录出入量。

(6)健康指导:①向患儿家长介绍小儿腹泻的病因、转归;②指导饮食护理、预防红臀的护理、预防水、电解质紊乱及口服补液的要领;③指导家长观察大便的情况、脱水的表现等;④出院后注意饮食卫生、合理喂养及气候变化时注意小儿保暖等。

二、小儿液体疗法的护理

(一)小儿体液平衡的特点

1.体液总量和分布

体液的分布可分为三大区:血浆区、间质区及细胞区。前两区统称为细胞外液,后一区又称为细胞内液。细胞内液和血浆液最相对固定,间质液量变化较大。年龄越小,体液总量占体重的百分比越高,主要是间质液量的比例较高,而细胞内液和血浆的比例和成人相近。在急性脱水时,由于细胞外液首先丢失,故脱水症状可在短期内出现(表35-3)。

表35-3 不同年龄的体液分布(占体重的百分比)

| 年龄 | 细胞内液(%) | 细胞外液 | | 体液总量(%) |
		间质液(%)	血浆(%)	
新生儿	35	40	5	80
0~1岁	40	25	5	70
2~14岁	40	20	5	65
成人	40~45	10~15	5	55~60

2.体液组成

小儿体液电解质成分与成人相似,但新生儿生后数日内血钾、氯、磷和乳酸偏高,而血钠、钙和碳酸盐偏低。细胞内液以 K^+、Mg^+、HPO_4^{2+} 及蛋白质为主,K^+ 起到维持细胞内液渗透压的作用;细胞外液以 Na^+、Cl^-、HCO_3^- 为主,其中 Na^+ 占阳离子总量的 90% 以上,是维持血浆渗透压的主要离子,因此临床上常以测定血钠来反映体液的渗透压。

3.水的交换

小儿年龄越小,每日体内外水的交换量越多。通常婴儿每日需水量 120~150mL,每日水的交换量为细胞外液的 1/2,成人仅为 1/7,故小儿对缺水的耐受力较成人差,容易出现脱水。

4.体液调节

主要依靠肾、肺、神经、内分泌及血浆中的缓冲系统,小儿体液调节功能较成人差。因此容易出现水、电解质代谢紊乱。

(二)常用液体种类、成分及配制

1.非电解质溶液

常用 5% 葡萄糖溶液 10% 葡萄糖溶液,前者为等渗液,后者为高渗液,但输入人体后溶液中的葡萄糖逐渐被利用,氧化为二氧化碳和水,不能起维持血浆渗透压的作用。因此,葡萄糖液可视为无张力的液体。输葡萄糖液的主要作用是补充水分与部分能量,纠正体液的高渗状态。

2.电解质溶液

主要用于补充丢失的体液、所需的电解质,纠正体液的渗透压和酸碱平衡失调状态。

(1)0.9% 氯化钠溶液(生理盐水):为等张液,钠与氯含量均为 154mmol/L,此溶液中的钠浓度接近于血浆浓度(142mmol/L),而氯浓度远比血浆浓度(103mmol/L)高,故大量输入生理盐水可致高氯性酸中毒。

(2)高渗氯化钠溶液:常用的有 3% 氯化钠溶液和 10% 氯化钠溶液,前者用以纠正低钠血症,后者用于配制各种混合液。

(3)碱性溶液:主要用于纠正酸中毒。常用的有:①碳酸氢钠溶液,此液可直接增加缓冲碱,纠正中毒的作用迅速,1.4% 碳酸氢钠为等渗溶液,5% 碳酸氢钠为高渗溶液,一般应稀释成等渗液后使用,在抢救重度酸中毒时,可不稀释而直接用 5% 碳酸氢钠静脉推注;②乳酸钠溶液,需在有氧条件下经肝脏代谢产生[HCO_3^-]而起缓冲作用,因此肝功能不全、缺氧、休克、新生儿期不宜使用,11.2% 溶液为高渗液,1.87% 溶液为等渗液。

(4)氯化钾溶液:用于补充钾。制剂为 10% 氯化钾和 15% 氯化钾。静脉滴注时应稀释成浓度为 0.2%~0.3% 的溶液,含钾溶液不可输注过快,也绝不可静脉推注,否则可发生心肌抑制而死亡。尿少或尿闭时应禁用。

3.混合溶液

为适应临床不同情况的需要,将几种溶液按一定比例配成不同的混合液,以互补其不足(表35-4)。

(1)糖盐溶液:用1份生理盐水和1至数份5%~10%葡萄糖液配制成不同比例的溶液。如1:1溶液为1份生理盐水和1份5%~10%葡萄糖液配制而成,为1/2张液,常用于轻、中度等渗性脱水;1:2溶液,为1/3张液;1:4溶液,为1/5张液,常用于高渗性脱水或维持补液等。

(2)2:1溶液:即2份生理盐水和1份1.4%碳酸氢钠(或1.87%乳酸钠)溶液组成,Na^+与Cl^-之比为3:2,与血浆相仿,为等张液,常用于低渗性脱水或重度脱水。

(3)2:3:1溶液:即2份生理盐水、3份5%或10%葡萄糖液和1份1.4%碳酸氢钠(或1.87%乳酸钠)溶液组成,Na^+与Cl^-之比为3:2,为1/2张液,用途同1:1液。

(4)4:3:2溶液:即4份生理盐水、3份5%~10%葡萄糖液和2份1.4%碳酸氢钠(或1.87%乳酸钠)溶液组成,Na^+与Cl^-之比为3:2,为2/3张液,常用于中度脱水或低渗性脱水。

表35-4　几种常用混合溶液的简便配制方法

混合溶液	5%或10%葡萄糖溶液	加入溶液(mL)		
		10%氯化钠	5%碳酸氢钠	(11.2%乳酸钠)
1:1液	500	22.5		
2:1液	500	30	47	(28)
2:3:1液	500	15	24	(15)
4:3:2液	500	20	33	(20)
1:4液	500	9		

4.口服补液盐溶液(简称ORS溶液)

近年来WHO推荐用ORS溶液给急性腹泻脱水患儿进行口服补液,临床应用效果良好。其配方为:氯化钠0.35g、碳酸氢钠0.25g、氯化钾0.15g、葡萄糖2g,以温开水100mL溶化后分次口服。此液约为2/3张。适用治疗轻、中度脱水。但因含钠量高,对于肾功能不全的小儿和新生儿要慎用。

(三)液体疗法

1.补液原则和方法

补液应遵守两大原则:第一补液做到定量、定性、定速,第二遵循先快后慢、先浓后淡、先盐后糖、见尿补钾及补钙、补镁等。补液方法如下:

(1)口服补液:适用于轻、中度脱水无严重呕吐、无腹胀者,选用ORS溶液。①累积损失量,轻度脱水用50mL/kg,中度脱水80~100mL/kg,少量多次服用,于4~6h内服完;②续损失量,一般按估计排便量的1/2补给。注意:口服补液期间患儿可照常饮水,如果眼睑出现水肿,应停止服用ORS液,改用白开水;新生儿慎用或不用。

(2)静脉补液:适用中度以上脱水或吐、泻重的患儿。首先做到"三定"。

1)定量:根据脱水的程度而定。第 1 天的补液总量包括 3 部分:①累积损失量,应按脱水程度计算;轻度脱水补 50mL/kg,中度脱水补 50～100mL/kg,重度脱水补 100～120mL/kg;②继续损失量,应根据实际损失量计算,禁食时一般按每日 30mL/kg 补充;③生理需要量,一般按每日 60～80mL/kg 计算。此补液量适用于婴幼儿,因小儿所需液体总量随年龄增长而逐渐减少,故 3 岁以上小儿补液时,需酌减 1/4 或 1/3。第 2 天只需补充继续损失量和生理需要量。

2)定性:主要根据脱水性质而定。低渗性脱水用等张或 2/3 张溶液(2:1 液或 4:3:2 液);等渗性脱水用2/3 或 1/2 张溶液(4:3:2 液或 2:3:1 液);高渗性脱水用 1/3 或 1/5 张溶液(1:2 液、1:4 液)。

3)定速:应根据脱水的程度和性质确定。一般累计损失量(约为补液总量的 1/2),应于 8～12h 补足,滴速为 8～10mL/(kg·h);继续损失量、生理需要量则在补充累计损失量后的 12～16h 内均匀滴入,滴速约为 5mL/(kg·h)。重度脱水伴周围循环衰竭时,应首先用 2:1 等张含钠液 20mL/kg(总量不超过 300mL),在 30～60min 内输入,以迅速扩充血容量,纠正休克,然后再继续输液。高渗性脱水患儿由于神经细胞内液的渗透压较高.钠离子排出较慢,需缓慢纠正高钠血症,以防血钠迅速下降诱发脑水肿。在补液过程中还要随时根据患儿病情的变化调节速度。

(2)纠正酸中毒:轻、中度酸中毒多数在纠正脱水后自然好转;重度酸中毒则用碱性溶液纠正,最常用的是 5% $NaHCO_3$ 溶液。

$NaHCO_3$ 需要量(mmol)＝(22-测得 HCO_3^-)mmol/L×1.0×体重(kg)

5%$NaHCO_3$需要量(mmol)＝(18-测得二氧化碳结合力)mmol×1.0×体重(kg)

(3)纠正低血钾:低血钾在脱水未纠正之前表现不明显。但随着血容量的恢复血钾被稀释,酸中毒被纠正和输入葡萄糖合成糖原使血钾向细胞内转移,尿量增多后排钾增多等,均可造成低血钾。故应适时补钾。

(4)纠正低血钙和低血镁:佝偻病、营养不良的患儿腹泻补液后容易出现低钙血症,应早期补钙。可用 10% 的葡萄糖酸钙溶液 10mL,加入 10% 的葡萄糖酸溶液 10mL 稀释后静脉点滴或缓慢静脉推注,必要时重复使用。若用钙剂无效,应考虑低镁血症,用 25% 硫酸镁每次0.1～0.2mL/kg,深部肌内注射,每 6h 一次,每日 3～4 次,症状缓解后停用。

2.静脉输液的护理

(1)输液前评估患儿病情,明确输液目的;熟悉液体成分及配制法,注意各药物之间的配伍禁忌;向患儿家长及较大患儿本人做好解释,取得他们的合作。

(2)输液中应严格掌握输液速度,明确每小时输入量,计算每分钟滴数,并随时检查,防止速度过缓或过速,有条件者可使用输液泵。定时检查输液管有无扭曲、受压,针头有无滑脱或阻塞,保证输液通畅。

(3)观察病情

1)生命体征:若出现烦躁不安、脉率增快、呼吸加快,应警惕是否为输液量过多,速度过快,导致心力衰竭和肺水肿等。

2)补液效果:观察患儿的精神状态,脱水的症状和体征是否好转,记录第一次排尿时间及24h出入量。若输液合理,多在补液后3～4h内排尿,表明血容量恢复;24h内皮肤弹性及眼窝凹陷恢复,说明脱水已纠正;若尿量多而脱水未纠正,说明输入的液体中葡萄糖液比例过高;若输液后出现眼睑水肿,说明电解质溶液比例过高。

3)酸中毒和低钾血症纠正情况:如患儿面色改变、呼吸异常、精神萎靡等酸中毒症状有无好转;肌张力减低、心音低顿、腹胀、腱反射减弱等体征是否消失。

4)观察输液反应:输液中若出现寒战、发热、恶心、呕吐等输液反应症状,应减慢或停止输液并及时报告医生,查明原因,给予对症处理。

(4)计算液体出入量:24h液体入量包括口服和胃肠道外补充量;出量包括尿、便和不显性失水。呼吸增快时,不显性失水增加4～5倍;体温每升高1℃,不显性失水每小时增加0.5mL/kg;环境湿度大小可分别减少或增加不显性失水;体力活动增多时,不显性失水增加30%。婴、幼儿大小便不易收集,可用称尿布的方法计算排出量。

3.特殊情况的静脉液体疗法

(1)婴幼儿肺炎伴腹泻时液体疗法:重症肺炎患儿,因常伴有高热、多汗、呼吸加快、热能消耗增加和摄入不足,而出现高渗性脱水和混合性酸中毒。肺循环阻力加大,心脏负担较重,要保证足够的液量和热能的供应,以免脱水和酸中毒加重。原则是尽量口服,若因脱水、电解质紊乱必须静脉补液时,补液总量及钠量要相应减少约1/3,速度要适当放慢,一般控制在每小时5mL/kg。有烦躁不安者,于输液前最好给予镇静剂使之安静,以减轻心脏负担及氧的消耗量。

(2)营养不良伴腹泻时液体疗法:营养不良伴腹泻时,多为低渗性脱水;因患儿皮下脂肪少,皮肤弹性差,易将脱水程度估计过高。因此补液总量比一般腹泻应减少1/3,含钠量应高些,以2/3张溶液为宜,输液速度应慢,以在24h内匀速输完为妥,一般每小时为3～4mL/kg。若有重度脱水、休克需扩充血容量时,一般按实际体重20mL/kg补给。营养不良患儿,大多有低钾、低钙,腹泻后症状型明显,故应及早补充,同时应及时补充热量和蛋白质。

(3)新生儿疾病的液体疗法:新生儿心、肺功能差,肾脏对水、电解质和酸碱平衡的调节功能差,因此,补液总量与速度均应控制。补液速度宜慢,除急需扩充血容量外,一般每小时不应超过10mL/kg;由于生理性溶血,新生儿血钾偏高,如无明显缺钾,通常不必补钾,如有明显缺钾而需静脉补充时,必须见尿补钾,浓度不超过0.15%,补钾总量为2～3mmol/L;补液种类以1/5张含钠液为宜。除急需扩充血容量者外,全日总量应在24h内匀速滴注。新生儿肝脏对乳酸盐代谢慢,纠正酸中毒时不用乳酸钠,而选用碳酸氢钠,但禁用高渗碳酸氢钠。

(4)心力衰竭的液体疗法:轻度且能口服者,液体总量以50～70mL/(kg·d)为宜;如不能进食,可静脉滴注10%葡萄糖液,速度应控制在10滴/min以下,合并腹泻脱水时,补液总量应比一般小儿同等程度脱水减少1/2。

第三十六章 呼吸系统疾病患儿的护理

肺炎

肺炎是指不同病原体或其他因素(如吸入羊水、油类或过敏反应)等所引起的肺部炎症,主要临床表现为发热、咳嗽、气促、呼吸困难和肺部固定性中、细湿啰音。重症患者可累及循环、神经及消化系统而出现相应的临床症状,如中毒性脑病及中毒性肠麻痹等。

(一)分类

1.病理分类

大叶性肺炎、支气管肺炎和间质性肺炎。以支气管肺炎最为多见。

2.病因分类

病毒性肺炎、细菌性肺炎、支原体肺炎、真菌性肺炎及吸入性肺炎等。

3.病程分类

急性肺炎病程<1个月,迁延性肺炎1～3个月,慢性肺炎>3个月。

4.病情分类

轻症肺炎,除呼吸系统外,其他系统仅轻微受累,无全身中毒症状。重症肺炎,除呼吸系统外,其他系统亦受累,全身中毒症状明显,甚至发生生命体征危险。

5.临床表现典型与否分类

(1)典型性肺炎:肺炎链球菌、金黄色葡萄球菌(金葡菌)、肺炎杆菌、流感嗜血杆菌、大肠杆菌等引起的肺炎。

(2)非典型性肺炎:肺炎支原体、衣原体、军团菌、病毒性肺炎等。

6.发生肺炎的地区进行分类

(1)社区获得性肺炎:指无明显免疫抑制的患儿在院外或住院48h内发生的肺炎。

(2)院内获得性肺炎:指住院48h后发生的肺炎。

(二)病原体

最常为细菌和病毒,病毒主要有呼吸道合胞病毒、腺病毒、流感病毒等。细菌以肺炎链球菌多见,近年来肺炎支原体、衣原体和流感嗜血杆菌有增加趋势。

(三)临床表现

2岁以下的婴幼儿多见,起病较急,发病前数日多先有上呼吸道感染,主要临床表现为发热、咳嗽、气促、呼吸困难和肺部固定性中、细湿啰音。婴幼儿以支气管肺炎最为常见。

1.呼吸系统表现

(1)症状:①发热,热型不定;②咳嗽较频繁,早期为刺激性干咳,恢复期有痰;③气促,多在发热、咳嗽后出现;④全身症状,精神不振、食欲减退、腹泻或呕吐。

(2)体征:①呼吸增快,可见鼻翼扇动和三凹征;②紫绀,见于口周、鼻唇沟和指趾端;③肺部啰音,闻及较固定的中、细湿啰音。肺部叩诊多正常,病灶融合时,可出现实变体征。

2.全身中毒症状

主要表现发热、精神萎靡、嗜睡或烦躁不安等。

3.其他系统受累的表现

(1)循环系统:可发生心肌炎及心力衰竭,前者表现为面色苍白、心动过速、心音低钝及心律不齐等。心力衰竭时有:①心率突然增快,高于 180 次/min;②呼吸突然加快,于 60 次/min;③极度烦躁不安,明显发绀,面色苍白发灰;④心音低钝,奔马律,颈静脉怒张;⑤肝脏迅速增大;⑥尿少或无尿,颜面眼睑或双下肢水肿。若出现前 5 项即可诊断。

(2)消化系统表现:食欲减退、呕吐、腹泻及腹胀等;重者可发生中毒性肠麻痹(表现为严重腹胀、膈肌升高,加重了呼吸困难,肠鸣音消失)及消化道出血(呕吐咖啡样物,大便潜血阳性或柏油样便)。

(3)神经系统表现:中毒性脑病,出现烦躁或嗜睡、意识障碍、惊厥、前囟隆起、球结膜水肿、瞳孔对光反射迟钝或消失,呼吸节律不齐甚至呼吸停止,提示发生了脑水肿。

4.并发症

脓胸、脓气胸、肺大泡等,多见于金黄色葡萄球菌肺炎和某些革兰阴性杆菌肺炎。

5.几种不同病原体所致肺炎的特点

(1)呼吸道合胞病毒肺炎:是最常见的病毒性肺炎,2~6 个月婴儿多见。起病急,不规则发热,体温 37~38℃;全身中毒症状无或轻;喘憋,呼气性呼吸困难;肺部闻及密集喘鸣音及细湿啰音;肺部 X 线双肺透亮度增强,小点状阴影,部分病儿有不同程度的肺气肿。

(2)腺病毒肺炎:多见于 6 个月至 2 岁小儿,起病急骤,高热持续时间长;咳嗽频繁、呼吸困难、发绀;中毒症状重状重,面色苍白或发灰,精神不振,嗜睡与烦躁交替;肺部啰音出现较晚,可出现实变体征;X 线改变较肺部体征出现早;易合并心肌炎和多器官衰竭。

(3)支原体肺炎:学龄儿童多见,咳嗽为本病突出的症状,为刺激性干咳;常有发热,体温常达 39℃左右,可持续 1~3 周;肺部体征多不明显或出现较晚。体征与剧咳及发热等临床表现不一致,为本病特点之一。部分患儿可有溶血性贫血、脑膜炎、心肌炎、肾炎等肺外表现。肺部 X 线有 4 种改变:①肺门阴影增浓;②支气管肺炎的改变;③间质性肺炎的改变;④均匀一致的片状阴影与大叶性肺炎改变。

(4)金黄色葡萄球菌肺炎:新生儿、婴幼儿发病率高。起病急、病情重、进展快;全身中毒症状明显;发热多呈弛张热,患儿面色苍白、烦躁不安,呻吟及发绀;可有各种类型皮疹;肺部体征出现较早,两肺散在中、细湿啰音;易并发脓胸、脓气胸等;肺部 X 线大小不等斑片状阴影,多发小脓肿、脓胸及脓气胸。

(四)辅助检查

1.血常规

细菌性肺炎白细胞升高,中性粒细胞增多,并有核左移现象;病毒性肺炎时大多正常或偏低。

2.X 线检查

两肺下野、中内带出现大小不等的点状或小片絮状影,可伴有肺气肿、肺不张等。

3.病原学检查

细菌培养及药物敏感试验、病毒分离可确定病原,肺炎支原体(MP)特异性诊断包括 MP 分离培养或特异性抗体测定。

(五)预防及治疗原则

1.预防

加强体格锻炼,增强机体抵抗力,积极防治上呼吸道感染,是预防的关键。

2.治疗原则

(1)控制感染:①选择有效抗生素,用药时间一般应持续至体温正常后 5～7 天,症状、体征消失后 3 天停药。支原体肺炎至少 2～3 周,葡萄球菌肺炎一般总疗程≥6 周;②抗病毒治疗。

(2)对症治疗:吸氧、祛痰、平喘、退热等。

(3)防治并发症:心力衰竭、中毒性脑病、消化道出血及中毒性肠麻痹等。

(六)护理

1.护理诊断/问题

(1)气体交换受损:与肺部炎症造成的通气和换气障碍有关。

(2)清理呼吸道无效:与呼吸道分泌物增多及呼吸道排痰功能差有关。

(3)潜在并发症:心力衰竭、脓胸(脓气胸、肺大泡)。

2.护理措施

(1)气体交换受损的护理:①半卧位或高枕卧位,避免患儿哭闹,减少氧的消耗;②及时清理呼吸道分泌物,保持呼吸道通畅;③给氧,多用鼻前庭导管给氧,经湿化的氧气的流量为 0.5～1L/min,缺氧明显着面罩吸氧,氧流量为 2～4L/min,氧浓度不超过 40%;④及时处理腹胀,可用中药松节油热敷腹部、肛管排气等;中毒性肠麻痹所致应禁食、胃肠减压,亦可用新斯的明或酚妥拉明;低钾血症引起者及时补钾;⑤按医嘱给予抗感染药物。

(2)清理呼吸道的护理:①稀释痰液、利于排出,保持适宜的温室度,鼓励患儿多饮水;给予超声雾化吸入,必要时用吸痰器吸痰;②帮助排痰,帮助患儿翻身、拍背,进行体位引流,以利痰液的排出;③控制炎症、减少痰液分泌,按医嘱应用抗生素;④维持适宜的室温在 18～22℃,湿度 55%～60%。

(3)预防心力衰竭的护理:①采取半卧位;②保持安静,减少刺激,必要时按医嘱给予镇静剂;③控制输液速度,每小时 5mL/kg;④密切观察病情,监测呼吸、心率等,若出现心力衰竭的表现,立即通知医生,给予洋地黄制剂等抢救措施。

(4)预防脓胸、脓气胸、肺大泡护理:观察病情变化,若发生了以下情况,及时通知医生,同时做好相应的准备:发热持续不退或退而复升、呼吸困难加重、患侧呼吸运动受限,叩诊呈浊音等,提示可能并发了脓胸;若突然病情加重,剧烈咳嗽、呼吸困难、胸痛、发绀、烦躁不安,叩诊积液上方呈鼓音,听诊呼吸音减弱或消失,提示并发了脓气胸。

3.健康指导

①向家长介绍患儿病情,指导家长更好地与医护人员配合,争取患儿与医护人员合作。②讲解肺炎的护理要点。③嘱咐家长出院后预防肺炎。指导家长加强患儿营养,增强体质,及时接种各种疫苗。养成良好的卫生习惯。教会家长处理呼吸道感染的方法,使患儿在疾病早期能得到及时控制。

第三十七章　循环系统疾病患儿的护理

病毒心肌炎

(一)概述

病毒性心肌炎是病毒侵犯心脏所致的炎性过程,以心肌炎性病变为主要表现,可累及心包或心内膜。临床表现轻重不一,预后大多良好,重者可发生心力衰竭、心源性休克及猝死。

(二)临床表现

1.症状

表现轻重不一,取决于年龄和感染的急性或慢性过程。轻型者症状较少,体检可发现心动过速、早搏等。典型病例可有:①前驱症状,发热、周身不适、咽痛、肌痛等;②常见症状,心前区不适、胸闷、心悸、头晕及乏力等;重症可突发心源性休克,表现为烦躁不安、面色灰白、皮肤发亮、四肢冷湿及末梢发绀,可在数小时内死亡。

2.体征

心尖区第一心音低钝,安静时心动过速,部分有奔马律。心律紊乱,早搏最多见。伴心包炎者闻及心包摩擦音。可出现心力衰竭及昏厥等,反复心衰者,心脏明显扩大,肺部出现湿啰音及肝、脾肿大,呼吸急促和紫绀,重症可突然发生心源性休克。

(三)辅助检查

1.心电图

可见严重心律失常,包括各种期前收缩,室上性和室性心动过速,房颤和室颤,Ⅱ度或Ⅲ度房室传导阻滞。心肌受累明显时可见 T 波降低、ST-T 段的改变。

2.X 线检查

心影正常或增大,心包积液时显著增大,心尖搏动减弱。心功能不全时两肺呈瘀血表现。

3.心肌酶谱测定

早期多有增高,以来自心肌的同工酶为主。

4.心肌肌钙蛋白(cTnI 或 cTnT)

阳性,特异性强。

5.超声心动图

显示心房、心室的扩大,心室收缩功能受损程度,探查有无心包积液。

6.病毒学诊断

早期从咽拭子、血液等中分离病毒或测定血清抗体,有助于病原诊断。

(四)治疗原则

主要是减轻心脏负荷、改善心肌代谢及心脏功能、促进心肌修复。应用大剂量维生素 C 及能量合剂,较重的急性病例可用激素及大剂量丙种球蛋白治疗。

(五)护理

1.护理诊断/问题

(1)活动无耐力:与心肌受损力下降、组织供氧不足有关。

(2)潜在并发症:心力衰竭、心源性休克。

2.护理措施

(1)活动无耐力的护理:①休息,急性期卧床休息至少到退热后 3～4 周,心力衰竭及心脏扩大者应绝对卧床休息。一般总休息时间不少于 3～6 个月,重症患儿心脏扩大者,卧床休息 6 个月至 1 年。待心衰控制、心脏情况好转后逐渐开始活动;②保证能量供给,维持水、电解质平衡。急性期一般需低盐饮食,心力衰竭者应短期无盐饮食,以免加重心脏负担。

(2)密切观察病情变化,避免并发症发生:①密切观察和记录患儿精神状态、面色、心率、心律、呼吸、血压变化,有明显心律紊乱者应心电监护,及时报告医生,做好抢救药物和器械的准备;②胸闷、气促、心悸时应卧床休息,给予吸氧。烦躁不安者予镇静。静脉给药时要准确控制滴速,速度不宜过快。

3.健康指导

向患儿家长介绍治疗本病的方法及其预后,减少家长的焦虑和恐惧。强调休息对心肌炎恢复的重要性和休息的方法,使其能自觉配合治疗。出院后定期到门诊复查,病情变化时应随时就诊。

第三十八章　造血系统疾病患儿的护理

营养性缺铁性贫血

(一)概述

本病是由于体内铁缺乏导致血红蛋白合成减少而引起的一种贫血,是小儿最常见的一种贫血,临床上以小细胞低色素性贫血、血清铁蛋白减少和铁剂治疗有效为特点。

(二)临床表现

1.一般表现

①皮肤黏膜逐渐苍白,以唇、口腔黏膜及甲床较明显;②易疲乏,不爱活动;③年长儿可诉头晕、眼前发黑、耳鸣等。

2.髓外造血表现

肝、脾可轻度肿大。

3.非造血系统症状

①消化系统症状,食欲减退,少数有异食癖,易患口腔炎、舌炎或舌乳头萎缩;呕吐、腹泻等;②神经系统症状,烦躁不安或萎靡不振,年长儿注意力不集中、记忆力减退,学习成绩下降等;③心血管系统症状,明显贫血时心率增快,心前区闻及收缩期吹风样杂音,严重者心脏扩大、心力衰竭;④常合并感染,出现反甲。

(三)辅助检查

1.血常规

血红蛋白降低比红细胞数减少明显,呈小细胞低色素性贫血。外周血涂片红细胞大小不等,以小细胞为多,中央淡染区扩大。网红细胞数正常或轻度减少。

2.骨髓象

增生活跃,以中、晚幼红细胞增生为主。各期红细胞体积均较小,胞浆成熟程度落后于胞核。白细胞和巨核细胞系一般无明显异常。

3.铁代谢检查

①血清铁蛋白降低,可较敏感地反映体内储存铁情况;②红细胞游离原卟啉增多;③血清铁降低、总铁结合力升高。

(四)治疗原则及预防

1.治疗原则

①补充铁剂;②祛除病因;③改善饮食,合理喂养。

2.预防

①提倡母乳喂养;②做好喂养指导,及时添加含铁丰富且吸收率高的辅助食品,其食品加入适量铁剂加以强化;注意膳食合理搭配,鲜牛乳喂养前先加热处理;③早产儿宜自 2 个月左

右给予铁剂预防;④孕期、哺乳期妇女多食含铁丰富的食物。

(五)护理

1.护理诊断/问题

(1)营养失调,低于机体需要量:与铁摄入不足有关。

(2)活动无耐力:与血液携氧能力下降、组织缺氧有关。

2.护理措施

(1)活动无耐力的护理:对患儿活动耐力程度进行评估,以此调整患儿的活动和休息。贫血较轻者一般不需卧床休息,生活要有规律,保证足够的睡眠;贫血严重者应限制活动,以不感到疲乏为度。

(2)营养不足的护理

1)合理安排饮食:①提倡母乳喂养;②纠正不良饮食习惯;③及时添加含铁丰富的辅食或铁强化食品;④合理搭配饮食;⑤鲜牛奶喂前要加热处理。

2)补充铁剂:①服用铁剂注意事项,选用二价铁剂口服;正确掌握剂量和疗程,口服量为元素铁 4～6mg/(kg·d),分 3 次口服,血红蛋白恢复正常后再继续服用 6～8 周,一般疗程为2～6 个月;从小剂量开始,两餐之间服用;与维生素 C、果汁等同服,促进铁的吸收,茶、咖啡、蛋类、植物纤维、抗酸药物等抑制铁的吸收,应避免同服。口服铁剂可有胃肠道反应,如恶心、呕吐、腹泻、厌食等,亦可使牙齿、舌及大便变黑,停药后恢复。不能口服者选用右旋糖酐铁深部肌内注射,轮换注射部位。注射铁剂较容易发生不良反应,故应慎用;②铁剂治疗疗效判断,应用铁剂 12～24h 后,临床症状好转。网织红细胞 2～3 天后开始上升,1～2 周后血红蛋白逐渐上升,如服药 3～4 周无效,应查找原因。

3.健康指导

①向家长讲解疾病的有关知识和护理要点;②指导合理喂养,纠正不良的饮食习惯;③坚持正确用药,介绍口服铁剂时的注意事项;④强调贫血纠正后,坚持合理安排小儿饮食、培养良好饮食习惯是防止复发的关键。

第三十九章　泌尿系统疾病患儿的护理

一、急性肾小球肾炎

(一)概述

急性肾小球肾炎简称急性肾炎,是指一组由不同病因所致的感染后免疫反应引起的急性弥漫性肾小球炎性病变。临床以血尿、少尿、水肿和高血压为主要表现。多见于儿童和青少年。

(二)临床表现

1.前驱感染

多数病例在发病 1～4 周前有链球菌前驱感染,以呼吸道及皮肤感染为主。

2.典型表现

急性期常有全身不适、乏力、食欲不振、发热、咳嗽、呕吐、腹痛等。

(1)水肿、少尿:常在晨起时发现眼睑及面部水肿,多为轻、中度水肿,重者 2～3 天遍及全身,呈非凹陷性。水肿时伴有少尿,严重者无尿。

(2)血尿:起病时常伴血尿,50%～70% 患者有肉眼血尿。尿的颜色根据尿液酸碱性不同而变化,酸性尿时呈浓茶色,中性或弱碱性尿时呈鲜红色或洗肉水样。肉眼血尿持续 1～2 周逐渐转为镜下血尿,镜下血尿可持续 1～3 个月或更长时间。

(3)高血压:1/3～2/3 患儿有血压增高,表现为头痛、头晕、恶心等。

3.严重表现

少数患儿在疾病早期(2 周之内)可出现严重循环充血、高血压脑病及急性肾功能不全。

(三)辅助检查

1.尿液检查

尿蛋白在 +～+++ 之间,较多红细胞,可见透明、颗粒或红细胞管型,疾病早期可有较多的白细胞和上皮细胞。

2.血液检查

①外周血常规,白细胞一般轻度升高或正常,红细胞、血红蛋白轻度减少;②抗链球菌溶血素 O(ASO)在感染后 10～14 天开始升高,3～5 周达高峰,3～6 个月恢复正常;③血沉增快;④血清总补体、C_3 急性期下降,多在 6～8 周恢复正常;⑤肾功能,血浆尿素氮和肌酐一般正常,明显少尿时轻度升高。肾小管功能正常。

(四)治疗原则及预防

1.治疗原则

休息、利尿、降压、消除残留感染灶、防止急性期严重病症及保护肾功能等。

2.预防

最根本的是预防感染,减少呼吸道及皮肤感染。对急性扁桃体炎、猩红热及脓疱患儿应尽早、彻底地用青霉素或其他敏感抗生素治疗。A 组溶血性链球菌感染后 1～3 周内应随时检查尿常规,及时发现和治疗本病。

(五)护理

1.护理诊断/问题

(1)体液过多:与钠、水潴留有关。

(2)营养失调,低于机体需要量:与水肿导致消化功能下降及限制饮食有关。

(3)潜在并发症:严重循环充血、高血压脑病、急性肾功能不全。

2.护理措施

(1)体液过多的护理

1)休息:急性期严格卧床 2～3 周。肉眼血尿消失、水肿减退、血压正常后可下床作轻微活动;血沉正常可上学,避免剧烈活动;尿沉渣细胞计数正常后方可恢复正常活动。

2)限制钠盐及水的摄入:①急性期有水肿、高血压时应低盐饮食,一般氯化钠摄入量每天 1～2g,水肿消退、血压正常后过渡到正常饮食;②一般不严格限水,除非严重少尿或循环充血时。水的摄入量为前一天排出量加 500mL。准确记录 24h 液体出入量。

3)肾区(腰部)热敷及保暖:每天热敷肾区 1 次,每次 15～20min,做好腰部保暖。

4)评估水肿进展情况:定期测体重,一般每周 2 次,用利尿剂时每天 1 次。

5)按医嘱取晨尿送检。

(2)营养不足的护理

1)饮食选择:高糖、高维生素、适量脂肪的低盐饮食,保证营养需要,以免影响生长发育。一般不严格限制蛋白质摄入,当有氮质血症应限制蛋白,可给优质动物蛋白 0.5g/(kg·d)。

2)在尿量增加、水肿消退、血压正常后过渡到正常饮食。

(3)预防并发症:①预防严重循环充血,严格限制活动和盐的摄入;严密观察脉搏、呼吸、血压变化,注意有无烦躁、呼吸困难,注意肺部听诊等。若出现呼吸困难、端坐呼吸、频咳、咯粉红色泡沫痰、两肺满布湿啰音、心脏扩大及肝大等,立即通知医生,同时做好急救准备;②预防高血压脑病,严密监测血压,若出现剧烈头痛、呕吐、复视或一过性失明、惊厥、昏迷,提示出现高血压脑病;③预防急性肾功能不全,明显水肿、少尿者应限制钠、水入量,如尿量持续减少,出现恶心、呕吐等,应警惕急性肾功能不全发生。

3.健康指导

(1)向家长介绍患儿病情,预后大多良好,消除恐惧,给予心理支持。

(2)讲解本病的护理要点。指导家长与医护人员配合,争取患儿的合作。强调限制患儿活动是控制病情进展的重要措施,尤其发病前 2 周最关键。

(3)强调避免或减少上呼吸道、皮肤感染是预防本病的关键。

(4)出院时应向患儿及家长说明继续限制活动的要求及恢复正常活动的时间,定期复查。

二、原发性肾病综合征

(一)概述

肾病综合征是一组由多种原因引起的肾小球基膜通透性增加,导致血浆内大量蛋白质从尿中丢失而引起的一种临床症候群。临床有四大特征:①大量蛋白尿;②低白蛋白血症;③高胆固醇血症;④高度水肿。肾病综合征有原发性、继发性和先天性三种类型,小儿时期绝大多数为原发性,依临床表现分为单纯性肾病和肾炎性肾病两型,以单纯性肾病最多见。

(二)临床表现

1.单纯性肾病

具有"三高一低"四大特征。①大量蛋白尿;②低蛋白血症;③高度水肿,最常见,开始见于眼睑,逐渐遍及全身,呈凹陷性。严重时可有胸水、腹水、阴囊水肿及少尿;④高胆固醇血症。一般无明显血尿和高血压。

2.肾炎性肾病

除具有四大特征外,还有以下四项之一或多项者。①血尿,2周内分别3次以上离心尿检查RBC≥10个/HPF;②反复或持续高血压,学龄儿童≥130/90mmHg,学龄前儿童≥120/80mmHg;③肾功能不全,持续性氮质血症;④持续低补体血症。

3.并发症

①感染,最常见,以上呼吸道感染多见;②电解质紊乱,常见低钠、低钾、低钙血症;③低血容量性休克;④血栓形成,以肾静脉血栓最常见;⑤急性肾衰竭。

4.其他

可有面色苍白、乏力、食欲下降、腹部不适、腹泻等。

(三)辅助检查

1.血液检查

①血清总蛋白及白蛋白明显减少。②胆固醇增多。③血沉增快。④肾炎性肾病血清总补体、C_3降低;有不同程度的氮质血症。

2.尿液检查

尿蛋白定性多在+++~++++,24h尿蛋白定量≥50mg/kg。肾炎性肾病患儿尿内红细胞可增多。可见透明管型、颗粒管型等。

(四)治疗原则

1.激素疗法

如强的松,短程疗法疗程共8周,6个月为中程疗法,9个月为长程疗法。

2.对症治疗

防治感染,利尿,维持水、电解质平衡及抗凝,免疫调节治疗。

(五)护理

1.护理诊断/问题

(1)体液过多:与血浆蛋白减少、钠水潴留有关。

(2)营养失调,低于机体需要量:与血浆蛋白丢失、消化功能下降有关。

(3)潜在并发症:激素治疗的不良反应。

(4)有皮肤完整性受损的危险:与皮下组织水肿导致局部抵抗力下降、循环不良有关。

2.护理措施

(1)体液过多的护理

1)适当休息:除水肿显著或并发感染,或严重高血压外,一般不需卧床休息。每日可定时下床轻微活动,病情缓解可增加活动量,避免过劳。

2)调整钠、水入量:显著水肿时应短期限制水、钠摄入,供盐 1～2g/d,病情缓解后不必继续限盐。

3)应用白蛋白及利尿剂,并观察用药前后尿量及水肿的变化。

4)密切观察水肿进展情况:每天测体重 1 次,如无条件可按压水肿部位,根据凹陷程度判断。有腹水者每日测量腹围 1 次,了解腹水消长情况。记录 24h 液体出、入量。

(2)营养不足的护理

1)调整饮食:选择优质蛋白质、少量脂肪、足量碳水化合物及高维生素饮食。大量蛋白尿期间蛋白质摄入量不宜过多,控制在每天 2g/kg 为宜。糖皮质激素有排钾作用,大量蛋白尿时钙亦随之丢失,需增加富含钾、钙和维生素 D 食物的摄入。

2)长期激素治疗可引起食欲增加,因此应注意控制饮食,防止肥胖。

(3)激素治疗的不良反应护理:主要有感染、高血压及消化道出血等。

1)预防感染:进行保护性隔离,与感染性疾病患儿分室收治;预防皮肤感染,加强皮肤护理;做好会阴部清洁,每日用 3% 硼酸坐浴 1～2 次,预防尿路感染;病房定期消毒,减少探视人数;密切观察有无感染表现,监测体温,及时发现感染灶。

2)预防高血压:注意观察血压变化,每日测量血压 1～2 次,发现异常及时通知医生。

3)预防消化道出血:注意保护胃黏膜,给予易消化的软食,避免空腹服药,不吃坚硬或有刺激性食物;注意观察患儿大便颜色,及时发现有无黑便。

(4)预防皮肤损伤的护理:①保持床铺清洁、干燥、柔软、平整;②水肿严重时在臀部和四肢受压部位放置软垫;③定时翻身;④每日用温水清洗皮肤,并保持皮肤干燥;⑤及时更换内衣,保持衣服柔软、清洁、干燥;⑥阴囊水肿时可用丁字带或棉垫托起,皮肤破损可涂碘伏预防感染;⑦重度水肿时避免肌内注射;⑧勤剪指甲,避免抓伤皮肤。

3.健康指导

(1)向家长介绍患儿病情,多给家长和患儿心理支持,树立信心,配合治疗和护理。

(2)讲解本病的护理要点,讲解对本病患儿活动及饮食的要求。

(3)强调按医嘱服用激素治疗的重要性,不能随意减量、增量或停药。

(4)讲解预防复发的注意事项,预防感染至关重要,预防接种要等停药 1 年后进行。

参考文献

[1] 孙彦龙.内科护理[M].武汉:华中科技大学出版社,2018.

[2] 马方方.图解实用内科临床护理[M].北京:化学工业出版社,2018.

[3] 闫金辉,史志春.内科护理[M].北京:高等教育出版社,2014.

[4] 黄英,刘学莲.急诊医学科护理工作指引[M].沈阳:辽宁科学技术出版社,2018.

[5] 许健瑞,雷芬芳,李青.急诊护理学[M].北京:北京大学医学出版社,2017.

[6] 龙亚香,江月英,刘玉华.基础护理技术[M].武汉:华中科技大学出版社,2017.

[7] 胡昌俊.临床医学与护理概论[M].昆明:云南科技出版社,2018.

[8] 熊蕊,王艳,梁超兰.身体护理技术[M].武汉:华中科技大学出版社,2017.

[9] 史铁英.急危重症临床护理[M].北京:中国协和医科大学出版社,2018.

[10] 方茜,王小琴.腹腔镜手术护理技术图谱[M].贵阳:贵州科技出版社,2018.

[11] 许燕玲.临床慢病护理[M].北京:人民卫生出版社,2015.

[12] 李文华,秦小旭.护理人际沟通[M].镇江:江苏大学出版社,2017.

[13] 蒋蓉,蒋文春.疾病护理常规[M].北京:人民卫生出版社,2018.

[14] 贾丽娜,洪梅.社区护理[M].北京:人民卫生出版社,2015.

[15] 万晓燕.内科护理[M].武汉:湖北科学技术出版社,2017.

[16] 付能荣,吴姣鱼.护理学基础[M].北京:科学出版社,2017.

[17] 王新田.实用循证护理学[M].北京:科学出版社,2017.

[18] 张群.社区护理学[M].成都:四川大学出版社,2016.

[19] 张玲娟,刘燕敏,席惠君.实用临床护理情景模拟案例解析[M].上海:上海科学技术出版社,2018.

[20] 柳淑芳,汪艳霞.基本护理技术[M].武汉:湖北科学技术出版社,2018.

[21] 叶志霞,李丽.肝胆胰外科护理常规[M].上海:上海科学技术文献出版社,2017.

[22] 李军华,林建荣.儿科护理[M].武汉:华中科技大学出版社,2017.

[23] 王香春.临床急重症病诊疗与护理[M].昆明:云南科技出版社,2018.

[24] 宋雁宾,王建荣.基础护理技能实训[M].北京:科学出版社,2018.

[25] 刘端海,丁亚军.护理心理学[M].武汉:华中科技大学出版社,2017.

[26] 申飘扬.外科护理[M].北京:人民卫生出版社,2016.

[27] 李雪莲.临床内科护理摘要[M].长春:吉林科学技术出版社,2018.

[28] 黄叶莉,宋雁宾,王建荣.基础护理技能实训[M].北京:科学出版社,2018.

[29] 曹玉英.临床实用护理常规[M].天津:天津科学技术出版社,2018.

[30] 丁淑贞,李平.实用特殊科室护理管理[M].北京:中国协和医科大学出版社,2014.